Psyche, Schmerz, sexuelle Dysfunktion

Springer-Verlag Berlin Heidelberg GmbH

W. Gaebel · H.-P. Hartung (Hrsg.)

Psyche, Schmerz, sexuelle Dysfunktion

mit 39 Abbildungen, davon 12 in Farbe

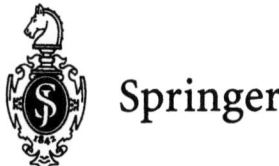

Springer

Prof. Dr. W. GAEBEL
Klinik und Poliklinik für Psychiatrie und Psychotherapie
Heinrich-Heine-Universität Düsseldorf
Rheinische Kliniken Düsseldorf
Bergische Landstraße 2
D-40629 Düsseldorf

Prof. Dr. H.-P. HARTUNG
Neurologische Klinik
Heinrich-Heine-Universität Düsseldorf
Moorenstraße 5
D-40225 Düsseldorf

ISBN 978-3-540-20503-6   ISBN 978-3-642-55608-1 (eBook)
DOI 10.1007/978-3-642-55608-1

Bibliografische Information Der Deutschen Bibliothek
Die Deutsche Bibliothek verzeichnet diese Publikaton in der Deutschen Nationalbibliografie; detaillierte bibliografische Daten sind im Internet über <http://dnb.ddb.de> abrufbar.

Dieses Werk ist urheberrechtlich geschützt. Die dadurch begründeten Rechte, insbesondere die der Übersetzung, des Nachdrucks, des Vortrags, der Entnahme von Abbildungen und Tabellen, der Funksendung, der Mikroverfilmung oder der Vervielfältigung auf anderen Wegen und der Speicherung in Datenverarbeitungsanlagen, bleiben, auch bei nur auszugsweiser Verwertung, vorbehalten. Eine Vervielfältigung dieses Werkes oder von Teilen dieses Werkes ist auch im Einzelfall nur in den Grenzen der gesetzlichen Bestimmungen des Urheberrechtsgesetzes der Bundesrepublik Deutschland vom 9. September 1965 in der jeweils geltenden Fassung zulässig. Sie ist grundsätzlich vergütungspflichtig. Zuwiderhandlungen unterliegen den Strafbestimmungen des Urheberrechtsgesetzes.

http://www.springer.de/medizin

© Springer-Verlag Berlin Heidelberg 2003
Ursprünglich erschienen bei Springer-Verlag Berlin Heidelberg New York 2003

Die Wiedergabe von Gebrauchsnamen, Handelsnamen, Warenbezeichnungen usw. in diesem Werk berechtigt auch ohne besondere Kennzeichnung nicht zu der Annahme, dass solche Namen im Sinne der Warenzeichen- und Markenschutz-Gesetzgebung als frei zu betrachten wären und daher von jedermann benutzt werden dürften.

Produkthaftung: Für Angaben über Dosierungsanweisungen und Applikationsformen kann vom Verlag keine Gewähr übernommen werden. Derartige Angaben müssen vom jeweiligen Anwender im Einzelfall anhand anderer Literaturstellen auf ihre Richtigkeit überprüft werden.

Umschlaggestaltung: design & production, Heidelberg
Satz: typographics GmbH, Darmstadt

Gedruckt auf säurefreiem Papier   SPIN: 10970966   18   5 4 3 2 1 0

Begrüßung

Sehr geehrte Herren Vorsitzende, meine sehr verehrten Damen und Herren,
im Namen von Bayer Vital darf ich Sie heute zu einem besonderen, nämlich zum 50. Bayer-ZNS-Symposium sehr herzlich begrüßen. In den nunmehr 38 Jahren des Bestehens dieser Veranstaltungsreihe – sie fand erstmals 1964 in den Räumlichkeiten der damaligen Bayer-Tochter Tropon in Köln-Mülheim statt – kam eine Fülle unterschiedlicher Themen zur Darstellung. Naturgemäß finden sich darunter vor allem solche der klinischen Psychiatrie und Neurologie, aber auch Themen aus nahestehenden Disziplinen, beispielsweise der Psychologie, Soziologie oder Pharmakologie sowie aus den zugehörigen Zweigen der naturwissenschaftlichen Grundlagenforschung, wie etwa der Biologie, der Biochemie und der Genetik, um nur einige herauszugreifen.

Die Übersicht der bisher behandelten Themen macht deutlich, dass es in erster Linie die vielfältigen Formen schizophrener Psychosen und depressiver Erkrankungen sind, die uns beschäftigt haben, aber auch zahlreiche andere Aspekte, wie etwa Schmerztherapie, Qualitätssicherung oder soziale Fragestellungen.

Unser diesjähriges Thema „Psyche, Schmerz, sexuelle Dysfunktion" deckt wiederum ein breites psychiatrisch-neurologisches Spektrum ab. Am Vormittag widmen sich zwei State-of-the-Art-Sessions der Schizophrenie und der Depression, daneben werden wir aktuelle physiologische und therapeutische Konzepte zum Migränekopfschmerz beleuchten. Der Nachmittag ist dann dem Thema „Sexuelle Funktionsstörungen" aus dem Blickwinkel von Psychiatrie und Neurologie vorbehalten. Diese Thematik ist nicht zuletzt deswegen von großer Bedeutung, weil eine Reihe von Psychopharmaka, namentlich Neuroleptika und Antidepressiva, sexuelle Funktionen beeinträchtigen können. Überdies bedingt die ausgeprägte Komorbidität psychiatrischer Patienten per se, selbst ohne entsprechende Medikation, eine hohe Prävalenz von Störungen der Sexualfunktionen. So finden sie sich beispielsweise bei 50 bis 90 Prozent aller depressiven Patienten.

Daraus resultiert für die Betroffenen nicht nur eine deutliche Einschränkung ihrer Lebensqualität, sondern auch eine verminderte Compliance mit der medikamentösen Therapie, was wiederum das Rezidivrisiko erhöht. Vor diesem Hintergrund ist die von Bayer für das nächste Jahr avisierte Einführung des neuen Phosphodiesterase-5-Inhibitors Vardenafil (Levitra®) von besonderem Interesse.

Für den wissenschaftlichen Teil übergebe ich nun das Wort an die Herren Vorsitzenden. Ich wünsche unserem heutigen Jubiläums-Symposium einen glücklichen Verlauf und Ihnen allen einen anregenden und aufschlussreichen Tag.

Dr. F. J. Wingen

Vorwort

Liebe Kolleginnen und Kollegen,

der Anlass unserer heutigen Zusammenkunft – das 50. Bayer-ZNS-Symposium – ist gewiss ein besonderer, und es ist uns – meinem Co-Chairman und mir – eine besondere Ehre, diese Veranstaltung moderieren zu dürfen. Im Laufe der Jahre hat sich das Spektrum der hier behandelten Themen merklich erweitert. Überwog anfangs noch die Psychiatrie, so traten später zunehmend auch neurologische Fragestellungen hinzu. In unserem heutigen Programm kommen unsere beiden Fächer nun thematisch weitgehend paritätisch zur Darstellung.

Persönlich habe ich an dieser Veranstaltungsreihe immer ganz besonders die Möglichkeit geschätzt, in entspannter Atmosphäre Dinge ausdiskutieren zu können, wie auch die bemerkenswert integrative Weise, in der Themen aus dem Gesamtgebiet von Neurologie und Psychiatrie bearbeitet wurden.

Insofern reiht sich auch unser heutiges Rahmenthema „Psyche, Schmerz, sexuelle Dysfunktion" in diese Tradition ein. Es ist uns gelungen, hochkarätige Referenten zu gewinnen, die aus ihrer jeweils eigenen Perspektive die Themen darstellen werden. Wir können uns daher auf eine spannende Diskussion freuen.

PROF. DR. W. GAEBEL

Inhaltsverzeichnis

I „State of the Art" und „Unmet Needs"

1 Schizophrenie – Aktueller Kenntnisstand zur Krankheit und ihren Ursachen . 3
P. FALKAI

2 Schizophrenie – Therapeutische Möglichkeiten, „State of the Art" und „Unmet Needs" 15
M. SCHMAUSS, T. MESSER

3 Depression – Aktueller Kenntnisstand zu den neurobiologischen Erklärungsansätzen und zu Möglichkeiten der Versorgungsoptimierung.... 49
U. HEGERL

4 Depression – Therapeutische Möglichkeiten, „State of the Art" und „Unmet Needs" 58
F. J. MÜLLER-SPAHN, A. H. BULLINGER

5 Migräne: Komorbidität sowie aktuelle physiologische und therapeutische Konzepte 66
A. STRAUBE

II Sexuelle Funktionsstörungen

6 Erektile Dysfunktion – Ursachen und therapeutische Möglichkeit 77
T. KLOTZ

7 Psychiatrische Erkrankungen und sexuelle Dysfunktion 85
W. WEIG

8 Auswirkungen neurologischer Erkrankungen auf Sexualität und Partnerschaft 91
K. M. BEIER, C. J. AHLERS

9 Sexuelle Funktionsstörungen: Psychologische Aspekte und Umgang mit der Krankheit 122
U. HARTMANN

10 Neue pharmakotherapeutische Möglichkeiten in der Therapie der Erektilen Dysfunktion.. 131
A. J. POTEMPA

Autorenverzeichnis

DIPL.-PSYCH. CH. J. AHLERS
Universitätsklinikum Charité
Institut für Sexualwissenschaft
Luisenstraße 57
D-10117 Berlin

PROF. DR. DR. K. M. BEIER
Universitätsklinikum Charité
Institut für Sexualwissenschaft
Luisenstraße 57
D-10117 Berlin

A. H. BULLINGER
Psychiatrische Universitätsklinik
Wilhelm-Klein-Straße 27
4025 Basel

PROF. DR. P. FALKAI
Universitätskliniken des Saarlandes
Nervenklinik und Poliklinik
Kirrberger Straße
D-66421 Homburg

PROF. DR. DIPL. PSYCH. U. HARTMANN
Medizinische Hochschule Hannover
Klinische Psychologie
Carl-Neuberg-Straße 1
D-30625 Hannover

PROF. DR. U. HEGERL
Psychiatrische Klinik und Poliklinik
der Universität München
Nußbaumstraße 7
D-80336 München

PRIV.-DOZ. DR. T. KLOTZ
Klinikum Weiden, Urologische Klinik
Söllnerstraße 16
D-92637 Weiden

DR. T. MESSER
Bezirkskrankenhaus Augsburg
Dr.-Mack-Straße 1
D-86156 Augsburg

PROF. DR. F. J. MÜLLER-SPAHN
Universität Basel
Psychiatrische Klinik
Wilhelm-Klein-Straße 27
CH-4025 Basel

DR. A. J. POTEMPA
Praxis für Urologie und Sexualmedizin
Weinstraße 7
D-80333 München

PROF. DR. M. SCHMAUSS
Bezirkskrankenhaus Augsburg
Dr.-Mack-Straße 1
D-86156 Augsburg

PROF. DR. A. STRAUBE
Universitätsklinikum Großhadern
Klinik für Neurologie
Marchioninistraße 15
D-81377 München

PROF. DR. W. WEIG
Niedersächsisches Landeskrankenhaus
Knollstraße 31
D-49088 Osnabrück

I „State of the Art" und „Unmet Needs"

KAPITEL 1

Schizophrenie – Aktueller Kenntnisstand zur Krankheit und ihren Ursachen

P. FALKAI

Klinische Charakteristika der Schizophrenie

Die Schizophrenie gehört zu den schweren neuropsychiatrischen Erkrankungen mit einer weltweiten Prävalenz von 1 % und hat hiermit eine Verbreitung wie der Diabetes mellitus. Im Rahmen der fluktuierend auftretenden Symptomatik sind alle wesentlichen Bereiche psychischer Funktionen gestört. Unter den sog. Produktiv- oder Positivsymptomen fasst man Störungen des inhaltlichen und formalen Denkens, wie Verfolgungserleben, Störung der Ich-Funktionen, das Gefühl des Gemachten oder das Gefühl, Gedanken entzogen zu bekommen und schließlich Wahrnehmungsstörungen, wie akustische Halluzinationen, zusammen. Beeinträchtigungen der Konzentration und Aufmerksamkeit, des Antriebs und der Stimmungslage werden insgesamt unter dem Begriff der Minus- oder Negativsymptomatik zusammengefasst. Die Behandlung der Positivsymptomatik ist mit der Einführung der Neuroleptika der 2. Generationen deutlich unproblematischer geworden, wohingegen die Behandlung der Negativsymptomatik nach wie vor eine therapeutische Herausforderung darstellt. Im Kernbereich der Negativsymptomatik stehen Störungen der kognitive Funktionen, die i. d. R. bleibender Natur sind und bei ca. 1/3 der Betroffenen zu einer ungünstigen Prognose führen. Dies heißt im Klartext, dass viele Betroffene weder beruflich noch privat ihre psychosozialen Ziele erreichen können. Da die Erkrankung i. d. R. junge Menschen zwischen dem 20. und 30. Lebensjahr betrifft, sind die Folgekosten dieses Störungsbildes enorm, weswegen sie zu den zehn teuersten Erkrankungen weltweit gehört.

Konzeptuelle Überlegungen zur Ätiologie der Schizophrenie

Besonders die bildgebenden Verfahren haben in den letzten drei Jahrzehnten entscheidend dazu beigetragen, dass die Schizophrenie erneut als Erkrankung des Gehirns verstanden wird. Betrachtet man strukturelle Abweichungen, so finden sich eine subtile, aber replikable Volumenreduktion des Gesamthirns, eine Erweiterung des Ventrikelsystems, insbesondere der Seitenventrikel, und, bezogen auf den Kortex, Veränderungen besonders in frontalen und temporalen Hirnregionen. Im Bereich des Temporallappens zeigen sich Volumenreduktionen und Formänderungen, aber auch multiple zytoarchitektonische Abnormalitäten, im Bereich des Hippokampus, der Regio entorhinalis und des Gyrus temporalis superior. Die Veränderungen im Frontallappen sind subtiler, betreffen aber am ehesten orbitofrontale Hirnareale und das Cingulum.

Will man die Ursachen für diese Veränderungen verstehen, so muss konzeptuell ausgeführt werden, dass ca. 50 % der Varianz, an einer Schizophrenie zu erkranken, genetisch getragen wird und ca. 50 % durch nichtgenetische, umweltbedingte Faktoren zu erklären ist. Zu diesen gehören typischerweise Schwangerschafts- und Geburtskomplikationen, der Geburtsmonat und der Geburtsort. Jeder dieser Faktoren erklärt aber i. d. R. nur 1–2% der Varianz. Um das Gewicht genetischer Faktoren zu verdeutlichen, sei auf Abb. 1.1 (Thurm u. Häfner 1987) hingewiesen. Hierbei wird deutlich, dass das Lebenszeitrisiko, zwischen dem 18. und 48. Lebensjahr an einer Schizophrenie zu erkranken, in der Normalbevölkerung bei 1 % liegt. Hat man hingegen einen eineiigen Zwilling, der bereits an einer Schizophrenie leidet oder leiden beide Elternteile an eben dieser Erkrankung, so steigt das Risiko fast um das 50fache. Das heißt, die Wahrscheinlichkeit, dieses Krankheitsbild zu entwickeln, wächst mit der Zahl der Gene, die man mit einer Person teilt, bei der sich bereits das Vollbild der Erkrankung entwickelt hat.

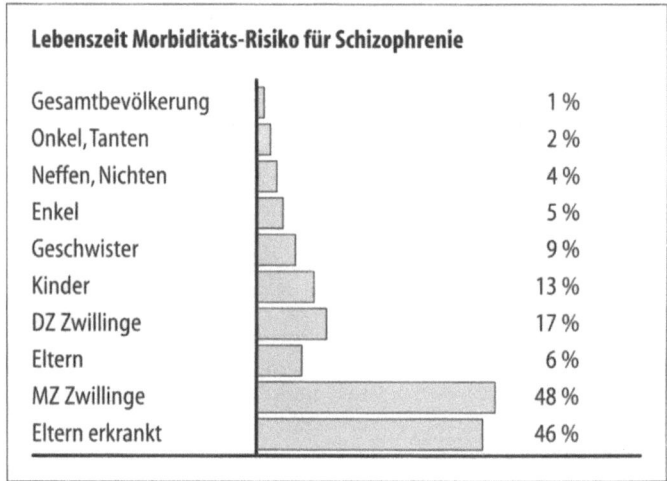

Abb. 1.1. Erkrankungswahrscheinlichkeit und Verwandtschaftsgrad (Thurm u. Häfner 1987)

Betrachtet man die Möglichkeiten, die Kandidatengene der Schizophrenie zu finden, so gibt es prinzipiell drei Ansätze:
1. physikalische Kartierung, Sequenzanalyse, Datenbankabgleich (Linkage),
2. Genlokalisierung über Kandidatemoleküle,
3. Gensuche durch Expressionsprofile.

Im Folgenden soll kurz der Ansatz über Linkage-Studien zusammengefasst werden, um danach detailliert auf den unter 2. genannten Ansatz und schließlich kurz unter dem unter 3. genannten Weg einzugehen.

Linkage-Studien

Linkage-Untersuchungen an großen Kohorten konnten weltweit Chromosomenabschnitte identifizieren, die mit großer Wahrscheinlichkeit Suszeptibilitätsgene enthalten. Zu diesen gehören Abschnitte auf den Chromosomen 1, 5, 6, 8, 10, 13, 15, 18 und 21. Mittlerweile ist klar, dass für die Schizophrenie keine einzelnen kausalen Gene vorliegen, dass hier von multiplen (u. U. bis zu 100) Suszeptibilitätsgenen auszugehen ist und jedes einzelne Gen nur einen geringen Effekt auf die Vulnerabilität hat. In den letzten Monaten konnte aber mit Hilfe des positionalen Klonierens eine Reihe interessanter Suszeptibilitätsgene identifiziert werden. Zu diesen zählen Dysbindin, Neuregulin, G72 und andere, die interessanterweise in der Stabilisierung der synaptischen Funktion des glutamatergen Systems involviert sind (Harrison u. Owen 2003).

Genlokalisierung über Kandidatenmoleküle

Will man über die typische Psychopathologie an die Kandidatengene herankommen, so muss definiert sein, was zu dem Kernbereich der Psychopathologie schizophrener Psychosen gehört. In einer diesbezüglich angelegten Untersuchung mit Hilfe der funktionellen Kernspintomographie wurde der Hypothese nachgegangen, ob der Schizophrenie eine Störung der sozialen Kommunikation zugrunde liegt. Chris Frith konnte in den 80er-Jahren nachweisen, dass Patienten mit einer schizophrenen Psychose nicht in der Lage sind, den Sinn von Geschichten zu verstehen, wenn sie im Rahmen dieser Geschichten gezwungen sind, einen Perspektivenwechsel zu vollziehen. Ein solcher Perspektivenwechsel ist in der sozialen Kommunikation tagtäglich notwendig, um das Verhalten anderer Personen der eigenen Person gegenüber abzuschätzen. Ist ein solcher Perspektivenwechsel nicht mehr möglich, so ist die Basis für die Entwicklung von Wahnerleben gelegt. Im Rahmen eines Experimentes mit der funktionellen Kernspintomographie wurden Kontrollpersonen und remittierte Patienten mit einer Schizophrenie, die zum Zeitpunkt der Behandlung wahnhaft waren, untersucht. Ihnen wurden unter laufenden Scanning-Bedingungen Geschichten gezeigt, die sie lesen und verstehen mussten. Nachdem der Vorgang abgeschlossen war, wurde geprüft, ob sie die Geschichte verstanden hatten und somit in der Lage waren, einen Perspektivenwechsel zu vollziehen. Gesunde Personen aktivieren bei der Einnahme ihrer eigenen Perspektive vor allem frontale und temporale Regionen, wohingegen bei einem Perspektivenwechsel in eine 3. Person eine umschriebene parietale Aktivierung stattfindet. Dieses Aktivierungsmuster war bei den schizophren Erkrankten aufgelöst bzw. zu anderen Hirnregionen hin verschoben (Vogeley et al. 2001, 2003). Betrachtet man die genannten Hirnregionen, so sind diese Teil eines heteromodalen neuronalen Netzwerkes, das vital in die Funktionsfähigkeit sozialer Kommunikation involviert ist. Eine Störung in diesem Netzwerk könnte die Basis für die Entstehung einer gestörten sozialen Kommunikation und somit einer beginnenden Wahnsymptomatik sein. Stellt man sich die Frage, welche Veränderungen diesen kortikalen Regionen zugrunde liegen, so soll in den folgenden Erläuterungen schwerpunktmäßig der Frontallappen betrachtet werden.

Schizophrenie als Hirnentwicklungsstörung

In mehreren Untersuchungen (Falkai et al. 2003; Vogeley et al. 2000) konnte eine umschriebene Gyrifizierungsstörung im Frontallappen schizophrener Patienten mit Hilfe des Gyrifizierungsindexes nachgewiesen werden. Der Gyrifizierungsindex (Abb. 1.2) ist ein interessantes Maß, um das Verhältnis von Gyri und Sulci untereinander zu beschreiben.

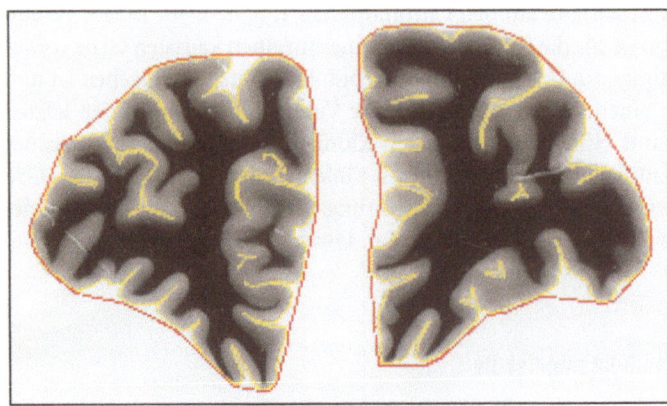

Abb. 1.2. Gyrifizierungsindex (Zilles et al. 1988)

Die Gyrifizierung bildet sich im Wesentlichen im Uterus aus und bleibt ab dem 1. Lebensjahr trotz weiteren Hirnwachstums stabil. Somit sind die bei schizophrenen Patienten beschriebenen frontalen Gyrifizierungsstörungen Folge einer gestörten Hirnentwicklung bis zum ersten Lebensjahr. (Armstrong et al. 1995). Interessanterweise konnten wir einen signifikanten Zusammenhang zwischen Gyrifizierungsindex und Dicke der grauen Substanz bzw. des Kortex finden ($r = -0{,}272$, $p = 0{,}016$). Stellt man sich die Frage, was einer solchen Reduktion der Kortexdicke zugrunde liegt, so konnten wir in eigenen Untersuchungen (Kawasaki et al. 2000; Vogeley et al. 2003) nachweisen, dass z. B. in der Frontalregion in Brodmann Area 9 die Zelldichte bei Schizophrenen in den unteren kortikalen Schichten eher erhöht als erniedrigt ist. Bei einem reduzierten Kortexvolumen und einer erhöhten Zelldichte bleibt dann nur der Schluss übrig, dass nicht neuronale Elemente, sondern das Neuropil reduziert sein muss (Selemon et al. 1998). Ein wesentlicher Bestandteil des Neuropils sind synaptische Proteine. Hier konnte in einer Reihe von Untersuchungen nachgewiesen werden, dass Schlüsselproteine der synaptischen Transmission, die im Rahmen des sog. SNARE-Komplexes zusammengefasst sind, wie Syntaxin, SNAP-25 und VAMP, bei Schizophrenen in den Schlüsselregionen signifikant reduziert sind. Der SNARE-Komplex seinerseits ist aber wichtig für eine reibungslose Synthese von Vesikeln, in denen die Transmitter zum synaptischen Spalt transportiert werden (Abb. 1.3).

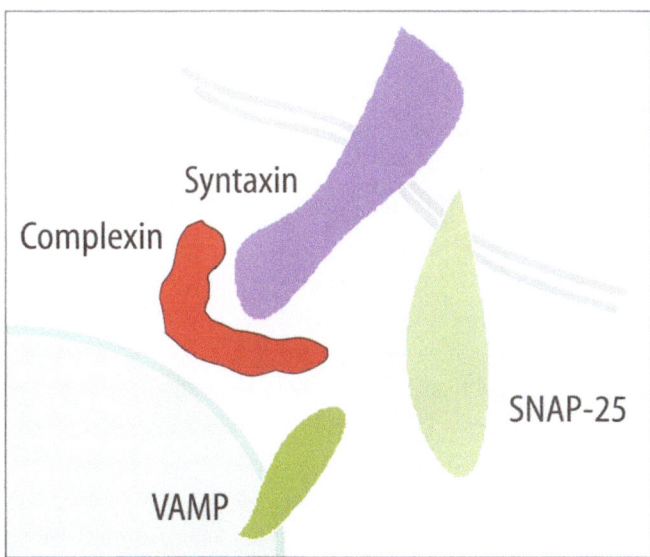

Abb. 1.3. SNARE-Komplex

Neben einer Reduktion des Neuropils weist eine Zunahme der Zelldichte in verschiedenen kortikalen Laminae zusätzlich auf eine Migrationsstörung hin. Es stellt sich die Frage, ob es Schlüsselproteine gibt, die sowohl in die neuronale Migration als auch die synaptische Plastizität involviert sind.

Reelin – ein mögliches Kandidatenmolekül

Das Makromolekül Reelin könnte ein solcher Kandidat sein (Abb. 1.4a). Reelin ist bei schizophren Erkrankten im Kortex erniedrigt (Abb. 1.4b) und führt bei Personen mit einem Lissenzephaliesyndrom (Abb. 1.4c) zu ausgeprägten Entwicklungsstörungen. Auf der rechten Seite der Abb. 1.4c findet sich eine Person, die praktisch kein Reelin mehr synthetisiert und die Folgen sind gravierende Veränderungen der Anatomie und Funktion des zentralen Nervensystems. So zeigen sich ein deutlich erweitertes Ventrikelsystem, weite Unterhörner und eine gestörte Gyrifizierung. Die Hirnstruktur des gesunden Bruders ist auf der linken Seite der Abb. 1.4c dargestellt.

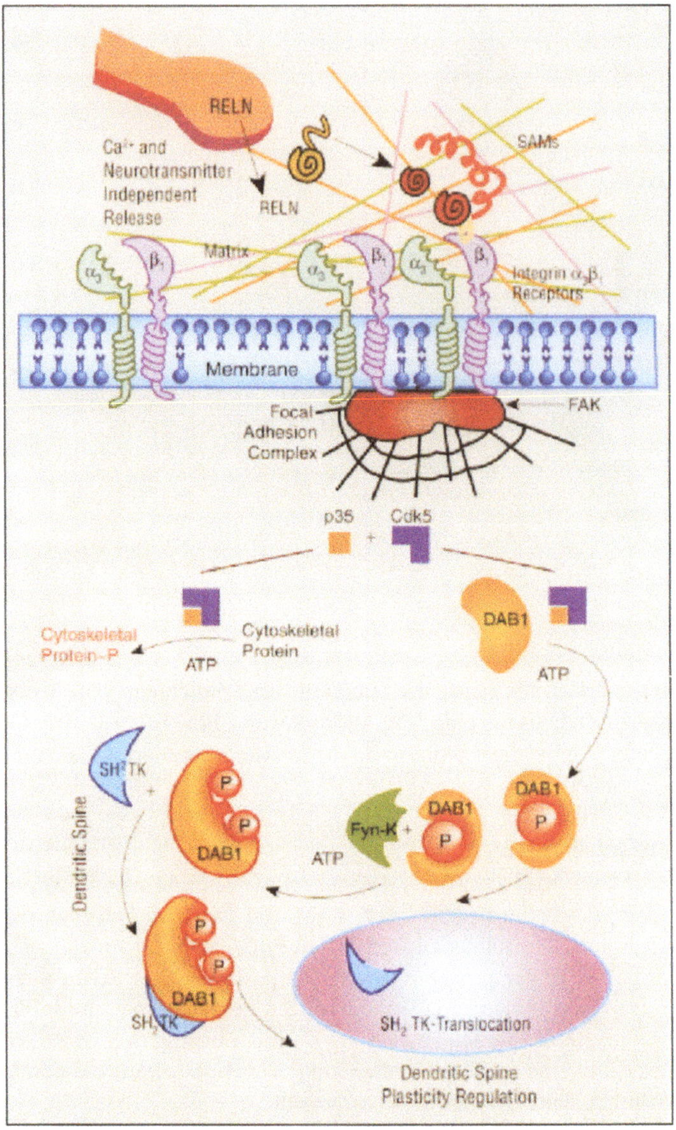

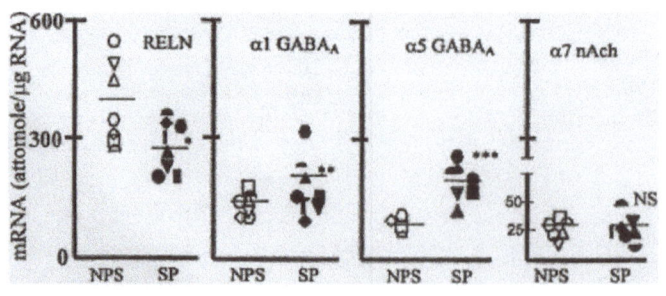

Abb. 1.4. a Reelin und synaptische Plastizität (aus Guidotti et al 2000)

b Reelin-Reduktion bei Schizophrenie (aus Guidotti et al 2000)

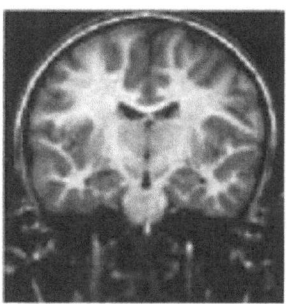
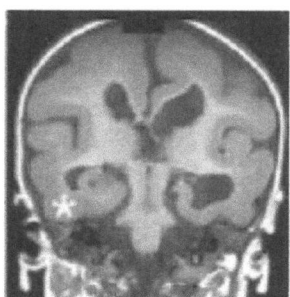

c Entwicklungsstörungen bei Lissenzephalie (aus Hong et al 2000)

Kontrolle   Lissenzephalie

Reelin ist aber nicht nur an der normalen Entwicklung des menschlichen Gehirns, sondern auch entscheidend an der Aufrechterhaltung der synaptischen Plastizität beteiligt (Guidotti et al. 2000). Die Aufrechterhaltung der synaptischen Plastizität ist aber von eminenter Bedeutung, will man die Kommunikationsfähigkeit des neuronalen Netzwerks aufrechterhalten. Somit könnte Reelin ein Beispiel für ein Makromolekül sein, dessen reduzierte Expression von Beginn der Hirnentwicklung bis zur Funktionsfähigkeit des maturen Gehirns relevante Funktionsstörungen zur Folge hat, die die Basis für die Pathophysiologie schizophrener Psychosen darstellen können.

SNP-Technologie und Reelin

Es stellt sich die Frage, ob man den Zusammenhang zwischen Genotyp und Phänotyp am Beispiel von Reelin beim lebenden Patienten darstellen kann. Eine Möglichkeit hierzu ist die Untersuchung der DNA von Patienten mit Hilfe der SNP-Technologie („single nucleotid polymorphisms"). So haben wir aufgrund von Recherchen in der Literatur vier interessante Reelin-Polymorphismen bei einer größeren Stichprobe von mit Schizophrenie affizierten Familien untersucht. Es fand sich zwar auf der einen Seite kein Zusammenhang zwischen dem gehäuften Auftreten der Polymorphismen und der Diagnose der Schizophrenie, auf der anderen Seite ergaben sich aber diagnoseübergreifende Zusammenhänge zwischen dem Auftreten von Formabweichungen im Bereich des Frontallappens und dem SNP14-Polymorphismus bei mit Schizophrenie affizierten Familienmitgliedern. Das kann als erster Hinweis auf einen unspezifischen Vulnerabilitätsfaktor bei multiple affizierten Familien mit Schizophrenie gelten.

Gensuche über Expressionsprofile

Die rasante Entwicklung molekulargenetischer Techniken erlaubt es, eine Fülle von Genen bzw. deren Expressionsprofile an Human- und Post-mortem-Material zu untersuchen. So konnten wir in Zusammenarbeit mit Bob Yolken vom Stanley Medical Research Institute, Washington, die Expression von 9206 Genen mit Hilfe der Microarray-Technik in Frontallappen bei Schizophrenen, Depressiven und Kontrollpersonen untersuchen. Es fand sich, dass 5 % der Gene bei schizophren Erkrankten differentiell exprimiert waren.

Unter dem Einsatz der Array- und SSH-Technologie fand sich, dass u. a. ein Rezeptor des Reelin-Pathways, der sog. Integrin-Beta1-Rezeptor, der auf dem Chromosom 10p11.2 lokalisiert ist, herunter reguliert ist. Dies passt in das Bild einer gestörten Reelin-Kaskade bei Schizophrenie.

Gibt es ein geeignetes Tiermodell für die Schizophrenie?

Zurzeit gibt es kein geeignetes Tiermodell, das auch nur annähernd die Psychopathologie schizophrener Psychosen abbildet. Dennoch gibt es mittlerweile interessante Mausmodelle, die zumindest einen Teil der Neurobiologie schizophrener Psychosen abbilden. Zu diesem Modell gehört die heterozygote Reeler-Maus, die schon seit den 50er-Jahren bekannt ist und bei der eine um 50 % reduzierte Reelin-Expression vorliegt. Tabelle 1.1 zeigt eine Reihe von neurobiologischen Faktoren, die bei der heterozygoten Reeler-Maus und der Schizophrenie gleichsinnig verändert sind. Bemerkenswert sind hier besonders Störungen im Bereich der Neurophysiologie, wie das Sensory Gating.

Tabelle 1.1. Heterozygote Reeler-Maus – ein genetisches Modell der Schizophrenie

Morphometrie	Schizophrenie	Reeler-Heterozygot (Maus)
VBR ↑	X	–
Hippokampus ↓	X	(X)
Zytoarchitektur		
Kortikales Neuropil	X	X
Kortikales Zell-Packing ↑	X	X
GABAerge Neurone		
Superfizial ↓	X	X
Tiefer ↑	X	X
Neuroentwicklungsmerkmale		
Gyrifizierung ↑	X	–
Prä-alpha-Zellmigration ↓	X	X
Proteine		
Reelin präfrontal ↓	X	X
GAD_{67} präfrontal ↓	X	X
$SNAP_{25}$ präfrontal ↓	X	?
Neurophysiologie		
Sensory Gating ↓	X	X

X = vorhanden, – = nicht vorhanden

Entwurf eines ätiopathogenetischen Modells der Schizophrenie

Die Schizophrenie ist eine Erkrankung des Gehirns, die besonders solche Hirnareale betrifft, die das neurale Substrat der sozialen Kommunikation sind. Die bei Schizophrenen repliziert beschriebenen Veränderungen haben ihre Ursprünge bis in die intrauterine Entwicklung. Wahrscheinlich ist ein Teil der Veränderungen Folge einer gestörten

Hirnentwicklung, die auf Mutationen im Bereich der Hirnentwicklungsgene zurückzuführen sind (Abb. 1.5). Schwangerschafts- und Geburtskomplikationen scheinen einen zusätzlichen Effekt auszumachen. Emotionale Traumata in der Kindheit, wie der Verlust eines Elternteils vor dem 7. Lebensjahr oder körperlicher bzw. sexueller Missbrauch, steigern die Vulnerabilität. Schließlich zeigen gut kontrollierte aktuelle epidemiologische Studien, dass neben der genetischen Vulnerabilität sozialer Stress im Sinne einer erhöhten Urbanisation das Risiko, die Krankheit zu entwickeln, deutlich steigert (van Os et al. 2003).

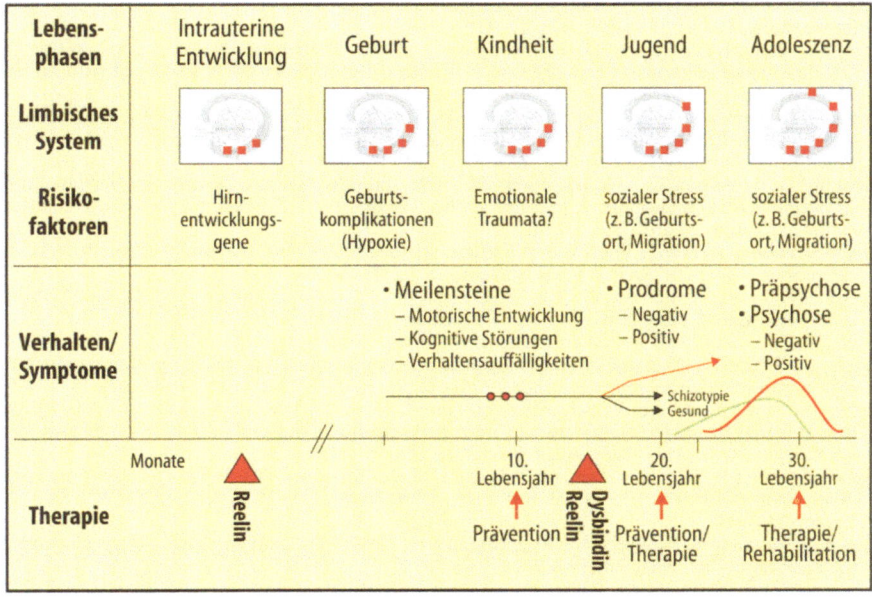

Abb. 1.5. Ätiopathogenese schizophrener Psychosen

Wenn aber das Risiko, an einer Schizophrenie zu erkranken, mit dem Grad an Verstädterung wächst, so erscheint dies auf dem Hintergrund des Modells der gestörten sozialen Interaktion plausibel. Um in einer Umgebung mit vielen Menschen überleben und erfolgreich agieren zu können, muss das soziale Gehirn funktionieren.

Betrachtet man abschließend die Frage, ob eine basale Vulnerabilität, z. B. eine Mutation im Reelin-Gen, direkt zur Entwicklung des Krankheitsbildes führt, so muss kritisch angemerkt werden, dass von Personen, die eine deutlich erhöhte genetische Vulnerabilität für dieses Krankheitsbild haben und von denen ein Teil zusätzlich gestörte Entwicklungsmeilensteine, wie eine gestörte motorische Entwicklung, vermehrte Ängstlichkeit oder Kommunikationsstörungen im Alter von 4 bis 6 Jahren aufweisen, entwickelten nur ca. 10 % das Vollbild der Schizophrenie. Etwa 10 % entwickeln eine Schizotypie und die meisten Personen mit einer erhöhten Vulnerabilität und Anzeichen einer gestörten Hirnentwicklung bleiben gesund und entwickeln das Krankheitsbild nicht. Somit muss davon ausgegangen werden, dass auf der einen Seite eine Basisvulnerabilität wahrscheinlich genetisch vermittelt vorhanden ist, dass diese aber nicht ausreicht, um das Krankheitsbild im jungen Erwachsenenalter anzuschieben. Somit muss entweder eine weitere Vulnerabilität dazukommen oder die Basisvulnerabilität muss ihre Pathogenität im Laufe der Entwicklung des Menschen verändern.

Literatur

Armstrong E, Schleicher A, Omran H, Curtis M, Zilles K (1995) The ontogeny of human gyrification. Cereb Cortex 5: 56–63

Falkai P, Schneider-Axmann T, Honer WG et al. (2003) Influence of genetic loading, obstetric complications and premorbid adjustment on brain morphology in schizophrenia: A MRI study. Eur Arch Psychiatry Clin Neurosci 253: 92–99

Guidotti A, Auta J, Davis JM et al. (2000) Decrease in reelin and glutamic acid decarboxylase 67 (GAD67) expression in schizophrenia and bipolar disorder: a postmortem brain study. Arch Gen Psychiatry 57: 1061–1069

Harrison PJ, Owen MJ (2003) Genes for schizophrenia? Recent findings and their pathophysiological implications. Lancet 361 (Review): 417–419

Hong SE, Shugart YY, Huang DT, Skahwan SA, Grant PE, Hourihane JO, Martin ND, Walsh CA (2000) Autosomal recessive Lissencephaly with cerebellar hypoplasma is associated with human RELN mutations. Nat Genat 26 (1): 93–6

Kawasaki Y, Vogeley K, Jung V, Tepest R, Hutte H, Schleicher A, Falkai P (2000) Automated image analysis of disturbed cytoarchitecture in Brodmann area 10 in schizophrenia: a post-mortem study. Prog Neuropsychopharmacol Biol Psychiatry 7: 1093–1104

Selemon LD, Rajkowska G, Goldman-Rakic PS (1998) Elevated neuronal density in prefrontal area 46 in brains from schizophrenic patients: application of a three-dimensional, stereologic counting method. J Comp Neurol 392: 402–412

Thurm I, Häfner H (1987) Perceived vulnerability, relapse risk and coping in schizophrenia. An explorative study. Eur Arch Psychiatry Neurol Sci 237: 46–53

van Os J, Hanssen M, Bak M, Bijl RV, Vollebergh W (2003) Do urbanicity and familial liability coparticipate in causing psychosis? Am J Psychiatry 160: 477–482

Vogeley K, Fink GR (2003) Neural correlates of the first-person-perspective. Trends Cogn Sci 7: 38–42

Vogeley K, Schneider-Axmann T, Pfeiffer U et al. (2000) Disturbed gyrification of the prefrontal region in male schizophrenics – a morphometric postmortem study. Am J Psychiatry 157: 34–39

Vogeley K, Tepest R, Pfeiffer U, Schneider-Axmann T, Maier W, Honer WG, Falkai P (2001) Right frontal hypergyria differentiates affected from non-affected siblings in families with schizophrenia – a morphometric MRI study. Am J Psychiatry 158: 494–496

Vogeley K, Tepest R, Schneider-Axmann T, Hutte H, Zilles K, Honer WG, Falkai P (2003) Automated image analysis of disturbed cytoarchitecture in Brodmann area 10 in schizophrenia. Schizophr Res 62: 133–140

Zilles K, Armstrong E, Schleicher A, Kretschmann HJ (1988) The human pattern of gyrification in the cerebral cortex. Anat Embryol 179: 173–179

Diskussion zum Vortrag von Prof. Dr. Falkai

STRAUBE: Die Verlaufsdynamik schizophrener Erkrankungen sind meines Erachtens durch eine strukturelle Läsion allein schwerlich erklärbar. Müsste dazu nicht noch ein weiteres Agens hinzutreten?

FALKAI: Nicht, wenn man vom Konzept der synaptischen Plastizität ausgeht, wobei man unterstellen darf, dass dieser Vorgang einer gewissen Adaption unterliegt. Zumindest konzeptuell gibt es in diesem System durchaus gewisse Kapazitäten. Meine Hypothese – die es natürlich zu überprüfen gilt – ist, dass diese Kapazität bei starker Beanspruchung des System gering ist, woraus sich dann möglicherweise ein chronischer und kein schubförmiger Verlauf mehr ergibt. Sind dagegen noch genügend Reserven vorhanden, entwickelt sich vielleicht ein eher undulierender Verlauf mit letztendlich gutem Remissionsgrad. Je besser also die neuronal protektiven, spezifischen synaptischen Abwehrmechanismen ausgebildet sind, desto besser kommt das ZNS mit solchen Erkrankungen zurecht.

HUMMEL: Wie Sie in Ihrer Studie gezeigt haben, hängt die Kortexdichte offenbar auch mit dem Geschlecht zusammen. Bei den Männern war dieser Zusammenhang nicht signifikant, wohl aber bei den Frauen. Das steht aber in gewissem Widerspruch zur Tatsache, dass Männer im jüngeren Alter häufiger erkranken als Frauen. Wie ist das zu erklären?

FALKAI: Nach unseren ersten Ergebnissen haben wir zunächst ebenfalls Geschlechtsdifferenzen angenommen. Wir sind daraufhin dieser Frage in zwei Folgeuntersuchungen weiter nachgegangen. In einer Post-mortem-Studie fand sich genau das umgekehrte Resultat – hier zeigten die Männer deutlichere Veränderungen. Schließlich zeigte eine kontrollierte Untersuchung an insgesamt 200 Personen eindeutig, dass beide Geschlechter in gleicher Weise betroffen sind. Es besteht also keine Geschlechtsdifferenz. Allerdings korreliert dieser Befund bei Männern interessanterweise eher mit Frontallappendysfunktionen, einer stärker ausgeprägten Negativsymptomatik und einem ungünstigeren Verlauf.

SCHULEUTE: Bei den umweltbedingten Risikofaktoren schizophrener Erkrankungen erwähnten Sie unter anderem auch Geburtsort und Geburtsmonat. Wie ist das zu verstehen?

FALKAI: Hinsichtlich des Zusammenhangs mit dem Geburtsort ist die Literatur relativ konsistent. Das Risiko, an einer Schizophrenie zu erkranken, steigt mit dem Urbanisierungsgrad. Personen, die in einer Großstadt geboren werden und aufwachsen, tragen ein höheres Risiko. Anscheinend steigt das Risiko auch dann, wenn man während der vulnerablen Phase aus einer ländlichen in eine städtische Umgebung umzieht. Der Wechsel in ein stärker urbanisiertes Umfeld wirkt sich offenbar ungünstig aus, wenn auch weniger deutlich als wäre man dort aufgewachsen.

Auch hinsichtlich des Zusammenhangs zum Geburtsmonat liegt eine interessante Literatur vor, wobei offenbar eine geographische Abhängigkeit besteht. In unseren Breitengraden tragen Kinder, die in den Winter- und Frühjahrsmonaten geboren werden, ein erhöhtes Erkrankungsrisiko. Eine ähnlich klare Bindung an die Jahreszeit besteht auch in Australien, nur sind es hier vor allem die Sommer- und Herbstmonate. Neue Befunde aus Langzeiterhebungen machen sogar eine Assoziation zu klimatischen Gegebenheiten wahrscheinlich, zumindest für eine Subgruppe von Patienten. Darüber hinaus ist auch die Virushypothese zu erwähnen, die ich übrigens selbst zunehmend favorisiere, wonach möglicherweise eine unmittelbar nach der Geburt erlittene Virusinfektion eine schizophrene Prädisposition mit sich bringt. Allerdings, und das möchte ich betonen, erklären diese Faktoren jeweils nur etwa zwei Prozent der Varianz.

GAEBEL: Seit Beginn der Beschreibung dieser Erkrankung durchzieht die Literatur die Frage: Gibt es so etwas wie eine „Primärsymptomatik" im Sinne Bleulers? Wir reden auf der einen Seite von der „Dopaminhypothese", und auf der anderen Seite sehen wir einen psychopathologischen Phänotyp – doch irgendwie passt beides nicht richtig zusammen. Ist die „soziale Kommunikationsstörung", wie Sie sie nennen, eine solche Kernsymptomatik, die sich dazu eignet, die neurobiologischen Grundlagen der Schizophrenie darzustellen? Dann würde ich aber auch kritisch einwenden, dass Wahn und Halluzinationen nicht schizophreniespezifisch sind, sie finden sich auch bei anderen psychischen Störungen. Müsste man dann dort ganz ähnliche Mechanismen unterstellen? Was unterscheidet dann eine Schizophrenie von einer anderen Wahnkrankheit?

FALKAI: Ich glaube schon, dass die soziale Kommunikationsstörung ein unspezifisches Kernsymptom im Rahmen der schizophrenen Produktivsymptomatik ist. Meiner Meinung nach sind bei depressiven Patienten mit wahnhafter Symptomatik ähnliche Mechanismen dereguliert. Ich vermute eine entsprechende Deregulation auch bei Alzheimer-Patienten, die in der Frühphase psychotisch sind. Das Besondere bei der Schizophrenie ist aber die Kombination aus Produktiv- und einer doch sehr stabilen Negativsymptomatik, wie wir sie in dieser Form sonst nicht kennen.

Bei einer wahnhaften Depression ist der undulierende Verlauf vielleicht noch hinnehmbar. Wenn man aber bei einer wahnhaften organischen Störung, wie etwa beim Morbus Alzheimer, nichts tut, läuft es auf eine Symptomatik hinaus, die zwar eine leichte Fluktuation aufweist, aber keine wie bei der Schizophrenie klar abgrenzbaren Phasen mit dem Potential der Teil- oder Vollremission. In diesem Punkt unterscheiden sich beide Krankheitsbilder klar. Nach unserer derzeitigen Kenntnis ist es also eine unspezifische, versuchte Assoziation zu einer Psychopathologie, die auch anderswo vorkommt.

ROSEN: Könnte es nicht vielleicht eine Endstreckensymptomatik sein, die durch ganz unterschiedliche Ursachen ausgelöst werden kann? Wir sehen ja auch bei sonst relativ gesunden Menschen oft erhebliche Störungen des Einfühlvermögens in die Realität anderer, wie auch bei vielen anderen Erkrankungen. Die Frage ist also: Haben wir im Endeffekt nur ein Epiphänomen vor uns?

FALKAI: Natürlich ist vieles von dem, was ich beschrieben habe, eine Endstreckenproblematik. Schizophrene Erkrankungen folgen, wie wir wissen, im Allgemeinen nicht einem kategorialen Alles-oder-Nichts-Prinzip. Es gibt vielmehr Zwischenstadien, schleichende oder auch relativ rasch verlaufende Übergangsstadien. Das ist auch nachvollziehbar, wenn wir Mechanismen postulieren, die im Grunde ubiquitär das Gehirn betreffen. Bei einer sonst gesunden Person, die Drogen nimmt oder sich massivem Schlafentzug unterzieht, bricht in den angesprochenen zerebralen Netzwerken in der Tat etwas zusammen, wenn sie psychotisch wird. Das mag sehr mechanistisch gedacht sein, aber ich bin sicher, dass es eine Reihe unterschiedlicher Ätiologien gibt, die hier hineinmünden. Ob das nun wirklich ein Epiphänomen ist, vermag ich nicht zu sagen. Ich hoffe es zumindest nicht. Wirklichen Aufschluss darüber werden wir letztlich erst dann erhalten, wenn wir die Risikomasse genau kennen, also erst dann, wenn es uns gelungen ist, die Suszeptibilitätsgene komplett zu identifizieren. Erst dann sind wir in der Lage, die Biologie sauberer zuzuordnen. Der nächste und vermutlich sehr schwierige Schritt wird dann die Frage sein, was genau von den Epiphänomenen, der Umwelt, der Risikomasse die Krankheit denn tatsächlich ausmacht. Erst dann, glaube ich, wird sich das Bild klären.

KAPITEL 2

Schizophrenie – Therapeutische Möglichkeiten „State of the Art" und „Unmet Needs"

M. SCHMAUSS, T. MESSER

Mit einer Lebenszeitprävalenz von 0,5–1 % (Häfner 1989) stellt die Schizophrenie immer noch eine Herausforderung für jedes Gesundheitssystem dar. Die Erstmanifestation einer Schizophrenie ereignet sich meist im frühen Erwachsenenalter und stellt einen gravierenden Einschnitt in der persönlichen, beruflichen und sozialen Entwicklung eines Betroffenen dar.

Schizophrene Erkrankungen bedeuten einen für den Gesunden kaum nachvollziehbaren Einbruch in der Integrität der Person mit massiven Auswirkungen auf die Lebensqualität, Erlebnisfähigkeit und Leistungsfähigkeit. Viele schizophren Erkrankte erleben wiederholt akute Krankheitsepisoden, die u. a. häufig zu einem groben Bruch in der Kontinuität sozialer Beziehungen führen. Bei 20 % der Erkrankten bleiben kontinuierliche, auch von Außenstehenden erkennbare, häufig als stigmatisierend erlebte Residualsyndrome vorhanden. Die Reintegration der Betroffenen in die Gesellschaft wird darüber hinaus häufig durch kognitive Dysfunktionen, depressive Syndrome und ein hohes Suizidrisiko erschwert (APA 1997).

Die Weltgesundheitsorganisation stuft die Schizophrenie weltweit als eine der teuersten Krankheiten überhaupt und als die teuerste psychische Erkrankung ein – und dies aufgrund ihrer Häufigkeit, Chronizität und der Beeinträchtigung der Fähigkeit zum selbstständigen Leben. In Deutschland ist von 300.000 bis 350.000 schizophren Erkrankten auszugehen.

Die wenigen für Deutschland verfügbaren Daten legen nahe, dass die jährlichen direkten Behandlungskosten bei ca. 15.000 Euro und die indirekten Behandlungskosten bei 22.000 Euro pro Erkranktem liegen. Das Statistische Bundesamt weist für 1996 n = 119.216 stationäre Aufnahmen wegen einer Schizophrenie mit einer mittleren Verweildauer von 77,2 Tagen aus; das heißt, dass zwar nur 0,8 % aller Krankenhausaufnahmen, aber 5 % der gesamten Bettenbelegung unserer Krankenhäuser durch schizophrene Erkrankungen verursacht werden. Unter diesen Prämissen erscheint es sinnvoll, die aktuellen therapeutischen Möglichkeiten in der Versorgung schizophrener Patienten zusammenfassend darzustellen und Optimierungsstrategien zu diskutieren.

Aktuelle Behandlungsmöglichkeiten – „State of the Art"

Allgemeine Behandlungsprinzipien

Behandlungsziel der Schizophrenie ist der von Krankheitssymptomen weitgehend freie, zur selbständigen Lebensführung fähige, therapeutische Maßnahmen in Kenntnis von Nutzen und Risiko abwägende Patient. Diese Zielsetzung erfordert eine am gesicherten Kenntnisstand orientierte, möglichst wenig restriktive Therapie im Rahmen einer empathisch-humanen operativen und rationalen Therapeut-Patienten-Beziehung. Sie findet ihre Grenze dort, wo Krankheitseinsicht dauerhaft beeinträchtigt ist und Fehlhandlungen drohen oder die Gesundheit erheblich gefährdet ist und der Patient auf Grundlage der bestehenden Rechtsvorschriften gegen seinen Willen behandelt werden muss.

Alle Behandlungsschritte sind – wie auch sonst in der psychiatrischen Therapie – in einem Gesamtbehandlungsplan zu integrieren sowie individuell und phasenspezifisch abzustimmen (APA 1997; DGPPN 1998; Lehmann et al. 1998). In der Regel übernimmt der Psychiater u. a. die Rolle eines Case-Managers, der die Durchführung des Gesamtbehandlungsplanes koordiniert. Gemeinsam ist allen Interventionen, dass sie nach Beendigung der Anwendung ihre Wirksamkeit verlieren. Es muss daher von einer langfristig – prinzipiell lebenslangen – Behandlung ausgegangen werden, die entweder kontinuierlich (Pharmakotherapie) oder in Form von wiederholter Therapie (psychosoziale Interventionen) durchgeführt wird.

Im Verlauf der Schizophrenie können verschiedene Krankheitsphasen und Verlaufsstadien mit unterschiedlichen therapeutischen Schwerpunkten unterschieden werden (Behandlungsleitlinie Schizophrenie der DGPPN 1998).

1. Akute Phase (Dauer: Wochen bis Monate) mit psychotischer Erstmanifestation oder Reexazerbation mit u. a. Selbst- oder Fremdgefährdung.
Therapeutische Schwerpunkte sind die folgenden:
   - Aufklärung über Krankheits- und Behandlungskonzepte,
   - Kooperation der Angehörigen,
   - Verhütung von Selbst- oder Fremdgefährdung,
   - Remission oder Suppression von Positivsymptomatik,
   - Vorbereitung der postakuten Stabilisierungsphase.
2. Die postakute Stabilisierungsphase (Dauer: ca. 3–6 Monate) ist durch die Rückbildung der Positivsymptomatik aber oft noch persistierende Negativsymptomatik, kognitive Defizite und erhöhte Rezidivneigung gekennzeichnet.
Therapeutische Schwerpunkte sind die folgenden:
   - Festigung der therapeutischen Beziehung, Remissionsstabilisierung,
   - Behebung kognitiver und sozialer Defizite,
   - Wahnkorrektur und Förderung von Krankheitseinsicht und -verständnis,
   - intensivierte Aufklärung über Krankheits- und Behandlungskonzepte,
   - verstärkte Einbeziehung der Angehörigen in Aufklärung und Behandlung,
   - Sicherung der Behandlungs-Compliance,
   - Früherkennung drohender Rückfälle,
   - Entwicklung individueller Coping-Strategien,
   - Harmonisierung von familiären Konflikten,
   - Stabilisierung und Erweiterung sozialer Kontakte,
   - Vorbereitung oder Weiterführung von rehabilitativen Maßnahmen,
   - Behandlung der Negativsymptomatik.
3. Die stabile (partielle) Remissionsphase mit weitgehend abgeklungener oder stabiler residualer positiver oder negativer Symptomatik sowie mehr oder weniger gelungener sozialer Reintegration.
Therapeutische Schwerpunkte sind die folgenden:
   - Aufrechterhaltung der therapeutischen Beziehung,
   - Symptomsuppression,
   - Rezidivprophylaxe, -früherkennung, -frühintervention,
   - soziale (Re-)Integration,

- Suizidprophylaxe,
- Sicherung von Therapieerfolgen,
- Verbesserung der Lebensqualität.

In psychiatrischen Krankenhäusern stellen schizophren Kranke nach wie vor eine der größten Gruppen (ca. 30 %) der stationären Aufnahmen dar. Darüber hinaus ist die Verweildauer schizophren Kranker im Augenblick mit ca. 55–60 Tagen nahezu doppelt so hoch wie die durchschnittliche Verweildauer aller psychisch Kranker in psychiatrischen Kliniken. Somit stellt die Behandlung schizophrener Erkrankungen nach wie vor sowohl in psychiatrischen Kliniken selbst, aber auch im Übergang zu niedergelassenen Ärzten, Institutsambulanzen und zum komplementär-rehabilitativen Bereich eine enorme Herausforderung dar, wobei darüber hinaus das Problem der Koordinierung der entsprechenden Angebote und der Kooperation der beteiligten Institutionen seit Beginn der Psychiatriereformen noch nicht zufriedenstellend gelöst scheint (Rössler 1998; Rössler u. Salize 1995).

Während der stationären Behandlung eines schizophren Erkrankten stehen vor allem die therapeutischen Schwerpunkte der akuten und der postakuten Phase im Vordergrund der Bemühungen. Therapeutische Schwerpunkte der stabilen (partiellen) Remissionsphase stehen meist im Mittelpunkt ambulanter oder komplementär-rehabilitativer Versorgung sowie beruflicher Rehabilitation.

Die Behandlung der Schizophrenie benötigt eine differenzierte Diagnostik und besteht aus einer Reihe von Komponenten, die sich gegenseitig bedingen und unterstützen, um die therapeutischen Schwerpunkte der akuten, postakuten Behandlungsphase sowie der Remissionsphase sicherzustellen. Eine qualifizierte und differenzierte Neuroleptikatherapie ist eine wesentliche Grundlage einer Schizophreniebehandlung, aber sowohl für eine erfolgreiche Akuttherapie als auch für eine Rezidivprophylaxe alleine nicht ausreichend (Naber et al. 1999). Es ist davon auszugehen, dass ergänzende Behandlungen unter Einsatz von Psychoedukation, Familien- und Angehörigentherapie, kognitivem Training, sozialem Kompetenztraining, Psychotherapie und Ergo- und Arbeitstherapie als empirisch günstig anzusehen sind und die Prognose der Erkrankung entscheidend verbessern können (Fenton 1995; Kopelowicz u. Liberman 1995; Penn u. Mueser 1996). Für die Integration verschiedener therapeutischer Ansätze ist die Kenntnis des Vulnerabilitäts-Stress-Coping-Modells sinnvoll (Zubin u. Spring 1977; Nuechterlein 1987). Dieses integriert sowohl die prämorbide Persönlichkeit, die zugrunde liegende neurobiologische Störung, das subjektive Erleben der Symptomatik und die sozialen Belastungen, die die Erkrankung auslösen und aufrechterhalten können. Im Allgemeinen ist davon auszugehen, dass mit zunehmender Belastung die Gefahr einer psychotischen Exazerbation steigt bzw. die Remission verzögert wird. Dies hat zur Folge, dass sich pharmakotherapeutische, psychotherapeutische und psychosoziale Maßnahmen an der Belastbarkeit des Patienten orientieren müssen, wobei Über- und Unterforderungen vermieden werden sollten.

Diese notwendige mehrdimensionale Sichtweise der Entstehung und Behandlung der Schizophrenie hat bezüglich der Therapie noch eine entscheidende longitudinale Komponente: Bei der Erstmanifestation ergibt sich häufig primär die Notwendigkeit der Korrektur der neurobiologischen Entgleisung, d. h. eine medikamentöse Therapie der den Patienten beeinträchtigenden Symptomatik. Erst im Anschluss ist es möglich, mit dem Patienten innerpsychische, zwischenmenschliche und soziale Belastungen psychotherapeutisch zu bearbeiten, die für das Verständnis der Auslösung der Erkrankung von Bedeutung sind. Erst bei Rückgewinn der Fähigkeit zur eigenständigen Lebensführung sind sozialpsychiatrische Maßnahmen wie Hilfen zur beruflichen Rehabilitation angezeigt, d. h. die unterschiedlichen Dimensionen der Behandlungen psychischer Erkrankungen stehen in engem Kontext mit dem jeweiligen Zustandsbild des Patienten, der im Vordergrund stehenden Symptomatik und entsprechenden Bewältigungsressourcen. Eine Schizophrenietherapie unter stationären und ambulanten Behandlungsbedingungen muss integrativ wirken, was allein aus der hohen Non-Compliance-Rate von über 50 % der bisherigen Behandlungsregimes deutlich wird. Bis zu 50 % der Patientinnen und Patienten beenden ihre Neuroleptikamedikation mit der Entlassung aus der stationären Behandlung. Diese Tatsache ist zum einen aus der hohen Nebenwirkungsrate klassischer Neuroleptika abzuleiten, ist aber auch eng mit einer unbefriedigenden Aufklärung und Psychoedukation der Patienten verbunden. Darüber hinaus ist bereits während der stationären Behandlung zu bedenken, dass die sachgerechte Nachbehandlung der Schizophrenie mit ihrem langfristigen Verlauf in der mehrdimensionalen psychiatrischen Behandlungskette (Tagesklinik, niedergelassene Nervenärzte, Institutsambulanz, Reheinrichtungen, Tagesstätten, betreutes Wohnen, berufliche Reintegration) erfolgen muss. So sollten bereits während des stationären Aufenthaltes Kontakte zu den entsprechenden Einrichtungen in der Behandlungskette aufgenommen werden, um einen nahtlosen Übergang in die anschließende Behandlung zu gewährleisten und damit den langfristigen Behandlungserfolg zu sichern.

Im Folgenden einige allgemeine Anmerkungen zu den wesentlichsten Behandlungskomponenten bei schizophren Erkrankten:

Differenzierte Diagnostik

Unabdingbare Voraussetzung für eine adäquate Therapie ist eine umfassende und differenzierte Diagnostik schizophrener Erkrankungen. Mit der Einführung von ICD-10 haben sich die Möglichkeiten einer qualifizierten deskriptiven Psychopathologie sowie einer operationalen Diagnostik im stationären und ambulanten Behandlungssetting deutlich gebessert. Eine differentielle Behandlung erfordert auch eine differenzierte Diagnostik am Beginn der Behandlung sowie im weiteren Verlauf (Dilling et al. 1991; Marneros 1998). So hat z. B. die Komorbidität mit anderen psychischen Störungen wie dem Konsum psychotroper Substanzen oder affektiven Störungen eine erhebliche Auswirkung auf das Therapieregime mit Neuroleptika sowie das Behandlungssetting insgesamt (Naber et al. 1999). Die seit 01.01.2000 im stationären und ambulanten Bereich gesetzlich vorgeschriebene ICD-10-Diagnostik ist unter dem Aspekt der Qualitätssicherung somit absolut zu begrüßen.

Psychopharmakotherapie

Allgemeine Anmerkungen

Eine qualifizierte und differenzierte Neuroleptikatherapie ist eine der wesentlichsten Grundlagen der Schizophreniebehandlung (Tegeler 1995). Der differenzierte Einsatz der Neuroleptika bzw. Antipsychotika setzt eine genaue Kenntnis der pharmakologischen und pharmakokinetischen Grundlagen sowie der möglichen unerwünschten Arzneimittelwirkungen und Medikamentenwechselwirkungen voraus (Möller 1998; Naber et al. 1999). Die einzige absolute Kontraindikation für eine Neuroleptikatherapie ergibt sich aus einer Überempfindlichkeit gegenüber einem Neuroleptikum aus einer bestimmten Substanzklasse. Dagegen gibt es eine Reihe von Anwendungsbeschränkungen (relativen Kontraindikationen), die in der folgenden Übersicht dargestellt sind. Die relativen Kontraindikationen leiten sich aus den Rezeptorprofilen der einzelnen Substanzen, aus Überempfindlichkeitsproblemen oder aus pharmakokinetischen Problemen bei vorbestehenden somatischen Erkrankungen ab. Von Bedeutung sind vor allem die Anwendungsbeschränkungen während Schwangerschaft und Stillzeit. Daneben kann auch die anticholinerge Wirkung verschiedener Neuroleptika zur Beschränkung der Anwendung führen. Des Weiteren ist zu beachten, dass es unter Behandlung mit Neuroleptika zu Krampfanfällen kommen kann (0,1–0,5 %; Hinterhuber u. Haring 1998), insbesondere unter hohen Dosierungen, schnellem Dosisanstieg, abrupten Dosisveränderungen, vorbestehenden Hirnschäden oder während einer Alkoholentzugssymptomatik (Zaccara et al. 1990). Da einige Neuroleptika mit dem Risiko einer Agranulozytose (Clozapin) oder Neutropenie assoziiert sind, ergeben sich Anwendungsbeschränkungen bei bestehender Schädigung des hämatopoetischen Systems. Bei Patienten mit Morbus Parkinson kann es besonders unter der Gabe von hochpotenten Neuroleptika zu einem Rezidiv eines Parkinsonsyndroms kommen.

Tabelle 2.1. Kontraindikationen und Anwendungsbeschränkungen für Neuroleptika (aus Bandelow et al. 2002)

- Kontraindikationen
  - Bekannte Überempfindlichkeit gegen das Neuroleptikum
- Anwendungsbeschränkungen
  - Anamnestisch bekanntes malignes neuroleptisches Syndrom
  - Intoxikationsbedingte Psychosen und Bewusstseinstrübungen
  - Akute Alkohol-, Opioid-, Hypnotika- oder Psychopharmakaintoxikation
  - Leukopenie und andere Erkrankungen des hämatopoetischen Systems (besonders trizyklische Neuroleptika)
  - Prolaktinabhängige Tumoren, z. B. Mammatumoren
  - Schwere Leber- und Nierenerkrankungen
  - Schwere Hypotonie bzw. orthostatische Dysregulation
  - Phäochromozytom
  - Hirnorganische Veränderungen
  - Stammhirnerkrankungen (wie M. Parkinson)
  - Epileptische Krampfanfälle in der Anamnese
  - Chronische Atemwegserkrankungen, Asthma
  - Depressive Syndrome
  - (Nur für Neuroleptika mit mittlerer bis ausgeprägter anticholinerger Wirkung): Glaukom, Harnverhaltung, Prostatahypertrophie, Pylorusstenose, paralytischer Ileus, hirnorganische Vorschädigung
  - (Nur für Neuroleptika mit ausgeprägten kardiovaskulären Begleitwirkungen): kardiovaskuläre Vorschädigung
  - Schwangerschaft und Stillzeit

In der Gruppe der atypischen Neuroleptika bzw. Antipsychotika gibt es ebenfalls absolute und relative Kontraindikationen, die wichtigsten sind in Tabelle 2.2 dargestellt. Absolute Kontraindikationen beziehen sich überwiegend auf die Überempfindlichkeit gegenüber dem Wirkstoff und auf bestehende, nicht durch Arzneimittel bedingte Hyper-

Tabelle 2.2. Die wichtigsten Kontraindikationen atypischer Neuroleptika (modifziert nach Naber et al. 1999)

Neuroleptikum	Kontraindikation
Clozapin	Überempfindlichkeit gegenüber dem Wirkstoff oder den weiteren Bestandteilen von Clozapin
	Bei Patienten, die bereits auf Clozapin oder auf andere Neuroleptika oder sonstige Arzneimittel mit einer Schädigung der Blutbildung reagiert haben (Ausnahme: Leukopenie durch Zytostatika)
	Erkrankungen des Blutes oder des blutbildenden Systems, insbesondere, wenn die weißen Blutkörperchen betroffen sind
	Bei akuten Vergiftungen mit zentralwirksamen Substanzen, z. B. Alkohol, Schlafmitteln, Schmerzmitteln, Psychopharmaka oder anderen Mitteln
	Medikamentös ungenügend kontrollierte Epilepsie
	Kreislaufkollaps und/oder ZNS-Depression jeglicher Genese
	Vergiftungsbedingte Psychosen und Bewusstseinstrübungen
	Schwere Erkrankungen des Herzens, der abführenden Gallenwege und der Niere
	Aktive Lebererkrankungen, die mit Übelkeit, Appetitlosigkeit oder Gelbsucht einhergehen, fortschreitende Lebererkrankungen, Leberversagen
	Darmatonie
Zotepin	Überempfindlichkeit gegenüber dem Wirkstoff oder den weiteren Bestandteilen von Zotepin
	Akute Vergiftung mit Alkohol, Schmerzmitteln vom Opiattyp, Schlafmitteln oder Psychopharmaka (Arzneimittel zur Behandlung seelischer Erkrankungen)
	Verminderte Leistung des blutbildenden Systems
	Kinder sind von der Behandlung mit Zotepin auszuschließen
Risperidon	Überempfindlichkeit gegenüber dem Wirkstoff oder weiteren Bestandteilen von Risperidon
	Vorliegen erhöhter nicht durch Medikamente bedingter Prolaktinspiegel
Olanzapin	Überempfindlichkeit gegen den Wirkstoff oder weiteren Bestandteilen von Olanzapin
Amisulprid	Überempfindlichkeit gegenüber dem Wirkstoff oder weiteren Bestandteilen von Amisulprid
	Vorliegen erhöhter nicht durch Medikamente bedingter Prolaktinspiegel
	Prolaktinabhängige Tumoren und Brustkrebs
	Phäochromozytom
Quetiapin	Überempfindlichkeit gegen den Wirkstoff oder einen der sonstigen Bestandteile von Quetiapin
	Mittel, die bei HIV-Erkrankungen Anwendung finden (HIV-Proteasehemmer)
	Mittel gegen Pilzerkrankungen (Antimykotika vom Azoltyp)
	Antibiotika (Erythromycin, Clarithromycin) und Nefazodon
Ziprasidon	Überempfindlichkeit gegen den Wirkstoff oder einen der sonstigen Bestandteile von Ziprasidon
	verlängete QT_c-Zeit

prolaktinämien. In der pharmakotherapeutischen Behandlung schizophrener Erkrankungen sind Neuroleptika bzw. Antipsychotika aufgrund ihrer Wirksamkeit in der Akutbehandlung und in der Langzeitbehandlung Substanzen erster Wahl. Andere Psychopharmaka spielen eine deutlich geringere Rolle. In der Rezidivprophylaxe der schizoaffektiven Psychosen werden zusätzlich noch Carbamazepin oder andere Phasenprophylaktika eingesetzt, psychotische Erregungszustände werden häufig zusätzlich mit Benzodiazepinen behandelt. Bei depressiven oder schizodepressiven Syndromen kommen Antidepressiva zum Einsatz. Bei schweren katatonen oder pharmakoresistenten Verlaufsformen ist manchmal der Einsatz der Elektrokrampftherapie (EKT) unverzichtbar.

Neuroleptika bzw. Antipsychotika sind eine strukturchemisch heterogene Gruppe von Psychopharmaka (Benzamide, Benzisoxazole, Butyrophenone, Dibenzepine, Diphenylbutylpiperidine, Phenothiazine, Thioxanthene). Neben ihrer antipsychotischen Wirkung (günstige Beeinflussung von inkohärenten Denkabläufen, wahnhaften Denkstörungen, Wahrnehmungsstörungen, Ich-Störungen, katatonen Verhaltensstörungen, affektiver Spannung und psychomotorischen Erregungszuständen) umfasst das Wirkspektrum – abhängig von der Substanzklasse – auch antiautistische und antimanische Wirkqualitäten. Neurokognitive Dysfunktionen werden je nach Substanzgruppe unterschiedlich beeinflusst.

Hinsichtlich ihrer antipsychotischen Potenz werden traditionell hoch-, mittel- und niedrigpotente Neuroleptika unterschieden; die Potenz eines Neuroleptikums wird in „Chlorpromazinäquivalenten" angegeben. Hochpotente Neuroleptika haben eine große therapeutische Breite und wirken, verglichen mit ihren starken antipsychotischen Wirkungen, relativ wenig sedierend. Mittelpotente Neuroleptika haben bei einem Großteil der Patienten eine ausreichende antipsychotische Wirkung und werden bezüglich ihrer extrapyramidalmotorischen Nebenwirkungen besser vertragen. Dafür sind allerdings Sedierung oder vegetative Begleitwirkungen häufiger. Bei niedrigpotenten Neuroleptika steht die sedierende Komponente ganz im Vordergrund; die antipsychotische Wirkung ist eher gering. Extrapyramidalmotorische Symptome werden in geringem Maße hervorgerufen. Diese Substanzen kommen meist dann zum Einsatz, wenn primär eine sedierende oder schlafanstoßende Wirkung erwünscht ist. Vegetative und sedierende unerwünschte Arzneimittelwirkungen der niedrigpotenten Neuroleptika werden durch ihre vergleichsweise starke Affinität zur ACh-, α_1- und H_1-Rezeptoren hervorgerufen.

Über die Definition des Begriffes „typisches bzw. atypisches Neuroleptikum" besteht keine vollständige Einigkeit und verschiedene präklinische und klinische Parameter wurden bisher zur Begriffsbestimmung verwendet.

Da die präklinischen Parameter nicht alle eindeutig zwischen typischen und atypischen Substanzen unterscheiden können, erscheinen klinische Parameter zur Unterscheidung sinnvoller. Ein Neuroleptikum ist dann als atypisch zu bezeichnen, wenn es bei vergleichbarer antipsychotischer Wirkung signifikant weniger extrapyramidalmotorische Symptome verursacht als klassische Neuroleptika wie z. B. Haloperidol. Nur eines der bisher auf dem Markt befindlichen atypischen Neuroleptika – Clozapin – verursacht nahezu keine extrapyramidalmotorische Symptomatik, während die übrigen atypischen Neuroleptika lediglich deutlich seltener EPS auslösen als klassische Substanzen.

Die derzeit auf dem Markt befindlichen typischen Neuroleptika sind in Tabelle 2.3 dargestellt.

Tabelle 2.3. Typische Neuroleptika, geordnet nach ihrer antipsychotischen Potenz; Dosierung und Darreichungsformen (aus Bandelow et al. 2002). CPZ-Äquivalent: 1 mg der Substanz entspricht X mg Chlorpromazin. Die Umrechnungsfaktoren können aufgrund von klinischen Studien nur approximativ eingeschätzt werden. Orale Tagesdosis: Regeldosierung in der Akut- und Erhaltungstherapie von Psychosen. Die angegebene Höchstdosis kann im Einzelfall überschritten werden

Substanz	Approx. CPZ-Äquivalent X	Orale Tagesdosis [mg]	Orale Tageshöchstdosis [mg]	Darreichungsform
Hochpotente Neuroleptika				
Benperidol	75	1,5–20	40	Tbl., Trpf., Inj.
Haloperidol	50	1,5–20	100	Tbl., Trpf., Inj., Depot
Bromperidol	50	5–20	50	Tbl., Trpf.
Flupentixol	50	3–20	60	Drg., Trpf., Depot
Pimozid	50	1–4	16	Tbl.
Fluphenazin	40	2,5–20	40	Tbl., Drg., Trpf., Inj., Depot
Penfluridol	20	20–60 /Woche	100 /Woche	Tbl.
Pipothiazin	20	10–20	20	Tbl., Depot
Perphenazin	15	4–24	48	Tbl., Drg., Trpf., Depot
Moperon	10	10–40	60	Tbl.
Zuclopenthixol	5	20–40	80	Tbl., Trpf., Inj., Depot
Clopenthixol	2,5	25–150	300	Tbl., Inj.
Mittelpotente Neuroleptika				
Periciazin	2	10–200	200	Tbl., Trpf.
Clothiapin	2	20–200	350	Tbl., Trpf., Inj.
Chlorpromazin	1	25–400	800	Tbl., Trpf., Inj.
Melperon	1	25–300	600	Drg., Liqu., Inj.
Perazin	1	75–600	800	Tbl., Drg., Trpf., Inj.
Thioridazin	1	25–300	600	Tbl., Kps., Inj.
Niedrigpotente Neuroleptika				
Pipamperon	0,8	40–360	360	Tbl., Liqu.
Triflupromazin	0,8	10–150	600	Drg., Supp., Inj.
Chlorprothixen	0,8	100–420	800	Drg., Liqu., Susp., Inj.
Prothipendyl	0,7	40–320	320	Tbl., Drg., Inj.
Levomepromazin	0,5	25–300	600	Tbl., Trpf., Inj.
Promethazin	0,5	25–150	1000	Tbl., Liqu., Trpf., Inj.
Promazin	0,5	50–300	1200	Drg., Susp., Inj.
Sulpirid	0,2	200–1600	3200	Tbl., Kps., Liqu., Inj.

Die zurzeit erhältlichen atypischen Neuroleptika sind Amisulprid, Clozapin, Olanzapin, Quetiapin, Risperidon, Ziprasidon und Zotepin (Tabelle 2.4). Bei diesen Substanzen ist die bei typischen Neuroleptika enge Kopplung von antipsychotischer und extrapyramidalmotorischer Wirkung weniger assoziiert bis aufgehoben, das Risiko von Spätdyskinesien ist vermindert, Negativsymptomatik und kognitive Dysfunktionen werden eher günstig beeinflusst.

Tabelle 2.4. Atypische Neuroleptika: Dosierung und Darreichungsform (modifiziert nach Bandelow et al. 2002). CPZ-Äquivalent: 1 mg der Substanz entspricht X mg Chlorpromazin. Die Umrechnungsfaktoren können aufgrund von klinischen Studien nur approximativ eingeschätzt werden. Orale Tagesdosis: Regeldosierung in der Akut- und Erhaltungstherapie von Psychosen. Die angegebene Höchstdosis kann im Einzelfall überschritten werden

Substanz	Approx. CPZ-Äquivalent X	Orale Tagesdosis [mg]	Orale Tageshöchstdosis [mg]	Darreichungsform
Amisulprid	0,2	50–1200	1200	Tbl., Trpf.
Clozapin	1	12,5–450	900	Tbl., Inj.
Olanzapin	50	5–20	20	Tbl., Schmelztbl., Inj.
Quetiapin	1	150–750	900	Tbl.
Risperidon	50	2–6	8	Tbl., Depot, Schmelztbl., Trpf.
Ziprasidon	2,5	40–160	160	Tbl., Inj.
Zotepin	2	75–300	450	Drg.

Depotpräparate sind von einer Reihe typischer Neuroleptika sowie vom atypischen Neuroleptikum Risperidon zur intramuskulären Injektion in Intervallen zwischen ein und vier Wochen verfügbar. Sie werden in der Langzeitbehandlung bei denjenigen Patienten eingesetzt, bei denen eine (orale) Behandlung nicht gesichert, aber bekanntermaßen wirksam und u. U. zwingend ist, aber auch bei individueller Präferenz. Vorteile sind – außer einer gesicherten Compliance und vereinfachten Anwendung – ihre höhere Bioverfügbarkeit. Obgleich ihre rezidivprophylaktische Überlegenheit gegenüber oraler Behandlung nicht eindeutig belegt ist, besteht an ihrer überlegenen Wirksamkeit aufgrund naturalistischer Studien wenig Zweifel.

Neuroleptika in der Akutbehandlung schizophrener Erkrankungen

Bei der Wahl des Neuroleptikums sollte u. a. der psychopathologische Status, individuelle Vorerfahrung mit früheren neuroleptischen Therapien (Wirksamkeit und Verträglichkeit), der Krankheitsverlauf sowie individuelle Risiken hinsichtlich unerwünschter Arzneimittelwirkungen (Kontraindikationen bzw. Anwendungsbeschränkungen) beachtet werden. Durch die Einführung der atypischen Neuroleptika kam es in den letzten Jahren zu einer Veränderung der pharmakologischen Leitlinien für die Behandlung schizophrener Patienten (APA 1997; McEvoy et al. 1999). Während die Vorteile dieser Substanzen in der Behandlung der Negativsymptomatik, affektiver sowie kognitiver Störungen (Tollefson et al. 1997; Loo et al. 1997; Keefe et al. 1999; Dickerson et al. 1999) sowie die Vorteile in der Langzeitbehandlung inkl. Lebensqualität (Collona et al. 1999; Revicki et al. 1999) in verschiedenen Phase-III-Studien gezeigt werden konnten, besteht immer noch die Diskussion, ob atypische Neuroleptika für die Behandlung schizophrener Patienten mit akuter schwerer Positivsymptomatik genauso wirksam und vor allem genauso schnell wirksam sind wie konventionelle Neuroleptika. Trotz dieser kontinuierlichen Diskussion werden atypische Neuroleptika zunehmend häufiger als Mittel der ersten Wahl zur Akutbehandlung schizophrener Patienten eingesetzt. Da bei einem differenzierten Einsatz typischer und atypischer Neuroleptika in der Akutbehandlung jedoch u.a. auch unerwünschte Arzneimittelwirkungen berücksichtigt werden müssen, sollten die Defizite typischer und auch atypischer Neuroleptika bekannt sein. Aufgrund des günstigen Nebenwirkungsprofils bei gleicher antipsychotischer Wirksamkeit ist heute der primäre Einsatz von atypischen Neuroleptika in Betracht zu ziehen. Auch bei Ersterkrankten sollten – wenn irgend möglich – atypische Neuroleptika in Betracht gezogen werden.

Individuelle Reaktionsmuster und unerwünschte Arzneimittelwirkungen der Neuroleptika erfordern ein hinsichtlich Substanzwahl, Kombination, Begleitmedikation, Applikation und Dosierung differenziertes Vorgehen. Die Applikation erfolgt in der Regel oral, intramuskuläre oder intravenöse Applikation ist in Wirksamkeit und in Wirkungseintritt nicht überlegen aber ggf. angezeigt, wenn in der Akutphase gegen den Willen des Patienten auf entsprechender rechtlicher Basis intramuskulär oder intravenös behandelt werden muss oder langfristig eine Depotmedikation erfolgt. Zurzeit liegen für die atypischen Substanzen Clozapin und Ziprasidon intramuskuläre Applikationsformen vor. Die Dosierung ist grundsätzlich so niedrig wie möglich zu wählen. Hochdosierungen sind Standarddosierungen nicht überlegen. Die möglichst frühzeitige pharmakotherapeutische Akutbehandlung einer Erstmanifestation hat offensichtlich einen günstigen Einfluss auf die Langzeitprognose und wirkt wahrscheinlich Chronifizierungstendenzen entgegen (Bottlaender u. Möller 2003).

Grundlage einer jeden Behandlung mit Neuroleptika ist eine adäquate Indikationsstellung, eine adäquate Dosierung und ein ausreichend langer Behandlungszeitraum (Kane u. Marder 1993; Janicak et al. 1993). Während die sedierende Wirkung innerhalb von ca. 60 min eintritt, ist der antipsychotische Effekt erst nach einigen Tagen erkennbar, die Unwirksamkeit eines Neuroleptikums kann erst nach 4–6 Wochen beurteilt werden (Mc Evoy et al. 1999).

Stehen neben den psychotischen Inhalten Erregungszustände oder ausgeprägte psychomotorische Unruhe im Vordergrund der Beschwerden, können zusätzlich Benzodiazepine (z. B. Lorazepam) eingesetzt werden. Identisches ist für Patienten, bei denen die psychotische Angst nicht ausreichend durch Neuroleptika beherrscht werden kann, zu empfehlen – hier ist der Einsatz von Lorazepam besonders indiziert. Der Einsatz von niedrigpotenten Neuroleptika sollte aufgrund der gelegentlich ausgeprägten vegetativen unerwünschten Arzneimittelwirkungen differenziert gesehen werden. Die medikamentöse Behandlung der Schlafstörungen psychotischer Patienten sollte vorwiegend durch sedierende Neuroleptika oder durch eine zusätzliche Gabe von schlaffördernden Substanzen wie Zopiclon oder Zolpidem erfolgen.

Grundsätzlich ist eine Monotherapie mit einem Neuroleptikum zu empfehlen. Mit der Kombination verschiedener Psychopharmaka steigt das Risiko unerwünschter Arzneimittelwirkungen überproportional gegenüber den Zieleffekten.

Für einen differenzierten Einsatz typischer wie atypischer Neuroleptika in der Akutbehandlung schizophrener Patienten sind grundsätzlich drei Aspekte zu bedenken:
1. Die vorherrschende Symptomatik bzw. Krankheitsphase,
2. die Begleitsymptomatik, Komorbiditäten und das Vorliegen von Verhaltensauffälligkeiten wie Agitation, Fremd- oder Selbstgefährdung,
3. das Nebenwirkungsprofil der jeweiligen Substanz unter Berücksichtigung der individuellen Disposition.

Ob ersterkrankte schizophrene Patienten initial mit einem konventionellen oder atypischen Neuroleptikum behandelt werden sollten, hängt vor allem von dem Vorliegen von Verhaltensauffälligkeiten wie Erregung oder Aggressivität ab.

Ersterkrankte schizophrene Patienten ohne die o. g. Verhaltensauffälligkeiten sollten primär mit atypischen Neuroleptika behandelt werden (Naber et al. 1999). Welches atypische Neuroleptikum für die jeweiligen Patienten eingesetzt werden sollte, kann derzeit zwar nicht anhand differenzierter Wirksamkeit der verschiedenen Neuroleptika, aber in Abhängigkeit von der jeweiligen Symptomatik bzw. dem substanzspezifischen Nebenwirkungsprofil entschieden werden.

Neuroleptika in der Langzeitbehandlung schizophrener Erkrankungen

Die Wirksamkeit der Neuroleptika in der Langzeitbehandlung schizophrener Psychosen ist zweifelsfrei belegt (Davis et al. 1980). Wesentliches Behandlungsziel ist die Rückfallprophylaxe, die sich in ca. 70 % aller Patienten bei adäquat durchgeführter Behandlung erreichen lässt. So lässt sich die monatliche Spontanrezidivquote von 10 % (unter Plazebo) auf ca. 3 % (unter Neuroleptika) reduzieren (Davis 1985). Trotz Abnahme des spontanen Rückfallrisikos im Laufe der Zeit bleibt eine signifikante Plazeboverumdifferenz bestehen (Hogarty et al. 1974, 1976), was eine relativ breite Indikationsstellung zur neuroleptischen Langzeitbehandlung anhand bestimmter Kriterien begründet.

Die Langzeitprognose schizophrener Patienten ist durch die Einführung der neuroleptischen Langzeitbehandlung grundlegend verbessert, andererseits sind die Einsatzmöglichkeiten und der Erfolg einer Langzeitbehandlung durch verschiedene Faktoren eingeschränkt. So stellt das Auftreten von Spätdyskinesien in ca. 15 % der Fälle einer Langzeitbehandlung besondere Anforderungen an die Risiko-Nutzen-Abwägung. Darüber hinaus gelangen viele Patienten aufgrund unzureichender Compliance, die im ambulanten Bereich auf bis zu 50 % geschätzt wird (Johnson 1981), nicht in den entsprechenden Wirksamkeitsbereich einer Langzeitbehandlung. Trotz der rezidivprophylaktischen Wirksamkeit der Neuroleptika werden unter klinischen und ambulanten Routinebedingungen Rückfallquoten von 50 % schon im ersten Jahr nach Erkrankungsbeginn beobachtet (Gaebel u. Piezker 1985). Auch der weitere Verlauf ist von einem hohen Rezidivrisiko geprägt, da nach ca. fünf Jahren etwa 80 % der Patienten zum Teil mehrfach rehospitalisiert sind (Hogarty et al. 1991). Grundlegend muss in der neuroleptischen Langzeitbehandlung schizophrener Erkrankungen zwischen einer rezidivprophylaktischen und einer symptomsuppressiven Langzeitmedikation unterschieden werden. Während die prophylaktische Behandlung auf die Verhinderung von Rezidiven abzielt, werden mit der symptomsuppressiven Therapie chronisch psychotische Zustände behandelt bzw. gemildert. Im klinischen Alltag wird in der Regel ohne neuroleptikafreies Intervall von der Akut- zur Stabilisierungs- und dann zur Langzeitbehandlung übergegangen. Als Behandlungsverfahren neuroleptischer Rezidivprophylaxe existieren die kontinuierliche Langzeitmedikation in Standard- und Niedrigdosierung, die Depotbehandlung und die Intervallbehandlung mit neuroleptischer Frühintervention. Unsicherheiten bei der Indikation zur kontinuierlichen neuroleptischen Rezidivprophylaxe begründen sich auf fehlenden verlässlichen Prädiktoren zur Verlaufsvorhersage und unterschiedlichen Befunden zum Einfluss der Dauer der unbehandelten Psychose auf den Langzeitverlauf bzw. deren Neurotoxizität. Eine frühzeitige Indikationsstellung zur Behandlungsintervention und Langzeittherapie ergibt sich aus Befunden, die darauf hindeuten, dass die Therapieresponse mit längerer Dauer bis zum Behandlungsbeginn abnimmt (Crow et al. 1986; Wyatt 1991, Loebel et al. 1992, Bottlaender u. Möller 2003). Daraus lässt sich ableiten, dass die Behandlung mit zunehmender Erkrankungshäufigkeit und -dauer immer schwieriger und langwieriger wird. Zudem wurde die langfristige Schädlichkeit (sog. Neurotoxizität) wiederholter akuter Krankheitsepisoden im Verlauf und damit einhergehend eine Verschlechterung des neuroleptischen Therapieansprechens diskutiert (Lieberman 1993). Folgt man den Befunden, dass es mit zunehmender Dauer bis zur Behandlung und im Verlauf der Behandlung zu einer Verschlechterung des Therapieansprechens kommt, wäre eine frühzeitige neuroleptische Therapie von Erst- und Mehrfacherkrankten und eine konsequente Rezidivprophylaxe unabdingbar (Bottlaender u. Möller 2003). Möglicherweise wäre damit für viele Patienten die Voraussetzung einer stabilen Voll- oder Teilremission geschaffen, was einer Chronifizierung entgegenwirken würde.

Grundsätzlich kann jedes Neuroleptikum, das in der Akuttherapie wirksam ist, auch in der Langzeitbehandlung eingesetzt werden. In der Langzeittherapie erscheint die Auswahl des geeigneten Neuroleptikums jedoch noch wichtiger, da der Patient eine schnelle, möglichst vollständige und anhaltende Besserung der psychotischen Symptomatik ohne Einschränkung seiner Kognition und seiner Affekte erreichen sollte. Neuere atypische Neuroleptika erzeugen nach bisherigen Erkenntnissen weniger dysphorische oder depressiogene Wirkungen als klassische Neuroleptika. Hier ist auf eine vor kurzem veröffentlichte Studie von Philipp et al. (2002) hinzuweisen.

Die Autoren behandelten 153 chronisch schizophrene Patienten mit überwiegender Negativsymptomatik über einen Zeitraum von 6 Monaten doppelblind und randomisiert entweder mit 4–12 mg Flupentixol oder 2–6 g Risperidon täglich und kamen zu dem Ergebnis, dass Flupentixol (mittlere Dosierung 6,63 mg/Tag) dem Risperidon (mittlere Dosierung 3,65 mg/Tag) bezüglich seiner Wirksamkeit auf schizophrene Negativsymptomatik nach 8, 16 und 24 Wochen nicht unterlegen war (Abb. 2.1). Weder die Besserung des allgemein psychopathologischen Zustandes (Abb. 2.2) noch der Positivsymptomatik (Abb. 2.2) noch der depressiven Begleitsymptomatik (Abb. 2.3) ließ statistisch signifikante Unterschiede zwischen beiden Behandlungsgruppen feststellen. Die Autoren kamen somit zu dem Schluss, dass Flupentixol zu Recht als „partiell atypisches Neuroleptikum" bezeichnet werden könne.

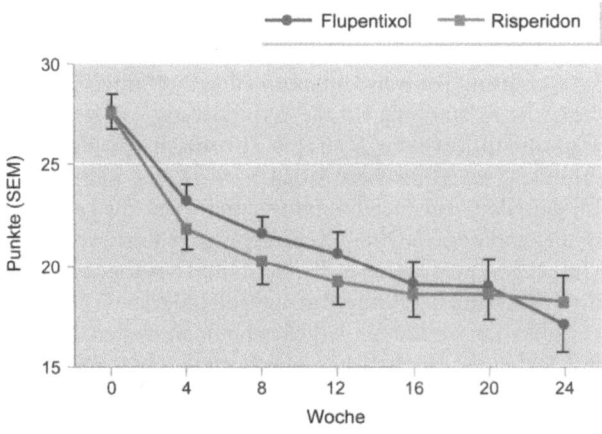

Abb. 2.1. Abnahme der mittleren Punktwerte der PANSS-Negativskala während der Behandlung mit Flupentixol oder Risperidon. Die Punkte geben die Mittelwerte (SEM) der Daten der zum jeweiligen Zeitpunkt in der VfE-Gruppe gewesenen Patienten an

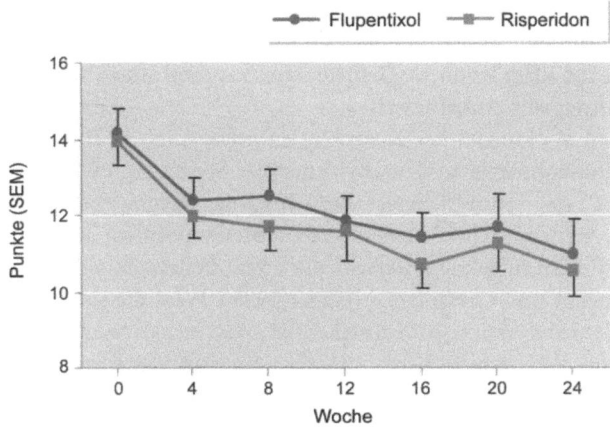

Abb. 2.2 a, b. Abnahme der mittleren Punktwerte der PANSS-Positiv- und Allgemeinskalen während einer Behandlung mit Flupentixol oder Risperidon. Die Punkte geben die Mittelwerte (SEM) der Daten der zum jeweiligen Zeitpunkt in der VfE-Gruppe gewesenen Patienten an

a Positivskala

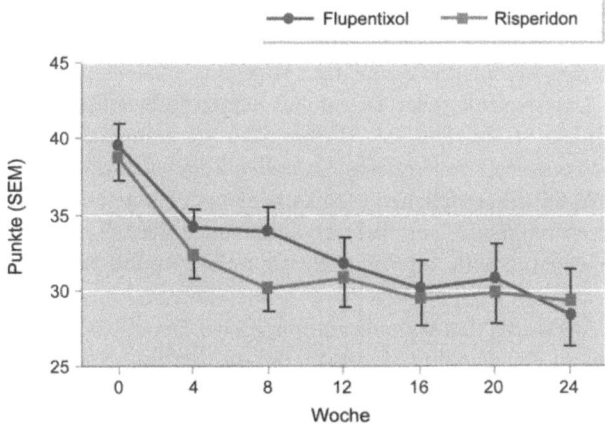

b Allgemeinpsychopathologieskala (*PANSS* Positive and Negative Syndrome Scale)

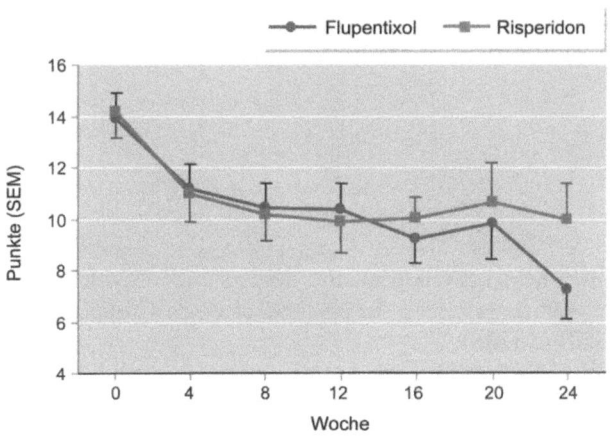

Abb. 2.3. Abnahme der mittleren Punktwerte der MADRS während der Behandlung mit Flupentixol oder Risperidon. Die Punkte geben die Mittelwerte (SEM) der Daten der zum jeweiligen Zeitpunkt in der VfE-Gruppe gewesenen Patienten an (*MADRS* Montgomery and Åsberg Depression Rating Scale)

Die Bedeutung kognitiver Funktionen für die Langzeittherapie und Prognose schizophrener Erkrankungen zeigt eine Untersuchung von Dickerson et al. (1999), in der neben negativen Symptomen vor allem kognitive Defizite signifikant mit einem schlechteren Outcome nach zwei Jahren verbunden waren.

Abgesehen von subjektiven Wirkungen der Neuroleptika müssen in der Langzeittherapie auch sexuelle Funktionsstörungen, Gewichtszunahme, Sedierung, extrapyramidal-motorische Symptome oder Spätdyskinesien berücksichtigt werden (Schmauß 1999). Diese unerwünschten Arzneimittelwirkungen treten substanzspezifisch in unterschiedlicher Häufigkeit auf, werden subjektiv unterschiedlich verarbeitet und beeinflussen nachhaltig die Lebensqualität und Compliance (Naber 1998). Wird die subjektive Befindlichkeit durch das Neuroleptikum so beeinträchtigt, dass negative Erlebnisqualitäten überwiegen, wird der Patient nicht bereit sein, die neuroleptische Medikation über längere Zeit einzunehmen. Hinsichtlich der für die Langzeittherapie zu wählenden Dosierung gilt grundsätzlich, dass die therapeutisch wirksame Dosis aus der Akutphase, sofern keine schwerwiegenden unerwünschten Arzneimittelwirkungen bestehen, zunächst über einen Zeitraum von ca. 6 Monaten weitergeführt werden sollte. In Abhängigkeit der Nebenwirkungen von der Dosis sollte dann eine möglichst niedrige Dosis angepeilt werden (Fleischhacker et al. 1995). Zur Langzeitbehandlung schizophrener Patienten stehen neben der oralen Medikation auch länger wirksame injizierbare Präparate zur Verfügung, die sog. Depotneuroleptika. Depotneuroleptikum bedeutet dabei, dass das Präparat nach i.m.-Injektion eine klinische Wirksamkeit von mindestens einer Woche, meist von 2–4 Wochen aufweist. Im Vergleich zur oralen Zubereitung liegen die Vorteile der Depotform im Wegfall einer täglichen Medikamenteneinnahme und in der leichteren Überprüfbarkeit der Compliance vor allem im ambulanten Bereich. Darüber hinaus gewährleisten Depotpräparate eine im Vergleich zur oralen Applikation konstantere Verfügbarkeit mit stabileren Plasmaspiegeln.

Damit wäre zu erwarten, dass durch den vermehrten Einsatz der Depotneuroleptika bessere Behandlungsresultate zu erzielen sind (Johnson 1976). Allerdings weisen die Ergebnisse kontrollierter Studien zum Vergleich zwischen einer oralen- und einer Depotneuroleptikabehandlung nicht immer eindeutig in diese Richtung (Rifkin et al. 1977; Hogarty et al. 1979; Schooler et al. 1980). Nachteile dieser Applikationsform sind das „Early-peak-Phänomen", die schwierige Dosiseinstellung mit Gefahr der Kumulation sowie die mangelhafte Korrigierbarkeit der Dosis. Nach verschiedenen Leitlinien entsprechender Fachgesellschaften sollten ersterkrankte schizophrene Patienten über einen Zeitraum von 1–2 Jahren und mehrfach Erkrankte über einen Zeitraum von mindestens 5 Jahren rezidivprophylaktisch behandelt werden.

Psychosoziale Therapien

Psychoedukation
In den letzten zwei Jahrzehnten haben psychoedukative Behandlungsmaßnahmen zunehmend Eingang in die Psychiatrie gefunden. In psychoedukativen Gruppen sollen folgende allgemeine Ziele erreicht werden:
- Umfassende Aufklärung über die Erkrankung,
- Förderung von Compliance,
- Angstreduktion,

- Veränderung der Lebensweise,
- Verbesserung der Copingfähigkeiten.

Der Begriff „Psychoedukation" wurde in der Schizophreniebehandlung von Anderson et al 1986 erstmalig verwendet für eine Familienintervention, in der einerseits Informationen über die Erkrankung und deren Behandlung didaktisch aufbereitet und andererseits auch therapeutische Faktoren wirksam werden.

Ziel der Psychoedukation ist es, Patienten ebenso wie Angehörigen dabei zu helfen, gleichberechtigt im Therapieprozess mitzuentscheiden und mitzuwirken (Bäuml et al. 1996; Hornung u. Buchkremer 1992). Dementsprechend erstreckt sich Psychoedukation auf verschiedene Themenbereiche wie Medikamentenmanagement, Krisenmanagement, Früherkennung oder soziale Problembewältigung. Inhaltlich ist allen psychoedukativen Verfahren die Information („teaching") als zentraler Bestandteil gemeinsam. Von professioneller Seite werden Wissensinhalte über alle Aspekte der schizophrenen Erkrankung und deren Behandlung vermittelt. Psychoedukative Programme stellen einen wichtigen Teil der stationären Schizophreniebehandlung und dienen primär der Rezidivprophylaxe der Erkrankung (Goldstein 1995, 1996; Hogarty et al. 1986, 1997).

Lernt ein Patient im Rahmen der Psychoedukation rechtzeitig Wirkungen und Nebenwirkungen der Neuroleptika einzuschätzen und auch die Folgen plötzlichen Absetzens zu bewerten (Bäuml 1994), ist die Basis einer Kooperation gerade nach der stationären Krisenintervention deutlich besser (Hogarty et al. 1974). Dies beginnt bei der rechtzeitigen Übergabe auch der Medikamenteneinnahme und Kontrolle während des stationären Aufenthalts in die Hände der Betroffenen. Die Teilziele des psychoedukativen Medikamententrainings sind in der folgenden Übersicht dargestellt.

Tabelle 2.5: Teilziele des psychoedukativen Medikamententrainings (aus Hornung u. Buchkremer 1992)

1. Ausreichendes Wissen über die schizophrene Erkrankung vermitteln
2. Den Kenntnisstand über die Neuroleptika allgemein und im Speziellen erweitern
3. Individuelle Früherkennungszeichen neuer Krankheitsmanifestationen erkennen helfen
4. Krisenbewältigung und adäquaten Umgang mit speziellen (z. B. medikamentös bedingten) Problemen verbessern
5. Die Angehörigen bzw. Bezugspersonen in das Krisenmanagement einbeziehen
6. Den Austausch zwischen Patient und jeweils behandelnder Instanz optimieren
7. Die Neuroleptikadosis in bestimmten Grenzen individuell anpassen

Auch die Früherkennung von Vorzeichen einer psychotischen Dekompensation und die Ausarbeitung von Krisenplänen helfen durch frühzeitige Intervention längere Krankenhausaufenthalte zu vermeiden und verbessern Verlauf und Prognose schizophrener Erkrankungen eindeutig. Die einzelnen psychoedukativen Therapieansätze unterscheiden sich hinsichtlich ihrer Anwendung im Detail deutlich, haben als gemeinsames Ziel primär jedoch die Verbesserung der Rückfallprophylaxe schizophrener Psychosen und als gemeinsamen Kernbestandteil die Vermittlung von Informationen über Erkrankung und Behandlungsmöglichkeiten (Bäuml et al. 2002).

Mittlerweile wurden psychoedukative Behandlungsmaßnahmen von einigen Forschergruppen (Atkinson et al. 1996; Buchkremer u. Fiedler 1987; Hornung et al. 1993; Merinder et al. 1999; Pitschel-Walz et al. 1993) in wissenschaftlichen Studien erprobt. Dabei zeigte sich eine allgemeine hohe Akzeptanz der psychoedukativen Interventionen.

Nach einer Übersichtsarbeit von Merinder (2000) über den Effekt von psychoedukativen Patienteninterventionen bei Schizophrenie liegen konsistente Ergebnisse hinsichtlich Wissenszuwachs und Compliance-Verbesserung vor. Die Patienten erreichten durch Psychoedukation in nahezu allen vorliegenden Studien einen Wissenszuwachs und die Compliance konnte verbessert werden. Der Einfluss von psychoedukativen Behandlungsmaßnahmen, die unifokal nur auf die Patienten ausgerichtet sind, auf andere Outcome-Maße, wie die stationäre Wiederaufnahmerate, ist noch nicht hinreichend geklärt.

Familien- und Angehörigenarbeit
Die Familien- und Angehörigenarbeit stellt einen wichtigen Pfeiler in allen Behandlungsphasen schizophrener Erkrankungen dar und kann beträchtlich zur Verbesserung der Prognose beitragen (Hell 1988; Klingenberg u. Buchkremer 1998). Sie hat Effekte auf allen Bereichen der Therapie und kann sowohl zu einer verbesserten Kooperation im Bereich der Neuroleptikatherapie beitragen als auch das Verständnis für die Situation des Betreffenden verbessern und kann helfen, die familiären Ressourcen für die Restabilisierung und Rückfallprophylaxe zu mobilisieren (De Jesus Mari u. Streiner 1994). Im Vergleich zwischen einzelnen Familientherapieansätzen und verschiedenen psychoedukativen Familienbetreuungsansätzen auf der Basis des Vulnerabilitäts-Stress-Modells (Zubin u. Spring 1977) lassen sich eine Reihe von Stärken aber auch Unterschiede dieser Interventionsrichtungen darstellen. Beide Ansätze betonen die Stärke und Ressourcen der Familie, versuchen durch den Behandlungsprozess diese zu mobilisieren und zielen darauf ab, die Kommunikation zwischen den Beteiligten zu verbessern, klar sichtbare Grenzen innerhalb der Familie zu etablieren und so eine gemeinsame Lösung zu unterstützen. Klingenberg u. Buchkremer (1998) betonen, dass im Vergleich zur Familienbetreuung in einer Angehörigengruppe die Entlastung durch den Austausch mit Gleichbetroffenen sehr intensiv erfolgen kann. Die psychoedukativen Anteile könnten in einer Gruppe ökonomisch und durch die Besprechung der Erfahrungen vieler gleichzeitig auch effektiver durchgeführt werden.

Auch wenn durch die Einbeziehung der Angehörigen kein direkter Einfluss auf die Erkrankungsbereitschaft der Patienten erzielt werden kann, so zeichnet sich doch ein relevanter Affekt auf die Stabilisierung des Krankheitsverlaufes ab. Lewandowski u. Buchkremer (1988) berichten von gleich häufigem Auftreten eines „subjektiven Rückfalls ohne therapeutische Konsequenzen" bei 65 % der ohne und 64 % der mit Angehörigengruppen versorgten Patienten. Eine stationäre Behandlung war im Zweijahreszeitraum bei letzteren Patienten jedoch um ein Drittel weniger häufig erforderlich, nämlich 21 % vs. 35 %. Ein ähnlicher Befund war bei einer Teilstichprobe der Münchner PIP-Studie im Vierjahresverlauf zu beobachten (Bäuml et al. 1998). Die Zahl der identifizierbaren Krisen pro Patient innerhalb von vier Jahren war in der Interventionsgruppe mit 7,3 ähnlich groß wie mit 7,0 in der Kontrollgruppe. Die Zahl der stationären Rehospitalisierungen zeigte jedoch deutliche Unterschiede und belief sich in der Kontrollgruppe auf 67 %, während sie in der Interventionsgruppe nur 45 % betrug. Diese Befunde decken sich mit den Ergebnissen zahlreicher ähnlicher Untersuchungen; durch die Einbeziehung der Angehörigen kann die Rückfallrate bei schizophrenen Patienten im Einjahreszeitraum um durchschnittlich 20 % reduziert werden, wie die Metaanalyse von 25 randomisierten internationalen Studien ergab (Pitschel-Walz et al. 2001).

Kognitive Trainingsprogramme

Behandlung kognitiver Dysfunktionen

Zur Behandlung der häufig vorhandenen kognitiven Defizite und Probleme bei Patienten mit einer schizophrenen Störung wurden vor ca. 15 Jahren spezifische Trainingsprogramme entwickelt (Kingdon et al. 1994), die mittlerweile auch im deutschsprachigen Raum intensive Anwendung finden. So wurde u. a. das integrierte psychologische Therapieprogramm für schizophrene Patienten (IPT) zur Verbesserung der kognitiven-, sozialen- und Problemlösefähigkeiten schizophrener Patienten praxisnah von der Berner Arbeitsgruppe um Brenner und Roder entwickelt (Roder et al. 1992; Brenner et al. 1994). Das IPT bietet die Möglichkeit, in einem abgestuften Training kognitive und soziale Defizite schizophrener Patienten zu bearbeiten. Die Ergebnisse von Wirksamkeitsuntersuchungen sind uneinheitlich, Probleme zeigen sich insbesondere beim Transfer von Trainingserfolgen auf Alltagssituationen sowie der langfristigen Modifikation. Das IPT ist ein hierarchisch aufgebautes Programm zur Verbesserung kognitiver Basisfähigkeiten. Es setzt sich aus folgenden Unterprogrammen zusammen:

- Kognitive Differenzierung,
- soziale Wahrnehmung,
- verbale Kommunikation,
- soziale Fertigkeiten,
- interpersonelles Problemlösen.

Evaluative Studien zur Wirksamkeit des gesamten Trainingsprogramms (Hodel et al. 1991; Theilemann u. Peter 1994) ergaben günstige Therapieeffekte des IPT-Gesamtprogramms. Insbesondere wurden Interventionseffekte in psychopathologischen und kognitiven Maßen erzielt. Aufgrund der zum Teil widersprüchlichen Studienergebnisse ist die Wirksamkeit des IPT hinsichtlich der Rückfallrate und der allgemeinen sozialen Fertigkeiten noch nicht eindeutig geklärt. Die von Brenner (1986) ursprünglich formulierte Hypothese, dass sich eine Verbesserung der kognitiven Funktionen direkt auf die Verhaltensebene auswirkt, konnte durch die Studienergebnisse nicht belegt werden. Verbesserungen der kognitiven Leistungsfähigkeit allein erbrachten keine Zunahme der sozial-interaktiven Funktionsfähigkeit. Die Studienergebnisse sprechen eher für ein Wechselwirkungsmodell, das von zwei Zirkularitäten ausgeht, die sich gegenseitig so verstärken, dass sich die kognitiven wie sozialen Defizite ständig vergrößern (Brenner et al. 1992). Ein gleichzeitiges Training kognitiver Funktionen, sozialer Fertigkeiten und Problemlösestrategien erscheint daher angezeigt. Ergänzend wurden in den letzten Jahren verschiedene computergestützte kognitive Übungsprogramme entwickelt, die über unmittelbare Lerneffekte auch eine Reihe von Erfolgserlebnissen und soziale Kompetenz unterstützen. So hat z. B. das am Zentralinstitut für Seelische Gesundheit entwickelte Programm Cogpack zum computergestützten kognitiven Training einige interessante Anwendungsbereiche erschließen können.

Das Cogpack (Olbrich 1996) ist eine modifizierte Form des Programmpakets Cognition (Marker 1989) und ist speziell für den Einsatz bei schizophrenen Patienten entwickelt worden. Es deckt eine Vielzahl unterschiedlicher Funktionen ab, wie arithmetische, logische und semantische Fähigkeiten, visomotorische Koordination sowie verbale und visuelle Gedächtnisleistungen. In einer kontrollierten Studie (Mussgay et al. 1991) zeigten sich bei den elementaren kognitiven Funktionen keine Trainingseffekte, jedoch ergaben sich Leistungssteigerungen in allen komplexen kognitiven Funktionen gegenüber der Kontrollgruppe.

Da die Akzeptanz des Programms bei den Patienten sehr hoch ist und sekundäre Effekte wie die Verbesserung des subjektiven Befindens, Selbstwertsteigerung und Übung mit Umgang mit Computern erreicht werden können, erscheint das computergestützte kognitive Training als sinnvoller Bestandteil einer integrativen Schizophrenietherapie (Bäuml et al. 2002).

Training sozialer Fertigkeiten

Therapieprogramme zur Verbesserung der sozialen Fertigkeiten stellen insgesamt ein wichtiges Element in der psychiatrischen Rehabilitation dar (Brenner et al. 1997; Brenner u. Pfammatter 1998). Der Aufbau von Bewältigungsstrategien und Fertigkeiten bei Patienten basiert auf der empirisch gestützten Annahme, dass Stress und Verletzlichkeit sowie das dadurch erhöhte Rückfallrisiko und soziales Versagen durch angemessene Copingstrategien und soziale Kompetenz vermindert werden können (Vaccaro u. Roberts 1992; Wallace u. Liberman 1995). Soziale Fertigkeiten sind für die Bewältigung des Alltags und eine unabhängige Lebensführung erforderlich.

Es liegen derzeit mehrere umfangreiche kontrollierte Studien zum Training sozialer Kompetenz vor (Liberman et al. 1986; Hogarty et al. 1986, 1991, 1995). Metaanalysen zur Effizienz der Trainingsprogramme sozialer Kompetenz (Bellack u. Mueser 1993; Halford u. Hayes 1991; Schaub u. Brenner 1996) kommen nach Bewertung einer Vielzahl von Untersuchungen zum Ergebnis, dass schizophrene Patienten eine große Zahl verschiedener sozialer Fertigkeiten erlernen können. Es gibt Hinweise auf den Transfer der erlernten sozialen Fertigkeiten in den Alltagsbereich, jedoch ist das Ausmaß der Verallgemeinerung begrenzt, je nach Komplexität der kognitiven Fertigkeiten und dem Ausmaß der kognitiven Defizite des Patienten. Um günstige Effekte zu erzielen, sollte die Therapie bei chronischen Patienten längerfristig durchgeführt werden. Es zeigt sich eine deutliche Verbesserung der sozialen Kompetenz, wenn spezifische Methoden zur Messung sozialer Fertigkeiten eingesetzt werden. Die derzeit verfügbaren Trainingsprogramme zur sozialen Kompetenz können unter besonderer Berücksichtigung der jeweiligen kognitiven Defizite der schizophrenen Patienten auch bei diesen durchgeführt werden (Pfingsten u. Hinsch 1991).

Ergo- und Arbeitstherapie

Die Ergotherapie wird vorwiegend als Basisprogramm im stationären oder teilstationären Bereich eingesetzt, bekommt zunehmend aber auch im ambulanten Bereich Bedeutung. Spezielle Vorbedingungen bezüglich der Leistungsfähigkeit des Patienten bestehen nicht, sie kann somit bereits während der Akutphase psychischer Erkrankungen eingesetzt werden (Deister 1993). Ohne wesentlichen Leistungs- und Belastungsdruck soll die Beschäftigungstherapie kognitive Fähigkeiten üben, die Kommunikationsfähigkeit verbessern, den Antrieb fördern, das Selbstvertrauen stärken sowie Ausdauer und Durchhaltevermögen trainieren.

Ergotherapeutische Behandlung im Rahmen der Behandlung und Rehabilitation setzt eine genaue Handlungs- und Funktionsanalyse sowie Befunderhebung, die während des gesamten Prozesses laufend fortgeführt und angemessen dokumentiert wird, voraus. Neben der Verhaltensbeobachtung ist eine Analyse der instrumentell, kognitiven, sensomotorischen und sozialen Fähigkeiten und Fertigkeiten des Patienten im Rahmen einer prozessorientierten Diagnostik erforderlich. Wichtig sind auch Informationen zur Schul- und Berufsanamnese.

Mit speziellen ergotherapeutischen Programmen können bestimmte psychopathologische Konstellationen, wie z. B. eine schizophrene Minussymptomatik gezielt angegangen werden (Linden et al. 1989). Die Ergotherapie stellt darüber hinaus einen wesentlichen Bestandteil bei der Entwicklung und Erhaltung einer eigenständigen Lebens- und Haushaltsführung dar.

Die Arbeitstherapie fokussiert auf Produktionsabläufe mit geregelten Arbeitszeiten und möglichst auch entsprechender Entlohnung. Die Therapieziele bestehen in einer Förderung von Durchhaltevermögen, Sorgfalt, Pünktlichkeit, Umstellungsfähigkeit und Ausdauer. Arbeitstherapie stellt einen wichtigen Baustein eines strukturierten Tagesablaufs dar. Bei schizophrenen Patienten konnte gezeigt werden, dass eine klar strukturierte, dem normalen Arbeitsleben angepasste, eventuell industriell gestaltete und entlohnte Arbeitstherapie hierbei langfristig die besten Erfolge (Häfner 1986; Möller 1983) bietet. Als spezielle Arbeitstherapie in Form einer gezielten Förderung beruflicher Fähigkeiten in definierten Arbeitsfeldern ist das Arbeitstraining zu nennen, die Belastungserprobung dient insbesondere der Überprüfung der erreichten Arbeitsfähigkeit und der Belastbarkeit.

Wichtige Schritte einer arbeitstherapeutischen Behandlung sind (Weig 2002):
- Erheben der Berufs- und Arbeitsanamnese,
- Erstellen eines Fähigkeitsprofils/Leistungsprofils,
- Erstellen eines Anforderungsprofils,
- Reflexion der Arbeitsfähigkeiten mit dem Eigenbeurteilungsbogen,
- gezieltes Training hinsichtlich festgestellter relevanter Defizite,
- Belastungserprobung.

Der Prozess sollte in konkrete Schritte der beruflichen Integration münden.

Zu den Ergebnissen des Einsatzes von Ergo- und Arbeitstherapie im Bereich der Behandlung und Rehabilitation schizophren Erkrankter liegen wenig empirisch gestützte Erkenntnisse vor. Kontrollierte Untersuchungen sind selten und wurden überwiegend im angloamerikanischen Raum durchgeführt. Es lassen sich jedoch zusammenfassend drei empirisch gesicherte Effekte ergo- und arbeitstherapeutischer Maßnahmen bei schizophren erkrankten Patienten beschreiben (Weig 2002):
- Arbeitstherapie trägt zu einer Steigerung der beruflichen Arbeits- und Leistungsfähigkeit bei und verbessert damit die Chancen einer beruflichen (Re-)Integration.
- Arbeitstherapie trägt zu einer Reduktion psychiatrischer Rehospitalisierungen bei.
- Arbeitstherapie trägt zu einer Reduktion, zumindest aber zu einer Stabilisierung der psychiatrischen Symptomatik bei.

Optimierungsstrategien – „Unmet Needs"

Obwohl in der Behandlung der Schizophrenie in den letzten 25 Jahren durch die Weiterentwicklung der psychiatrischen Versorgung (DGPPN 1997), die Einführung atypischer Neuroleptika, die Entwicklung verschiedener psychosozialer Therapiemaßnahmen sowie die Integration der verschiedenen therapeutischen Ansätze bedeutende Fortschritte erzielt wurden, ist das Ziel einer optimalen Versorgung und Behandlung schizophren Erkrankter bei weitem noch nicht erreicht. Im Folgenden werden deshalb einige ausgewählte Aspekte in der Behandlung schizophren Erkrankter dargestellt, bei denen Optimierungsbedarf besteht bzw. Problemlösungen erarbeitet werden sollten.

Maßnahmen gegen Stigma und Diskriminierung schizophren erkrankter Menschen

Der Begriff „Stigma" wird heute vorwiegend in der Sozialpsychologie verwendet. Aus dieser Sicht sind Personen, die an einer sozial wahrnehmbaren psychischen Erkrankung leiden, mit einem sozialen Stigma belastet. Hier ist vor allem die mit Denkstörungen, Wahn, Sinnestäuschungen und Verhaltensauffälligkeiten einhergehende Schizophrenie zu nennen. Sozialpsychologisch betrachtet, führt Stigma zu einer niedrigen Position auf der Prestigeskala in der Gesellschaft. Prestige, das eine Person in den Augen ihrer Mitmenschen genießt, ist eine bedeutende Quelle von Wertschätzung. Wer aufgrund von Stigmatisierung über ein niedriges Prestige verfügt, muss also nicht nur mit weniger Anerkennung und Unterstützung seiner Mitmenschen rechnen – Menschen mit geringerem Prestige fühlen sich in der Regel unsicher, unterlegen und schwach und glauben, keinerlei Ansprüche an ihre Umgebung stellen zu dürfen.

Dem Stigma als psychologischem Phänomen folgt unweigerlich ein konkreter sozialer Prozess – die Diskriminierung der mit einem Stigma belegten Menschen im täglichen Leben, in der Partnerschaft, im Beruf, bei Behörden etc.

Stigmatisierung hat für die an Schizophrenie leidenden Menschen weitreichende Folgen. Sie ist oft verantwortlich für eine viel zu spät beginnende Behandlung und hat einen negativen Einfluss auf den Verlauf der Erkrankung, da Stigmatisierung und der damit einhergehende Prestigeverlust das ohnehin aus den Fugen geratene Selbstbild schizophren Erkrankter noch zusätzlich erschüttern. Das Stigma, das sich mit der Krankheit Schizophrenie verbindet, bewirkt häufig soziale Distanz und Diskriminierung der Erkrankten bei der Partner-, Wohnungs- und Arbeitssuche. Insbesondere der Rückzug von Freunden und Bekannten löst mitunter einen folgenreichen Prozess aus. Denn einhergehend mit dem Gefühl sozialer Isolation verliert der Kranke wichtige Ressourcen für die soziale und berufliche Integration. Außerdem hat der Verlust der wichtigsten sozialen Kontakte ungünstige Auswirkungen auf sein Selbstbewusstsein und seine Motivation. Schließlich richten sich Stigmatisierung und die damit einhergehende Diskriminierung nicht nur gegen die von der Krankheit direkt Betroffenen, sondern auch gegen ihre Familien, Betreuer und die Mitarbeiter psychiatrischer Einrichtungen. Umfragen haben gezeigt, dass alle drei Gruppen besonders unter dem in der Öffentlichkeit herrschenden Bild psychisch Kranker als gefährlich und Psychiatrischer Kliniken als „Verwahranstalten" leiden (Angermeyer u. Schulze 1998). Befragungen von Familien schizophren Erkrankter ergaben außerdem, dass sich viele der betroffenen Angehörigen wegen erlebter Stigmatisierung aus sozialen Beziehungen und Aktivitäten zurückziehen. Auf diese Weise kann es zu einem unglücklichen Prozess sozialer Vereinsamung von Angehörigen in der Gesellschaft und von Kranken in ihren Familien kommen. Wenn der stigmatisierte Kranke von seinen Angehörigen als Ursache für die soziale Isolation erlebt wird, sind für den Kranken Nähe und Unbefangenheit selbst in der eigenen Familie bedroht.

Unter der Leitung von W. Gaebel aus Düsseldorf wurde in den letzten Jahren ein Programm zur Aufklärung der Öffentlichkeit mit dem Ziel, Stigmatisierung und Diskriminierung von schizophren erkrankten Menschen und ihren Angehörigen entgegenzuwirken, etabliert. Die bundesweiten Maßnahmen basieren auf einem weltweiten Programm zur Reduktion von Stigma und Diskriminierung, das vom Weltverband für Psychiatrie in Kooperation mit internationalen Experten entwickelt wurde. Ziel des Antistigmaprogramms ist es, bestehende Vorurteile abzubauen und das Verhalten der

Öffentlichkeit gegenüber schizophren Erkrankten sowie von Personengruppen, die durch ihren Beruf in Kontakt mit Erkrankten kommen, durch gezielte Intervention positiv zu beeinflussen. Strategien des Programms sind
- die Aufklärung der Öffentlichkeit durch lokale Veranstaltungen sowie regionale und überregionale Medienarbeit,
- die Information von Sozialleistungsträgern, Arbeitgebern und anderen Einrichtungen, die für die Rehabilitation der Erkrankten bedeutsam sind,
- die aktive Einflussnahme auf Einstellungen und Verhalten definierter Zielgruppen in Form von Begegnungen, Vorträgen und Workshops, etwa mit Journalisten, Polizisten, Schülern, Lehrern und in der Psychiatrie tätigen Berufsgruppen.

Effekte dieses Antistigmaprogramms auf ausgewählte Patientengruppen sollen erfasst und überprüft werden. In Kooperation mit Projekten des Forschungsverbundes „Kompetenznetz Schizophrenie" wird vor und nach den Interventionen der Einfluss der Maßnahmen auf Krankheitsverlauf und Ausgang der Erkrankung mit Messungen zur Lebensqualität, Rückfallrate, sozialen Integration, zum Stigmaerleben und zur Patientenzufriedenheit erfasst.

Moderne Versorgungsstrukturen

Der Leitgedanke einer umfassenden, modernen psychiatrischen Versorgung ist es, „... einen seelisch behinderten Menschen über die Akutbehandlung hinaus durch umfassende Maßnahmen auf medizinischem, schulischem, beruflichem und allgemein sozialem Gebiet in die Lage zu versetzen, eine Lebensform und Stellung, die ihm entspricht und seiner würdig ist, im Alltag, in der Gemeinschaft und im Beruf zu finden bzw. wiederzuerlangen" (Bundesarbeitsgemeinschaft für Rehabilitation 1984). Vor diesem Hintergrund erscheint eine Definition der häufig gebrauchten Schlagworte der gemeindenahen und bedarfsgerechten Versorgung notwendig. Eine gemeindenahe Versorgungsstruktur zielt auf die Integration der Erkrankten in die normale Lebenswelt der Gesellschaft hin. Hat man das Ziel, einem chronisch psychisch Kranken ein integriertes Leben zu ermöglichen, muss man den Betroffenen auch die Rahmenbedingungen ermöglichen, die notwendigen und erforderlichen Angebote zu nutzen. Die Bedeutung der Einflussfaktoren auf die Gestaltung einer solchen bedarfsgerechten Versorgung hat die Versorgungsforschung seit langem beschäftigt. Schlechte Lebensverhältnisse, Erwerbslosigkeit wie auch soziale Isolierung sind eindeutige Einflussfaktoren, die das natürliche Hilfesystem schwächen und auf die Notwendigkeit verstärkter professioneller Unterstützung hinweisen. Zureichende soziale Unterstützung macht auch den Kern der Lebensqualität der Betroffenen aus (Rössler u. Salize 1995). In den letzten Jahren wurden die Enthospitalisierungen, die Ausdifferenzierung der institutionellen Versorgungsangebote sowie der Aufbau gemeindenaher psychiatrischer Versorgungsstrukturen vorangetrieben. Hinter einer Ausdifferenzierung der institutionellen Versorgungsangebote steht die gesundheitspolitische Vorstellung, dass in einem solchermaßen breit aufgefächerten Versorgungssystem den Versorgungsbedürfnissen der einzelnen Patienten individueller und flexibler begegnet werden könne. In der Realität der Versorgung ist aber die Fragmentierung der Versorgungsangebote auch mit einem hohen Risiko von Fehl-,

Unter- oder Überbetreuung verbunden. Die Frage der Koordinierung der Angebote und der Kooperation der beteiligten Institutionen stellt deshalb seit Beginn der Psychiatrieenquete ein grundsätzliches Problem dar. Dieses Problem führte in den englischsprachigen Ländern zu der Entwicklung eines zusätzlichen Betreuungsangebots, dem sog. Case-Management. Dem meist paraprofessionellen Case-Manager kommt die Aufgabe zu, den Patienten seinen Bedürfnissen entsprechend durch das Versorgungssystem zu begleiten (Bachrach 1992). Die Ergebnisse einer solchen Tätigkeit sind jedoch eher enttäuschend (Rössler et al 1992) und führten zu verschiedenen Weiterentwicklungen von Case-Management, insbesondere dem sog. „clinical case management". Hier steht die therapeutische Beziehung zwischen Betreuer und Betroffenem ganz im Vordergrund, wobei der zuständigen Bezugsperson nach wie vor die Koordinierung der Therapieangebote obliegt.

Umsetzen eines Gesamtbehandlungsplans

Die in oben (S. z) dargestellten aktuellen Behandlungsmöglichkeiten schizophrener Erkrankungen sind sinnvoll nur in einem System koordinierter und kooperierender Versorgungsstrukturen einzusetzen. Dazu gehört auch die Kooperation mit den Angehörigen des Patienten. Die verschiedenen Therapiemethoden können nicht mehr von einer Person beherrscht und angewandt werden. Ein multidisziplinäres Team muss kooperativ zusammenarbeiten, es bedarf der Abfassung und Koordination eines Gesamtbehandlungsplans.

Die vielfachen, nur multiprofessionell, d. h. unter Einbeziehung von Psychologen, Pflegepersonal, Ergotherapeuten, Sozialpädagogen, Bewegungstherapeuten zu leistenden Ansätze in der Therapie Schizophrener werden sich für den einzelnen Patienten nur dann als sinnvoll und erfolgversprechend erweisen, wenn sie gebündelt unter der Koordination eines Arztes eingesetzt werden, der die Besonderheiten dieser komplexen Erkrankung gut kennt und mit ihnen umzugehen weiß. Allgemein kommen in der Psychiatrie im Rahmen der multiprofessionellen therapeutischen Arbeit eine Reihe von Therapieverfahren zum Einsatz, die zwar als Therapieelemente nicht zuletzt die „Kultur" einer Klinik mitbestimmen, aber im Einzelfall in ihrer therapeutischen Wirksamkeit in der Kombination mit anderen Therapiemethoden nicht gesichert sind. Die zunehmende Komplexität diagnostischer und therapeutischer Leistungen im Klinikalltag ist in Tabelle 2.6 eindrücklich veranschaulicht.

Insbesondere aus dem komplexen Bedingungsgefüge der therapeutischen Leistungen können Probleme bei der Umsetzung des Gesamtbehandlungsplans, also der Teamintegration unter therapeutischen Gesichtspunkten entstehen.

Hierbei ergeben sich nach Eickelmann 2003 u. a. folgende Fragen:
- Wie sind die Anteile der ärztlichen und psychologischen Therapeuten, der Pflegepersonen, der Sozialarbeiter und der Ergotherapeuten im Einzelfall?
- Wie lassen sich alle am Patienten erbrachten Leistungen ausreichend dokumentieren?
- Wie wird der Gesamtbehandlungsplan fortgeschrieben?
- Kommt es nicht angesichts der ständigen Präsenz vieler Berufsgruppen zu einer generellen Überdimensionierung der Therapie?
- Welche Therapiebausteine sind wirklich im Einzelfall erforderlich?

Tabelle 2.6. Komplexleistung der stationären Behandlung bei schizophrenen Patienten, die durch zahlreiche Berufsgruppen innerhalb eines Gesamtbehandlungsplans erbracht wird. (Aus Eickelmann 2003)

Psychodiagnostik	Psychopathologie, Testpsychologie, andere; Analyse der lebenspraktischen Kompetenzen und Rollenwahrnehmung
Somatische Diagnostik	Körperliche Untersuchung, Funktionsuntersuchungen; Neurophysiologische, neurochemische Analysen, Neuroimaging
Therapie	Psychotherapie, -edukation, Psychagogik, Soziotherapien, biologische Therapien, Pflege, Physiotherapie
Strategische Orientierung	*Individueller Ansatz*: Behandlung und Rehabilitation zielen auf individuelle Genesung oder Besserung sozialer Kompetenzen ab
	Ökologischer Ansatz: Behandlung und Rehabilitation beziehen Personen aus dem Lebensumfeld mit ein: z. B. Angehörigenarbeit, Kontakt mit Arbeitgebern etc.
	Multifokaler Ansatz: Kombination der oben Genannten

Nachdem wir bisher bezogen auf den einzelnen Patienten noch zu wenig über die Behandlungseffizienz und den Synergismus einzelner therapeutischer Leistungen wissen, ist ein Überangebot unterschiedlicher Therapiebausteine nicht völlig auszuschließen.

Qualitätssicherung

Prinzipiell sind alle Aspekte therapeutischen Handelns von der Diagnostik bis zur Indikationsstellung und Durchführung therapeutischer, rehabilitativer und präventiver Maßnahmen unter Berücksichtigung ihrer versorgungspolitischen und regional spezifischen institutionellen Rahmenbedingungen Aufgaben der Qualitätssicherung in der Psychiatrie (Gaebel 1995a,b,c, 1997). Auch hier hat sich die Verwendung der instrumentellen Kategorien Struktur, Prozess- und Ergebnisqualität bewährt. Aufgrund der ausgeprägten Abhängigkeit der Symptomatik und des Verlaufs psychischer Erkrankungen von biologischen und psychosozialen Randbedingungen ist eine lineare Beziehung zwischen Struktur-, Prozess- und Ergebnisqualität des Behandlungsprozesses kaum zu erwarten (Gaebel 1995; Haug u. Stieglitz 1995). Selbst eine nach heutigen Standards optimale Behandlungsqualität findet somit ihre Grenze an der Vielfalt unkontrollierbarer Einflüsse auf den Verlauf der Erkrankung. Die Thematik „Qualitätssicherung in der Psychiatrie" wurde in den letzten Jahren verstärkt aufgegriffen. Im Zuge ihres Engagements zur Schaffung einer fachlich fundierten Qualitätssicherung in der stationären Psychiatrie und Psychotherapie hat die DGPPN der Basisdokumentation von Anfang an eine hohe Priorität zuerkannt (Gaebel u. Wolpert 1994; Gaebel 1995a,b,c) und eine Arbeitsgruppe gegründet, die den seit 1982 gültigen BADO-Minimalkatalog (Dilling et al. 1982) für Zwecke der Qualitätssicherung weiterentwickelt hat. Die neue psychiatrische Basisdokumentation (Cording 1995, 1997) wird von der Fachgesellschaft allen stationären und teilstationären psychiatrischen Einrichtungen in Deutschland zur Einführung empfohlen. Die Bundesarbeitsgemeinschaft der Träger Psychiatrischer Krankenhäuser hat ihrerseits den Krankenhäusern ebenfalls empfohlen, die neue BADO einzuführen.

Die folgende Übersicht gibt einen Überblick über die wichtigsten Qualitätsaspekte der stationären psychiatrischen Versorgung, zu denen die BADO Informationen liefern kann.

Tabelle 2.7: Qualitätsscreening mit der BADO (aus Cording 1997)

- Versorgungsfunktion für Einzugsgebiet
- Überregionale Versorgungsleistungen
- Diagnostische und therapeutische Prozesse
- Behandlungsergebnisse
- Problemgruppenidentifikation

Jeweils als Routine-Monitoring oder für Tracer-Diagnosen oder spezielle Stichprobenanalysen

Mit der BADO lassen sich problemlos die Versorgungsfunktionen für das Einzugsgebiet, überregionale Versorgungsleistungen, diagnostische und therapeutische Prozesse, Behandlungsergebnisse und Problemgruppenidentifikation als Routine-Monitoring von behandelten schizophrenen Patienten untersuchen und eventuell mit zusätzlichen Erhebungsinstrumenten besonders intensiv analysieren.

Therapeutische Interventionen sollten heute in Übereinstimmung mit empirisch begründeten therapeutischen Leitlinien zur Anwendung kommen. Voraussetzung dafür ist eine gewisse Standardisierung und deren Vermittlung in Fort- und Weiterbildung. Auf Expertenkonsens beruhende Leitlinien zur Schizophreniebehandlung liegen vor (Kissling 1991; Frances et al. 1996; APA 1997; DGPPN 1998), evidenzbasierte Leitlinien (S3) befinden sich in der Bundesrepublik Deutschland in Vorbereitung (DGPPN).

Neben der Entwicklung von Behandlungsleitlinien (Gaebel u. Falkai 1996; DGPPN 1998) wurden auch einige Projekte zur stationären Qualitätssicherung durchgeführt. Da schizophren Kranke nach wie vor eine der wichtigsten Gruppen der stationären Aufnahmen in psychiatrischen Krankenhäusern darstellen, wurde ein Projekt zur externen Qualitätssicherung mit Hilfe der Tracer-Diagnose Schizophrenie durchgeführt. Die Vielzahl der Variablen, die im Rahmen dieses Projekts zur Qualitätsbeurteilung der stationären psychiatrischen Behandlung schizophrener Patienten als sinnvoll und notwendig erachtet werden, sind in einem Erhebungsinstrument zusammengefasst, das unter Federführung der DGPPN unter ihrem damaligen Präsidenten W. Gaebel aus Düsseldorf entwickelt wurde. Diese Variablen sind in Tabelle 2.5 dargestellt und veranschaulichen deutlich die vielfältigen Interaktionsmöglichkeiten der Strukturvariablen Institutions- und Patientencharakteristika mit den auch in diesem Beitrag dargestellten Prozessvariablen wie Diagnostik, Somatotherapie, Psychotherapie und anderen Therapien wie soziales Kompetenztraining, Arbeits- und Bewegungstherapie u. a. (Janssen et al. 1998).

Tabelle 2.8. Variablengruppen eines Erhebungsinstruments zur Qualitätssicherung der stationär psychiatrischen Behandlung schizophren Erkrankter. (Aus Janssen et al. 1998)

Strukturvariablen		Prozessvariablen	Ergebnisvariablen
Institutionen-merkmale	Patienten-charakteristika		
Einzugsgebiet	Alter	Einweisungsdiagnose	Besondere Vorkommnisse
Krankenhaustyp	Geschlecht	Aufnahmediagnose	Patienten-zufriedenheit
Regionale Versorgungsstruktur	Schulbildung	Verlaufstyp	
Krankenhaus-/Abtlg.-Größe	Berufliche Situation	Aufnahmegrund	Soziale Situation bei Entlassung
Stationsbezeichnung (offen/geschlossen)	Wohnsituation, Unterhalt	Unterbringungs-modus, Diagnostik	Weiterbehandlung
Spezialstation	Vorbehandlung	Verlaufsprognose (Strauss-Carpenter)	Psychopathologie bei Entlassung (BPRS)
Psych-PV-Struktur	Krankheitsdauer	Therapie: Somato-therapie	Krankheitsschwere-grad (CGI)
	Ersterkrankung/ stat. Voraufenthalte	Psychotherapie, Einzelgespräche	Soziale Funktion bei Entlassung (GAF)
	Psychopathologie bei Aufnahme (BPRS)	Sozialarbeiterische Beratung, andere Therapien (Ergo-, Bewegungstherapie etc.)	
	Soziale Funktion bei Aufnahme (GAF)		
	Krankheitsschwere-grad (CGI)	Entlassungsvorbereitung	

Arzneimittelsicherheit

Der Einsatz der Psychopharmaka war von Beginn an mit der Beobachtung und Beschreibung unerwünschter Wirkungen assoziiert. So beschrieben Delay u. Deniker (1952) und Kuhn (1957) in ihren bahnbrechenden Arbeiten zur Wirksamkeit von Neuroleptika bzw. Antidepressiva auch bereits die wichtigsten unerwünschten Arzneimittelwirkungen dieser Substanzgruppen. Die Thematik der unerwünschten Wirkungen fand in der Psychopharmakologie in der Folgezeit in zahlreichen Fallbeschreibungen, Übersichten und auch Untersuchungen zu einzelnen Themen ihren Eingang, systematische Arzneimittelüberwachungssysteme vom Typ der Drug-surveillance-Studien in Internistischen Kliniken wurden jedoch in der Psychiatrie nur in ganz begrenztem Umfang durchgeführt, so in Kanada von Ananth et al. (1971) und in den USA von Shader (1975).

Nachdem die Zurücknahme des Neuroleptikums Clozapin vom Markt wegen lokal begrenzter Häufung von Agranulozytosen in Finnland und in der Schweiz (Idänpään-Heikkila 1977; Jungi et al. 1977) die Notwendigkeit exakter Untersuchungen zur Risikoerfassung auch für den Bereich der Psychopharmaka deutlich vor Augen geführt hatte, beschloss in dieser Situation die Arbeitsgemeinschaft für Neuropsychopharmakologie und Pharmakopsychiatrie (AGNP) 1978 ein System zur Erfassung unerwünschter Wirkungen von Psychopharmaka bei psychiatrischen Patienten zu etablieren. Die Arzneimittelüberwachung der Psychiatrie (AMÜP) wurde 1979 zunächst als ein vom Bundesgesundheitsministerium gefördertes Projekt unter Leitung der Psychiatrischen Klinik der Universität München ins Leben gerufen (Rüther et al. 1980). Nach Abschluss der Projektphase wurde Anfang der 90er Jahre deutschlandweit von den Psychiatrischen Kliniken der Universitäten München und Göttingen daraus das System Arzneimittelsicherheit in der Psychiatrie (AMSP) weiterentwickelt. Parallel dazu wurde in Bayern die Arzneimittelüberwachung in der Psychiatrie als Verbund der Bayerischen Bezirkskrankenhäuser (Fachkliniken für Psychiatrie und Psychotherapie) weitergeführt. Die Arzneimittelsicherheit in der Psychiatrie beschäftigt sich mit folgenden Aufgaben (Grohmann et al. 1994):

- Erfassung von schwerwiegenden unerwünschten Arzneimittelwirkungen und Arzneimittelinteraktionen,
- Nutzen-/Risikobewertung neuer Wirkstoffe und Handelspräparate unter den Gesichtspunkten der Anwendung in der Praxis,
- Erfassung weiterer Arzneimittelrisiken wie Entwicklung von Abhängigkeit und Sucht oder Begünstigung von Suizidversuchen,
- Bekanntmachung, Prävention und Früherkennung von Arzneimittelrisiken und Arzneimittelinteraktionen.

Darüber hinaus wird jährlich an den beteiligten Kliniken an zwei bestimmten Stichtagen für jeden Patienten die Diagnose, das Geschlecht, Geburtsjahr und Art und Dosis der eingesetzten Medikamente bzw. Wirkstoffe dokumentiert. Aus diesen Stichtagserhebungen soll eine Basis für die Ermittlung der Häufigkeit des Auftretens unerwünschter Arzneimittelwirkungen abgeleitet werden. Die Stichtagserhebung soll also die in einem Spontanerfassungssystem nicht zu ermittelnde 100%-Basis für die Anwendung eines bestimmten Wirkstoffes in den angeschlossenen Krankenhäusern darstellen (Haen et al. 1999).

Im Rahmen der Arzneimittelsicherheit sind unter Verordnung von Neuroleptika Routineuntersuchungen empfehlenswert. Eine Übersicht der empfohlenen Kontrollen gibt Tabelle 2.9.

Wegen des möglichen Auftretens von Blutbildveränderungen unter trizyklischen, konventionellen und atypischen Neuroleptika sind routinemäßige Untersuchungen des Blutbildes zur Verhütung der klinischen Manifestation einer Agranulozytose notwendig. Die Nieren- und Leberfunktionen sowie die Kreislaufsituation (orthostatische Dysregulation) ggf. mit EKG-Ableitung muss regelmäßig untersucht werden. Vor Beginn einer Behandlung ist der Ausschluss einer Schwangerschaft wichtig, entsprechende Kontrazeptionsmaßnahmen sind ggf. zu besprechen. Vor der Gabe von anticholinerg wirkenden Neuroleptika bei älteren Patienten sollte eine Prostatahyperplasie und ein Engwinkelglaukom ausgeschlossen werden (Benkert u. Hippius 2003).

Darüber hinaus hat die Aufklärung in der Therapie mit Neuroleptika einen besonderen Stellenwert. Sie wird dadurch erschwert, dass der betroffene Patient in der Akutphase nicht durch ein überforderndes Aufklärungsgespräch verunsichert werden soll, die Darlegung der Nutzen-Risikoabschätzung sollte jedoch spätestens nach Einleitung der Stabilisierungsphase erfolgt sein. Im Weiteren muss der Patient auf eine mögliche eingeschränkte Fahrtüchtigkeit und die Gefahren durch die zusätzliche Einnahme von Alkohol und sedierenden Medikamenten frühzeitig hingewiesen werden (Benkert u. Hippius 2003).

Tabelle 2.9. Empfehlungen für Routineuntersuchungen unter Antipsychotika (AP). (Aus Benkert u. Hippius 2003)

Untersuchung	Vor- her	Monate 1	2	3	4	5	6	Monat- lich	Viertel- jährlich	Halb- jährlich
Blutbild										
Trizyklische AP[a]	x	xx	xx	xx	xx	x	x		x	
Clozapin, Thioridazin	x	xxxx	xxxx	xxxx	xxxx	xx	x	x		
Andere AP	x	x		x			x			x
Blutzucker, Blutfette										
Clozapin, Olanzapin	x	x	x	x			x		x	
Risperidon, Quetiapin, Zotepin	x	x		x			x		x[b]	
Andere AP	x	x		x			x			x[c]
Kreatinin	x	x		x			x			x
Leberenzyme										
Trizyklische AP[a]	x	x	x	x			x		x	
Andere AP	x	x					x			x[c]
EKG (QT$_c$)[d]										
Clozapin[e]	x	xx					x			x
Thioridazin, Pimozid	x	xx	x	x	x	x	x	x		
Andere AP[f]	x	xx					x			x[g]
EEG										
Clozapin	x	x					x		x[b]	
Andere AP	x	x								
RR, Puls	x	x	x	x			x		x[b]	
Körpergewicht	x	xx	xx	xx	x	x	x	x[h]		

[a] Die atypischen AP Olanzapin, Quetiapin und Zotepin sind strukturchemisch ebenfalls Trizyklika.
[b] Bei langfristig stabilen Patienten können halbjährliche Kontrollen ausreichen.
[c] Bei langfristig stabilen Patienten können jährliche Kontrollen ausreichen.
[d] Absolutwerte von >440 ms (Männer) >450 ms (Frauen) sowie medikamenteninduzierte Zunahmen >60 ms sind nach derzeitigem Kenntnisstand auffällig.
[e] Unter Clozapin sind toxisch-allergische Myokarditiden beschrieben; daher empfehlen sich unter Clozapin zusätzliche EKG-Kontrollen bei Auftreten von kardialen Symptomen und Fieber bzw. nach 14 Tagen Behandlungsdauer.
[f] Beim Vorliegen oder Auftreten kardialer Symptome ist eine kardiologische Abklärung notwendig; durch sie wird auch die Häufigkeit von EKG-Untersuchungen im Verlauf festgelegt.
[g] Kontrolle bei allen Patienten über 60 Jahren empfehlenswert sowie bei kardialen Risiken; bei Phenothiazinen, Fluspirilen und hochpotenten Butyrophenonen eher häufigere EKG-Kontrollen empfohlen.
[h] Bei langfristig stabilen Patienten können vierteljährliche Kontrollen ausreichen.

Literatur

American Psychiatric Association (APA) (1997) Practice guideline for the treatment of patients with schizophrenia. Am J Psychiatry 154 [Suppl 4]: 1–63

Ananth JV, Band TA, Lehmann HE et al. (1971) An adverse reaction unit: Results and functions. Am J Psychiatry 127: 1339–1344

Anderson CM, Reiss DJ, Hogarty GE (1986) Schizophrenia and the family: A practioner's guide to psychoeducation and management. Guildford Press, New York
Angermeyer MC, Schulze B (1998) Psychisch Kranke – eine Gefahr? Psychiat Prax 25: 211–220
Atkinson JM, Coia A, Gilmour WH et al. (1996) The impact of education groups for people with schizophrenia on social functioning and quality of life. Br J Psychiatry 168: 199–204
Bachrach LL (1992) Case management revisited. Hosp Commun Psychiatry 43: 209–210
Bäuml J (1994) Psychosen aus dem schizophrenen Formenkreis. Springer, Berlin Heidelberg New York Tokyo
Bäuml J, Pitschel-Walz G, Kissling W (1996) Psychoedukative Gruppen bei schizophrenen Psychosen für Patienten und Angehörige. In: Stark A (Hrsg) Verhaltenstherapeutische Ansätze im Umgang mit schizophren Erkrankten – Konzepte – Praxis – Fallbeispiele. DGVT, Tübingen, S 217–256
Bäuml J, Pitschel-Walz G, Kissling W (1998) Psychoedukative Gruppen bei schizophrenen Psychosen. Spezifische Auswirkungen eines bifokalen Ansatzes auf Krankheitsbewältigung und Rezidivraten im 4-Jahres-Zeitraum. Ergebnisse der Münchner PIP-Studie. Schizophrenie, Mitteilungsorgan der gfts 13: 25–38
Bäuml J, Pitschel-Walz G, Schaub A (2002) Psychosoziale Therapien. In: Schmauß M (Hrsg) Schizophrenie – Pathogenese, Diagnostik und Therapie. Uni Med, Bremen London Boston, S 193–262
Bandelow B, Rüther E, Schmauss M (2002) Psychopharmakologische Behandlung. In: Schmauss M (Hrsg) Schizophrenie – Pathogenese, Diagnostik, Therapie. Uni Med, Bremen London Boston, S 169–192
Bellack AS, Mueser KT (1993) Psychosocial treatment of schizophrenia. Schizophr Bull 19: 317–336
Benkert O, Hippius H (2003) Kompendium der Psychiatrischen Pharmakotherapie. 4. Aufl. Springer, Berlin Heidelberg New York Tokyo
Bottlaender R, Möller HJ (2003) The impact of the duration of untreated psychosis (DUP) on the short – and longterm outcome in schizophrenia. Curr Opin Psychiatry (in press)
Brenner HD (1986) Zur Bedeutung von Basisstörungen für Behandlung und Rehabilitation. In: Böker W, Brenner HD (Hrsg) Bewältigung der Schizophrenie. Hans Huber, Bern, S 142–157
Brenner HD, Hodel B, Genner R et al. (1992) Biologische und kognitive Vulnerabilitätsfaktoren bei schizophrenen Störungen: Implikationen für die Behandlung. In: Brenner HD, Böker W (Hrsg) Verlaufsprozesse schizophrener Erkrankungen. Hans Huber, Bern, S 334–349
Brenner HD, Roder V, Hodel B, Kienzle N (1994) Integrated psychological therapy for schizophrenic patients (IPT). Hogrefe & Huber, Seattle Toronto Bern
Brenner HD, Böker W, Genner R (1997) Towards a comprehensive therapy for schizophrenia. Hogrefe & Huber, Seattle Toronto Bern
Brenner HD; Pfammatter M (1998) Neuere Entwicklungen in der kognitiv-behaviouralen Therapie der Schizophrenie. In: Möller HJ, Müller N (Hrsg) Schizophrenie – Moderne Konzepte zu Diagnostik, Pathogenese und Therapie. Springer, Berlin Heidelberg New York Tokyo, S 265–282
Buchkremer G, Fiedler P (1987) Kognitive versus handlungsorientierte Therapie. Nervenarzt 58: 481–488
Bundesarbeitsgemeinschaft für Rehabilitation (BAR) (1984) Die Rehabilitation Behinderter. Wegweiser für Ärzte. Deutscher Ärzte-Verlag, Köln
Colonna I, Saleem P, Dopndey-Nouvel L, Rein W (1999) Long-term safety and efficacy of amisulpride in subchronic or chronic schizophrenia. Clin Psychopharmacol 14: 1–10
Cording C (1995) Basisdokumentation und Ergebnisqualität. In: Gaebel W (Hrsg) Qualitätssicherung im psychiatrischen Krankenhaus. Springer, Berlin Heidelberg New York Tokyo, S 173–182
Cording C (1997) Basisdokumentation als Grundlage qualitätssichernder Maßnahmen. In: Berger M, Gaebel W (Hrsg) Qualitätssicherung in der Psychiatrie. Springer, Berlin Heidelberg New York Tokyo, S 33–51
Crow TJ, McMillian J, Johnson A, Johnson E (1986) The Nortwick Park study of first episodes of schizophrenia: II. A randomized controlled trial of prophylactic neuroleptic treatment. Br J Psychiatry 148: 120–127
Davis J, Schaffer C, Killian G et al. (1980) Important issues in the drug treatment of schizophrenia. Schizophr Bull 6: 70–87
Davis JM (1985) Maintenance therapy and the natural course of schizophrenia. J Clin Psychiatry 46: 18–21
Deister A (1993) Allgemeines zu soziotherapeutischen Verfahren. In Möller HJ (Hrsg) Therapie psychiatrischer Erkrankungen. Enke, Stuttgart, S 91–103
De Jesus Mari J, Streiner DL (1994) An overview of family interventions and relapse on schizophrenia: metaanalysis of research findings. Psychol Med 24: 565–578
Delay J, Deniker P (1952) Die Behandlung von Psychosen mit einer von der Winterschlafmethode abgeleiteten neurolytischen Methode. In: Selbach H (Hrsg) Pharmako-Psychiatrie. Wissenschaftl. Buchgemeinschaft, Darmstadt, S 85–91
DGPPN (1997) Die Behandlung psychischer Erkrankungen in Deutschland – Positionspapier zur aktuellen Lage und zukünftigen Entwicklungen. Springer, Berlin Heidelberg New York Tokyo
DGPPN (1998) Behandlungsleitlinien Schizophrenie. Praxisleitlinien in Psychiatrie und Psychotherapie (Redaktion: Gabel W, Falkai P), Bd 1. Steinkopff, Darmstadt
Dickerson FB, Boronow JJ, Ringel NB, Parente F (1999) Social functioning and neurocognitive deficits in outpatients with schizophrenia: a 2-year-follow up. Schizophr Res 37: 13–20

Dilling H, Balck F, Bosch G et al. (1982) Die psychiatrische Basisdokumentation. Spektr Psychiatrie Nervenheilkunde 11: 147–160
Dilling H, Mombour W, Schmidt MH (1991) Internationale Klassifikation psychischer Störungen ICD-10, Kap V: Klinisch diagnostische Leitlinien. Huber, Bern Göttingen Toronto
Eickelmann B (2003) Sozialpsychiatrische Therapie- und Versorgungsgrundsätze. In: Möller HJ, Laux G, Kapfhammer HP (Hrsg) Psychiatrie und Psychotherapie, 2. Aufl. Springer, Berlin Heidelberg New York Tokyo, S 225–240
Fenton WS, Cole SA (1995) Psychosocial therapies of schizophrenia: individual, group, and family. In: Gabbard GO (ed) Treatments of psychiatric disorders, 2nd edition, vol I. American Psychiatric Press, Washington-DC, pp 987–1018
Fleischhacker W (1995) Die pharmakologische Behandlung schizophrener Störungen. In: Hinterhuber H, Fleischhacker W, Meise U (Hrsg) Die Behandlung der Schizophrenien State of the art. Integrative Psychiatrie, Innsbruck Wien, S 93–116
Frances A, Docherty JP, Kahn DA (Hrsg) (1996) The Expert Consensus Guidelines Series. Treatment of Schizophrenia. J Clin Psychiatry 57 (Suppl 12B): 1–58
Gaebel W (1995a) Qualitätssicherung in der Psychiatrie. Nervenarzt 66: 481–493
Gaebel W (1995b) Qualitätssicherung im psychiatrischen Krankenhaus. Springer, Berlin Heidelberg New York Tokyo
Gaebel W (1995c) Qualitätssicherung diagnostischer und therapeutischer Maßnahmen im psychiatrischen Krankenhaus. In: Gaebel W (Hrsg) Qualitätssicherung im psychiatrischen Krankenhaus. Springer, Berlin Heidelberg New York Tokyo, S 87–108
Gaebel W (1997) Grundzüge der Qualitätssicherung in der Psychiatrie. In: Berger M, Gabel W (Hrsg) Qualitätssicherung in der Psychiatrie. Springer, Berlin Heidelberg New York Tokyo, S 13–32
Gaebel W, Pietzcker A (1985) One-year outcome of schizophrenic patients – the interaction of chronicity and neuroleptic treatment. Pharmacopsychiatry 18: 235–239
Gaebel W, Wolpert E (1994) Qualitätssicherung in der Psychiatrie, ein neues Referat der DGPPN. Spektr Psychiatr Nervenheilkd 23: 4–13
Gaebel W, Falkai P (1996) Praxisleitlinien in der Psychiatrie: Nervenarzt 67: 179–181
Goldstein MJ (1995) Psychoeducation and relapse prevention. Int Clin Psychopharmacology 9 [Suppl 5]: 59–69
Goldstein MJ (1996) Psycho-education and family treatment related to the phase of a psychotic disorder. Int Clin Psychopharmacology 11 [Suppl 2]: 77–83
Grohmann R, Rüther E, Schmidt LG (1994) Unerwünschte Wirkungen von Psychopharmaka: Ergebnisse der AMÜP-Studie. Springer, Berlin Heidelberg New York Tokyo
Haen E, Aigner JM, Jost D et al. (1999) Die Arzneimittelüberwachung in der Psychiatrie Bayerns (AMÜP-Bayern). In: Cording C (Hrsg) Qualität in der Psychiatrie. Roderer, Regensburg, S 43–56
Häfner H (1986) Rehabilitation Schizophrener. Wissensstand, Folgerungen für die Praxis und für eine Theorie der Schizophrenie. In: Huber G (Hrsg) Therapie, Rehabilitation und Prävention schizophrener Erkrankungen. Schattauer, Stuttgart
Häfner H (1989) Ist Schizophrenie eine Krankheit? Epidemiologische Daten und spekulative Folgerungen. Nervenarzt 60: 191–199
Halford WK, Hayes R (1991) Psychological rehabilitation of chronic schizophrenic patients: Recent findings on social skills training and family psychoeducation. Clin Psychology Review 11: 23–44
Haug HJ, Stieglitz RD (1995) Qualitätssicherung in der Psychiatrie. Enke, Stuttgart
Hell D (1988) Angehörigenarbeit und Schizophrenieverlauf. Nervenarzt 59: 66–72
Hinterhuber H, Haring CH (1998) Unerwünschte Wirkungen, Kontraindikationen, Überdosierungen, Intoxikationen von Neuroleptika. In: Riederer P, Laux G, Pöldinger W (Hrsg) Neuro-Psychopharmaka, 2. Aufl, Bd 4: Neuroleptika. Springer, Berlin Heidelberg New York Tokyo, S 144–165
Hodel B, Merlo M, Brenner HD (1991) Zur Interaktion zwischen kognitiven, emotionalen und neuralen Kontrollprozessen bei schizophrenen Erkrankungen. In: Schüttler (Hrsg) Theorie und Praxis kognitiver Therapieverfahren bei schizophrenen Patienten. Zuckschwerdt, München, S 73–87
Hogarty GE, Goldberg SC, Schooler NR, Ulrich RF (1974) Drug and sociotherapy in the aftercare of schizophrenic patients: Two year relapse rates. Arch Gen Psychiatry 31: 603–608
Hogarty GE, Ulrich R, Mussare F, Aristigueta N (1976) Drug discontinuation among long-term, successfully maintained schizophrenic outpatients. Dis Nerv Syst 37: 494-500
Hogarty GE, Schooler N, Ulrich R, Mussare F, Ferro P, Herron E (1979) Fluphenazine and social therapy in the aftercare of schizophrenic patients. Relapse analysis of a two-year controlled study. Arch Gen Psychiatry 36: 1283–1294
Hogarty GE, Anderson CM, Reiss DJ et al. (1986) Family psychoeducation, social skills training and maintenance chemotherapy in the aftercare treatment of schizophrenia. Arch Gen Psychiatry 43: 633–642
Hogarty GE, Anderson CM, Reiss D et al. (1991) Family psychoeducation, social skills training and maintenance chemotherapy in the aftercare treatment of schizophrenia II: Two-year effects of an controlled study on relapse and adjustment. Arch Gen Psychiatry 48: 340–347
Hogarty GE, Kornblith SJ, Greenwald D et al. (1995) Personal Therapy: A disorder-relevant psychotherapy for schizophrenia. Schizophr Bull 21: 379–393
Hogarty GE, Kornblith SJ, Greenwald D (1997) Three-year trials of personal therapy among schizophrenic patients living with or independent of family, I: Description of study and effects on relapse rates. Am J Psychiatry 154: 1504–1513

Hornung WP, Buchkremer G (1992) Psychoedukative Interventionen zur Rezidivprophylaxe schizophrener Psychosen. In: Rifkin A, Osterheider M (Hrsg) Schizophrenie – aktuelle Trends und Behandlungsstrategien. Springer, Berlin Heidelberg New York Tokyo, S 205–218
Hornung WP, Franzen U, Lemke R et al. (1993) Kann Psychoedukation bei chronisch schizophrenen Patienten kurzfristig medikationsbezogene Einstellungen und Verhaltensweisen beeinflussen? Psychiatr. Prax 20: 152–154
Idänpään-Heikkila J, Alhava E, Olkinuora M, Palva IP (1977) Agranulocytosis during treatment with Clozapine. Eur J Clin Pharmacol 11: 193–198
Janicak P, Davis J, Preskorn S, Ayd F (1993) Principles and Practice. Psychopharmacotherapy. Williams and Wilkins, Baltimore
Janssen B, Jänner M, Schneider F et al. (1998) Qualitätsindikatoren der stationären Behandlung schizophrener Patienten. Psychiatr Prax 25: 303–309
Johnson DA (1976) The expectation of outcome from maintenance therapy in chronic schizophrenic patients. Br J Psychiatry 128: 246–250
Johnson DA (1981) Long-term maintenance treatment in chronic schizophrenia. Some observations on outcome and duration. Acta Psychiatr Belg 81: 161–172
Jungi W, Fischer J, Seen HJ et al. (1977) Gehäufte durch Clozapin (Leponex) induzierte Agranulozytosen in der Ostschweiz? Schweiz Med Wochenschr 107: 1861–1864
Kane JM, Marder S (1993) Psychopharmacologic treatment of schizophrenia. Schizophr Bull 19: 287–302
Keefe RS, Silva SG, Perkins DO et al. (1999) The effects of atypical antipsychotic drugs on neurocognitive impairment in schizophrenia: a review and meta-analysis. Schizophr Bull 25: 201–222
Kingdon D, Turkington D, Johns C (1994) Cognitive behavior therapy in schizophrenia. Br J Psychiatry 164: 581–587
Kissling W (1991) Guidelines for relapse prevention in schizophrenia. Springer, Berlin Heidelberg, New York Tokyo
Klingenberg S, Buchkremer C (1998) Therapeutische Angehörigenarbeit als zentraler Pfeiler der Schizophreniebehandlung: empirische Untersuchungen. In: Möller HJ, Müller N (Hrsg) Schizophrenie – Moderne Konzepte zu Diagnostik, Pathogenese und Therapie. Springer, Berlin Heidelberg New York Tokyo, S 307–314
Kopelowicz A, Liberman RP (1995) Biobehavioral treatment and rehabilitation of schizophrenia. Harv Rev Psychiatry 3(2): 55–64
Kuhn R (1957) Über die Behandlung depressiver Zustände mit einem Imidazolderivat (GG 22355). Schweiz Med Wochenschr 87: 1135–1140
Lehmann AF, Steinwachs DM and the Co-Investigators of the PORT Project (1998) At issue: translating research into practice: The Schizophrenia Patient Outcomes Research Team (PORT) treatment recommendations. Schizophr Bull 24: 1–10
Lewandowski L, Buchkremer G (1988) Therapeutische Gruppenarbeit mit Angehörigen schizophrener Patienten: Ergebnisse zweijähriger Verlaufsuntersuchungen. Klin Psychol 17: 210–224
Liberman RP, Massell HK, Wallace CJ (1986) Social skills training for schizophrenic individuals at risk for relapse. Am J Psychiatry 143: 523–526
Lieberman JA (1993) Prediction of outcome in first-episode schizophrenia. J Clin Psychiatry 54: 13–17
Linden M, Saupe R, Etter J (1989) Psychopathologieorientierte Ergotherapie. Psychiatr Prax 16: 141–147
Loebel A, Lieberman JA, Alvir JM et al. (1992) Duration of psychosis and outcome in first-episode-schizophrenia. Am J Psychiatry 149: 1183–1188
Loo H, Poirier-Littre MF, Theron M et al. (1997) Amisulpride in the medium-term treatment of the negative symptoms of schizophrenia. Br J Psychiatry 170: 18–22
Marker K (1989) Cognition I, Version 2.2. Marker software, Dossenheim
Marneros A (1998) Diagnostische Kriterien der Schizophrenie nach ICD-10 und DSM-IV: Chancen und Probleme. In Möller HJ, Müller N (Hrsg) Schizophrenie – Moderne Konzepte zu Diagnostik, Pathogenese und Therapie. Springer, Berlin Heidelberg New York Tokyo, S 29–36
McEvoy JP, Scheifler PL, Frances A (1999) The Expert Consensus Guideline Series: Treatment of Schizophrenia 1999. J Clin Psychiatry 60 [Suppl 11]
Merinder LB (2000) Patient education in schizophrenia: a review. Acta Psychiatr Scand 102: 98–106
Merinder LB, Viuff AG, Laugesen H et al. (1999) Patient and relative education in community psychiatry; a randomized controlled trial regarding its effectiveness. Soc Psychiatry Psychiatr Epidemiol 34: 287–294
Möller HJ (1983) Psychologische und soziale Aspekte in der klinisch-psychiatrischen Forschung. Forschungsaktivitäten in der BRD und ihre Beziehung zur internationalen Forschung. In: Häfner H (Hrsg) Forschung für die seelische Gesundheit. Springer, Berlin Heidelberg New York Tokyo
Möller HJ (1998) Atypische Neuroleptika: Definitionsprobleme, Wirkungsmechanismen und Wirksubstanzen. In: Möller HJ, Müller N (Hrsg) Schizophrenie – Moderne Konzepte zu Diagnostik, Pathogenese und Therapie. Springer, Berlin Heidelberg New York Tokyo, S 207–226
Mussgay LR, Olbrich R, Ihle W et al. (1991) Das Training kognitiver Fertigkeiten bei schizophrenen Patienten und seine Effekte auf elementare Informationsverabeitungsmaße. Klin Psychol 20: 193–214
Naber D (1998) Unerwünschte Wirkungen von Neuroleptika und ihr Einfluss auf die Lebensqualität schizophrener Patienten. In: Möller HJ, Müller N (Hrsg) Schizophrenie – Moderne Konzepte zu Diagnostik, Pathogenese und Therapie. Springer, Berlin Heidelberg New York Tokyo, S 235–242

Naber D, Lambert M, Krausz M (1999) Atypische Neuroleptika in der Behandlung schizophrener Patienten. Uni Med, Bremen
Nuechterlein KH (1987) Vulnerability models for schizophrenia: state of the art. In: Häfner H, Gattaz W, Janzarik KW (eds) Search for the causes of schizophrenia. Springer, Berlin Heidelberg New York Tokyo, S 297–316
Olbrich R (1996) Computer based psychiatric rehabilitation: Current activities in Germany. Europ Psychiatry 11: 60–65
Penn DL, Mueser KT (1996) Research update on the psychosocial treatment of schizophrenia. Am J Psychiatr 153(5): 607–617
Pfingsten U, Hinsch R (1991) Gruppentraining sozialer Kompetenz, 2. Aufl. Psychologie Verlags Union, Weinheim
Philipp M, Lesch OM, Walter H et al. (2002) Wirksamkeit von Flupentixol vs. Risperidon auf die Negativsymptomatik schizophrener Patienten. Psychopharmakotherapie 9: 67–74
Pitschel-Walz G, Boerner R, Mayer C et al. (1993) Informationszentrierte Patientengruppen bei schizophrenen Psychosen: Einfluß auf Krankheitskonzept und Wissensstand der Patienten – Ergebnisse der PIP-Studie. Verhaltenstherapie 3: A40-A41
Pitschel-Walz G, Leucht S, Bäuml J et al. (2001) The effect of family interventions on relapse and rehospitalization in schizophrenia – a meta-analysis. Schizophr Bull 27: 1
Revicki DA, Genduso LA, Hamilton SH et al. (1999) Olanzapine versus haloperidol in the treatment of schizophrenia and other psychotic disorders: quality of life and clinical outcomes of a randomized clinical trial. Qual Life Res 8: 417–426
Rifkin A, Quitkin F, Rabiner C, Klein D (1977) Fluphenazine decanoat versus fluphenazine hydrochloride given orally, and placebo in remitted schizophrenics: Relapse rates after one year. Arch Gen Psychiatry 34: 43–47
Roder V, Brenner HD, Hodel B, Kienzle N (1992) Integriertes psychologisches Therapieprogramm für schizophrene Patienten. Beltz, Weinheim
Rössler W (1998) Regionale Versorgungsstrategien für schizophren Erkrankte. In: Möller HJ, Müller N (Hrsg) Schizophrenie – Moderne Konzepte zu Diagnostik, Pathogenese und Therapie. Springer, Berlin Heidelberg New York Tokyo, S 335–345
Rössler W, Löffler W, Fätkenheuer B, Riecher-Rössler A (1992) Does case management reduce the rehospitalization rate? Acta Psychiatr Scand 86: 445–449
Rössler W, Salize HJ (1995) Qualitätsindikatoren psychiatrischer Versorgungssysteme. In: Gaebel W (Hrsg) Qualitätssicherung im psychiatrischen Krankenhaus. Springer, Berlin Heidelberg New York Tokyo, S 39–51
Rössler W, Salize HJ, Cucchiaro G et al. (1999) Does the place of treatment influence the quality of life in schizophrenics. Acta Psychiatr Scand 100: 142–148
Rüther E, Benkert O, Eckmann F et al. (1980) Drug Monitoring in psychiatrischen Kliniken. Arzneimittelforschung 30: 1181–1183
Schaub A, Brenner HD (1996) Aktuelle verhaltenstherapeutische Ansätze zur Behandlung schizophren Erkrankter. In: Stark A (Hrsg) Verhaltenstherapeutische und psychoedukative Ansätze im Umgang mit schizophren Erkrankten. DGVT, Tübingen, S 37–65
Schmauß M (1999) Verträglichkeitsaspekte atypischer Neuroleptika. In: Möller HJ, Müller N (Hrsg): Atypische Neuroleptika. Steinkopff, Darmstadt, S 57–77
Schooler N, Levine J, Severe J et al. (1980) Prevention of relapse in schizophrenia. An evaluation of fluphenazine decanoate. Arch Gen Psychiatry 37: 16–24
Shader RI (1975) Fear of side effects and denial of treatment. In: Ayd FJ (ed) Rational psychopharmacotherapy and the right to treatment. Ayd Medical Communications, Maryland, pp 106–117
Tegeler J (1995) Qualitätssicherung in der Psychopharmakotherapie. In: Gaebel W (Hrsg) Qualitätssicherung im psychiatrischen Krankenhaus. Springer, Berlin Heidelberg New York Tokyo, S 109–119
Theilemann S, Peter K (1994) Zur Evaluation kognitiver Therapie bei schizophren Erkrankten. Überblicksarbeit. Zeitschrift für klinische Psychologie 23: 20–33
Tollefson GD, Tran PV, Beasley CM et al. (1997) Olanzapine versus haloperidole in the treatment of schizophrenia, schizoaffective and schizophreniform disorders: results of an international collaborations study. Am J Psychiatry 154: 457–465
Vaccaro JV, Roberts L (1992) Teaching social and coping skills. In: Birchwood M, Tarrier N (eds) Innovations in the psychological management of schizophrenia. Wiley, Chichester, pp 103–114
Wallace CJ, Liberman RP (1995) Psychiatric rehabilitation. In: Gabbard GO (ed) Treatments of psychiatric disorders, 2nd edition, vol I. American Psychiatric Press, Washington-DC, pp 1019–1038
Weig W (2002) Rehabilitation. In: Schmauß M (Hrsg) Schizophrenie-Pathogenese, Diagnostik und Therapie. Uni Med, Bremen Boston, S 264–270
Wyatt R (1991) Neuroleptics and natural course of schizophrenia. Schizophr Bull 17: 325–351
Zaccara G, Muscas GC, Messori A (1990) Clinical features, pathogenesis and management of drug-induced seizures. Br J Psychiatry 156: 412
Zubin J, Spring B (1977) Vulnerability – a new view of schizophrenia. J Abnorm Psychol 86: 103–126

Diskussion zum Vortrag von Prof. Dr. Schmauß

FALKAI: Die Psych-PV gibt uns gewissermaßen eine Basisausstattung, aber sie wurde zu einer Zeit geschaffen, als viele dieser Entwicklungen noch in den Kinderschuhen steckten. Klafft nicht auch eine Lücke zwischen dem, was wir tun und dem, was wir tun könnten?

SCHMAUSS: Meiner Meinung nach ist es ist nicht notwendig, eine neue Psych-PV mit noch höheren Personalanhaltszahlen zu schaffen. Es würde genügen, wenn wir die Zahlen, die uns zugesichert wurden, halten könnten. Uns geht es – wie wahrscheinlich allen anderen Krankenhäusern auch – in erster Linie darum, unsere gegenwärtige Personalausstattung halten zu können um nicht mit der Psych-PV unter 90 % fallen. Bei den gegenwärtigen Kostensteigerungen, die in unserer Klinik im Jahr 2003 zwischen 4,6 und 4,8 % liegen dürften, wie auch in Anbetracht der uns verordneten Nullrunde stellt sich zunächst die Frage, wie wir es unter diesen gesundheitsökonomischen Rahmenbedingungen erreichen können, unsere Patienten zu behandeln, ohne bei der Qualität unserer Arbeit Abstriche machen zu müssen. Für mich ist nicht zuletzt auch die EU-Entscheidung bezüglich des Bereitschaftsdienstes ein Schreckensgespenst. Wenn wir letztlich so wie in der Chirurgie oder in der Anästhesie arbeiten müssen, dann sehe ich die Qualität unserer psychiatrisch-psychotherapeutischen Arbeit dramatisch gefährdet.

SCHÜTTLER: Sie führten aus, dass einerseits 80 % der Patienten arbeitslos oder lediglich teilzeitbeschäftigt sind, andererseits aber nur 10 % der Patienten trotz optimaler Therapie dauerhaft behindert bleiben. Wie ist diese Diskrepanz zu erklären?

SCHMAUSS: Diese Zahlen stammen aus dem Gutachten unserer Gesellschaft für den Sachverständigenrat zur Versorgung im Gesundheitswesen. Für das Auseinanderklaffen gibt es meiner Meinung nach verschiedene Gründe. „Dauerhaft behindert" heißt über Jahrzehnte behindert. Auch gut rehabilitierte Patienten sind immer schwieriger in den ersten oder zweiten Arbeitsmarkt zu integrieren, zumal unter den derzeitigen ökonomisch schwierigen Bedingungen.

LIERMANN: Meine Erfahrung aus der Praxis ist, dass man in der Klinik bemüht ist, vielfältige Angebote zu machen, die aber in der Praxis oft nicht durchführbar sind. Welche der Maßnahmen aus diesem Katalog sind denn nach Auskunft der Patienten besonders wirksam? Und was empfehlen Sie dem niedergelassenen Kollegen, was auch realisierbar ist?

SCHMAUSS: Es gibt z. B. eine Reihe von Patientenbefragungen zur Qualität der Versorgung im psychiatrischen Krankenhaus. Für die Patienten haben beispielsweise die Gespräche mit dem Arzt oder Therapeuten aber auch die Qualität des Essens einen hohen Stellenwert. Andere Angebote, wie kognitives Training oder soziales Kompetenztraining, werden dagegen von den Patienten offenbar – zumindest nach den Ergebnissen der Patientenbefragungen – als weniger wichtig eingestuft.

Die Intensivierung der Zusammenarbeit mit den niedergelassenen Kollegen ist sicherlich eine unserer wichtigsten Aufgaben für die Zukunft. Schlagworte in diesem Zusammenhang sind z. B. „gemeindepsychiatrischer Verbund" oder „integrierte Versorgung". Hier bestehen zurzeit noch erhebliche Defizite. Leider liegen bisher kaum wissenschaftlich gesicherte Erkenntnisse darüber vor, welche Patienten von Institutsambulanzen und welche von niedergelassenen Kollegen versorgt werden. Wie steht es mit der Kooperation? Die letzte mir bekannte relevante Untersuchung zur Situation der psychiatrischen Versorgung im ambulanten Bereich ist die inzwischen nicht mehr ganz aktuelle Nervenarzt-Studie von Bochnik und Koch[1].

GAEBEL: In den Patientenbefragungen ist die Ergotherapie häufig ein wichtiges und angenehm erlebtes Therapiemittel. Überraschenderweise sind es oft gerade die wissenschaftlich wenig evaluierten Verfahren, die in der Wertschätzung der Patienten recht weit oben rangieren. Damit will ich natürlich in keiner Weise die Bedeutung der Ergotherapie in Frage stellen – wir möchten sie keinesfalls missen. Es zeigt aber, dass die Wahrnehmung der Patienten und die ihrer Angehörigen anscheinend anders ist als unsere eigene, woraus sich nicht selten Interaktionsprobleme ergeben können.

ROSEN: Patienten und Angehörige schätzen psychotherapeutische Interventionen im Allgemeinen sehr. Psychoedukative und soziotherapeutische Maßnahmen verbessern meiner Erfahrung nach die pharmakologische Compliance erheblich, was für die Rezidivprophylaxe außerordentlich wichtig ist. Insofern ist die enge Zusammenarbeit mit Institutsambulanzen und niedergelassenen Kollegen von eminenter Bedeutung. Neben den Effekten, die eine stabile, gute und längerfristige psychotherapeutische Intervention als solche hat, ist die Verbesserung der medikamentösen Compliance der entscheidende Eckstein für eine wirksame Rezidivprophylaxe. Hier liegt meines Erachtens auch der Zusammenhang mit der ökonomischen Situation, die dazu führt, dass die Kollegen in den niedergelassenen Praxen diese Enge und Intensität gar nicht wahrnehmen können.

STRAUBE: Hier offenbart sich meines Erachtens ein Problem, das gleichermaßen auch für andere chronische Erkrankungen gilt: Heute sind nicht mehr viele Familien – sofern es sie überhaupt noch gibt – bereit, chronisch kranke Patienten mitzutragen und einen Teil dieser edukativen Aufgaben zu übernehmen. Die Medizin ist aber inzwischen damit überfordert, diese Leistung in vollem Umfang aus eigener Kraft zu erbringen.

GERKING: Das möchte ich so nicht stehen lassen. Tatsache ist, dass Demenzkranke auch heute noch überwiegend in der Familie und durch die Familie betreut werden. Wenn man bedenkt, wie viele Angehörige schizophrener Patienten heute informiert, aufgeklärt, betreut und verstanden sein wollen, dann kann man weder die Existenz solcher Familien noch ihre Einsatzbereitschaft ernsthaft in Zweifel ziehen. Dieser Leistung kann man nur höchsten Respekt zollen.

STRAUBE: D'accord – meine Formulierung war überspitzt. Trotzdem glaube ich, dass diese Bereitschaft leider rückläufig ist. Sie scheint mir jedenfalls nicht mehr so groß wie noch vor zwanzig oder dreißig Jahren.

DEMLING: Auf welche Weise könnte das „Kompetenznetz Schizophrenie" dazu beitragen, die Bevölkerung über dieses doch von vielen auch als unheimlich empfundene Krankheitsbild in geeigneter Weise aufzuklären?

---

[1] Bochnik HJ, Koch H (1991) Die Nervenarzt-Studie. Dt. Ärzte-Verlag, Köln 1990, Nervenarzt 62: 455

GAEBEL: Wir selbst haben im letzten Jahr zum Krankheitsbild der Schizophrenie eine größere Bevölkerungsumfrage gestartet: Was weiß man darüber? Was denkt man darüber? Möchte man mit einem solchen Menschen näher in Kontakt treten? Welche therapeutischen Möglichkeiten, glaubt man, sind hier angemessen? Dabei bestätigte sich, was wir schon vermuteten: Das allgemeine Wissen über diese Krankheit ist relativ mager. Es werden zwar nicht mehr ausschließlich psychotherapeutische oder alternative Therapieverfahren als geeignet angesehen, sondern es wächst offenbar die Erkenntnis, dass auch biologische Ursachen von Bedeutung sind, dass es pharmakotherapeutische Behandlungsmethoden gibt, dass diese Kranken rehabilitierbar sind usw., aber es bleibt zum Beispiel weiterhin eine doch erhebliche soziale Distanz bestehen. Und auf unsere Frage, wie diese Situation denn verbessert werden könnte, hieß die Antwort im Allgemeinen: „Durch bessere Aufklärung".

Diese Erkenntnisse sind nicht neu, sie wurden an vielen anderen Orten, auch außerhalb Deutschlands, so gefunden. Es zeigt sich auch, dass offensichtlich Wissen über die Erkrankung und Kontakt mit den betroffenen Patienten helfen, soziale Distanz abzubauen. Daraus haben wir hier in Deutschland – und jetzt komme ich zu Ihrer Frage etwas konkreter – abgeleitet, dass wir unsere Bemühungen auf solche Zielgruppen konzentrieren wollen, die professionell mit Schizophrenen oder psychisch Kranken in Kontakt kommen, wie z. B. das Ordnungsamt, die Polizei oder Behörden, mit denen die Kranken zu tun haben und wo sie nach eigenen Aussagen am ehesten Stigmatisierung und Diskriminierung erfahren.

Bedauerlicherweise stigmatisiert auch die Profession selbst die Kranken – das berichten die Patienten und das entspricht auch Erfahrungen aus anderen Ländern. Wir Psychiater scheinen, ebenso wie Kollegen anderer medizinischer Disziplinen, psychisch Kranke nicht immer ganz richtig zu behandeln. Einige Zentren arbeiten deshalb mit Awareness- und Antistigma-Programmen bereits daran, das ärztliche Verhalten gegenüber psychisch Kranken zu verbessern. Beispielsweise in der ersten Hilfe, wenn sich der Chirurg einem psychisch Kranken, der nach einem Suizidversuch eingeliefert wird, nicht immer so empathisch verhält, wie es vielleicht wünschenswert wäre, was wiederum manchmal verständlich ist. Aber auch in psychiatrischen Institutionen wird versucht, die Wertschätzung der Patienten, mit denen wir zu tun haben, durch entsprechende Trainingsprogramme zu erhöhen. Daneben wird durch verschiedene Veranstaltungen, auch unter Einbeziehung der Medien, weiterhin Öffentlichkeitsaufklärung betrieben in dem Versuch, über das Krankheitsbild aufzuklären und Fehlurteile zu korrigieren, insbesondere zur Frage der Gefährlichkeit psychisch Kranker, ohne dabei bestehende Probleme zu verschweigen. Regionale Früherkennungszentren für psychotische Störungen wenden entsprechende Aufklärungsprogramme an bei niedergelassenen Ärzten, Beratungsstellen oder auch in Schulen, um die Kenntnis über das Krankheitsbild zu vertiefen und um beginnende Erkrankungen möglichst frühzeitig zu erkennen und zu behandeln.

Depression – Aktueller Kenntnisstand zu den neurobiologischen Erklärungsansätzen und zu Möglichkeiten der Versorgungsoptimierung

U. HEGERL

Einführung

Sowohl die Ätiologie als auch die Therapie von Patienten mit depressiven Störungen kann auf der neurobiologischen und der psychologischen Beschreibungsebene gesucht werden. Neurobiologie und Psychologie stehen hierbei nicht in einem reziproken oder konkurrierenden Verhältnis, wie z. B. durch die früher übliche Einteilung in psychogene (neurotische) versus endogene Depressionen nahe gelegt wurde, sondern stehen in einem komplementären Verhältnis zueinander, ähnlich den zwei Seiten einer Medaille.

Eine Reihe von klinischen Beobachtungen legen die Vermutung nahe, dass recht umschriebene und fassbare neurobiologische Pathomechanismen im Spiel sind. Hierfür spricht beispielsweise

- der eindrückliche antidepressive Effekt von Schlafentzügen,
- der bei einigen Patienten oft lichtschalterartig einsetzende Beginn einer depressiven Episode oder
- die vor allem bei bipolaren affektiven Störungen zu beobachtenden Phänomene des „rapid und ultra rapid cyclings".

Bei einem Patienten mit „ultra rapid cycling" mit täglichem Umkippen der Psychopathologie von einem manischen in ein depressives Syndrom und umgekehrt, jeweils in den Morgenstunden, konnte für zahlreiche biologische Parameter wie z. B. EEG (Alphafrequenz, Alphaamplitude), Cortisol oder Wachstumshormone, ein korrespondierendes zyklisches Schwanken beobachtet werden. Dieses war nach einer erfolgreichen Behandlung mit Valproat nicht mehr nachweisbar (Juckel et al. 2000). Diese Beobachtung zeigt, dass in der depressiven Episode der gesamte Körper mit einbezogen ist und weist auf die Notwendigkeit hin, bei neurobiologischen Veränderungen zwischen einem Vulnerabilitätsmarker, einem auslösenden Faktor, einem unmittelbaren Korrelat der depressiven Symptomatik oder einem neurobiologischen Epiphänomen zu unterscheiden.

Neurobiologische Erklärungsansätze

Im Folgenden wird auf einige der wichtigsten neurobiologischen Erklärungsansätze der Depression eingegangen (Abb. 3.1).

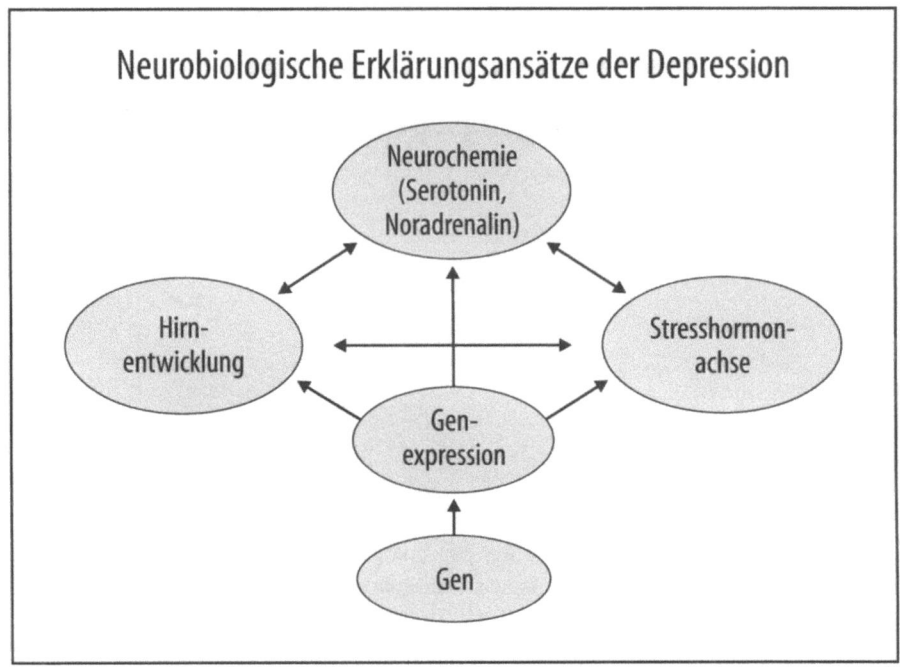

Abb. 3.1. Neurobiologische Erklärungsansätze der Depression

Monaminhypothese

Die großen neuromodulatorischen Systeme wie das zentrale serotonerge, noradrenerge und dopaminerge System, sowie das cholinerge System spielen nach wie vor eine wichtige Rolle bei neurobiologischen Erklärungsansätzen der Depression. Die Bedeutung, insbesondere des serotonergen und noradrenergen Systems wird dadurch nahe gelegt, dass alle zurzeit verfügbaren Antidepressiva die Funktion dieser beiden Systeme beeinflussen. Der Nachweis, dass bei depressiven Patienten ein „Serotonindefizit" besteht, ist jedoch bisher nicht erfolgt und aus verschiedenen Gründen auch nur schwer zu liefern. Ein Grund ist die Komplexität dieser Systeme. Das serotonerge System besteht bei Menschen aus Untersystemen, die Wirkung wird über mehr als 15 Rezeptoren vermittelt und zahlreiche autoregulatorische Mechanismen und Wechselwirkungen mit anderen neurochemischen Systemen erschweren die Entwicklung und Überprüfung von stringenten Wirkmodellen (Jacobs u. Azmitia 1992; Murphy 1990). Weiter gibt es beim Menschen keine validen Indikatoren für den Funktionszustand des serotonergen oder noradrenergen Systems.

Die anhand peripherer Indikatoren, wie z. B. der Konzentration von Serotonin und Noradrenalin bzw. ihrer Metaboliten in Plasma, Thrombozyten, Urin oder Liquor beschriebenen Auffälligkeiten bei depressiven Patienten sind inkonsistent und hinsichtlich ihrer Bedeutung für die zentrale Neurotransmission unklar. Gegen eine zentrale pathogenetische Rolle spricht weiter die Beobachtung, dass ein künstlich erzeugter Serotoninmangel (Tryptophandepletionstest) bei gesunden und unmedizierten Patienten keine depressive Verstimmung verursacht, allerdings bei mit serotonergen Antidepressiva (SSRI, „selective serotonin reuptake inhibitor") erfolgreich behandelten Patienten zu einem Wiederauftreten der depressiven Symptomatik führt (Heninger et al. 1996).

Ähnlich problematisch ist die Evidenzlage für das noradrenerge System. Auch hier ist das stärkste Argument für eine mögliche pathogenetische Rolle des zentralen noradrenergen Systems die Wirkung noradrenerger Antidepressiva, die auch für das selektiv noradrenerge Antidepressivum Reboxetin gezeigt werden konnte.

Vielversprechend ist der Ansatz, durch die Untersuchung der hirnelektrischen Aktivität Informationen über den Funktionszustand des zentralen serotonergen Systems beim Menschen zu erhalten. Die Reagibilität des primären akustischen Kortex wird durch das zentrale serotonerge System moduliert und diese modulierende Funktion lässt sich mit modernen Verfahren der Hirnstromanalyse (z. B. Dipolquellenanalyse) abbilden (Juckel et al. 1997; Hegerl u. Juckel 1993; Hegerl et al. 2001). Insbesondere die Abhängigkeit der Reizantwort des primären akustischen Kortex von der Lautstärke der angebotenen Töne (LDAEP, „loudness dependence of auditory evoked potentials") ist einer der am besten validierten Indikatoren des zentralen serotonergen Funktionszustandes beim Menschen (Tabelle 3.1). Dieser Parameter wurde erfolgreich eingesetzt, um das Ansprechen auf Serotoninagonisten zu prädizieren. Depressive Patienten mit einer starken Lautstärkeabhängigkeit und damit niedriger zentraler serotonerger Aktivität respondierten zu 60 % und Patienten mit einer starken LDAEP nur zu 22 % auf eine 4-wöchige Behandlung mit SSRI (Gallinat et al. 2000). Im Rahmen des Kompetenznetzes „Depression, Suizidalität" wird zurzeit in einer gemeinsamen Studie von Arbeitsgruppen in München, Aachen und Berlin untersucht, ob eine differentielle Prädiktion des Ansprechens auf noradrenerge vs. serotonerge Antidepressiva mit diesem Parameter möglich ist. Eine Zwischenauswertung bestätigte nicht nur die Ergebnisse der Vorstudie, dass Responder auf SSRI eine stärkere LDAEP aufweisen, sondern ergab zudem Hinweise, dass das Umgekehrte für Reboxetinresponder gilt (Abb. 3.2). Sollte sich dieses Ergebnis bestätigen, ist eine Einführung dieses Parameters in die klinische Praxis geplant.

Tabelle 3.1. LDAEP und serotonerge Funktion

	LDAEP	Autoren (Jahr)
Tierexperimentelle Studien		Juckel et al. (1997, 1999)
Klinisches Serotoninsyndrom	↓	Hegerl et al. (1998)
Zwangsstörungen	↑	Publikation in Vorbereitung
Alkoholabusus Typ II nach Cloninger	↑	Hegerl et al. (1995)
Lithium-Responder	↑	Hegerl et al. (2001)
Ecstasy-User	↑	Croft et al. (2001), Tuchtenhagen et al (2000)

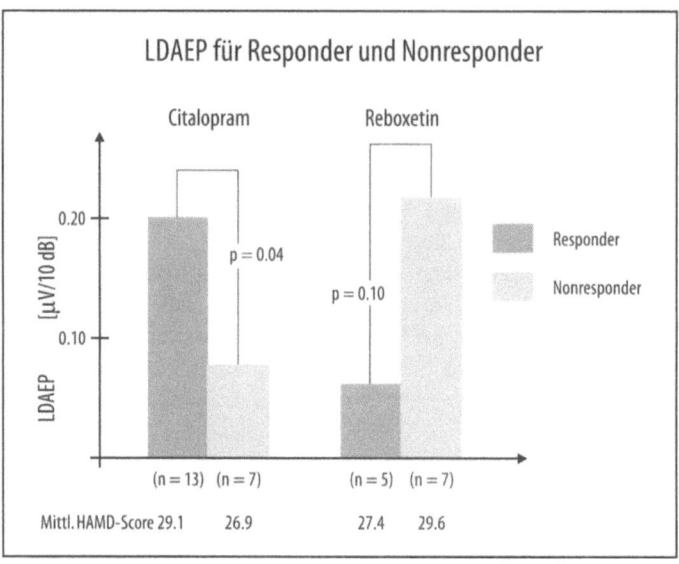

Abb. 3.2. Responder auf ein serotonerges Antidepressivum (Citalopram) (> 50 % Reduktion im HAMD-Score nach 4-wöchiger Medikation) zeigten eine höhere LDAEP als Nonresponder, während der gegenteilige Zusammenhang für das noradrenerge Antidepressivum Reboxetin gefunden wurde

Stresshormonachse

In einer großen Zahl von Studien wurde bei depressiven Patienten eine Überaktivität der Stresshormonachse mit Hypersekretion des Corticotropin Releasing Hormons (CRH), von ACTH und Cortisol gezeigt. Auch eine Störung der Autoregulation wurde bei Untergruppen von Patienten mit depressiven Störungen im Dexamethasontest und Dex-CRH-Test gefunden, wobei diese Störung teilweise durch einen insuffizienten negativen Feedback des Cortisols, vermittelt über die Glukokortikoidrezeptoren, erklärt werden kann (Holsboer 2000; Pariente u. Miller 2001). Von besonderem Interesse für die Pathogenese der Depression ist das CRH, da die CRH-Neurone im Hypothalamus auch in limbische Strukturen projizieren und da tierexperimentell durch CRH depressionsanaloge Verhaltensauffälligkeiten ausgelöst werden konnten. Die anfänglich hiermit verbundene Hoffnung, neue Antidepressiva mit einem neuen Wirkansatz jenseits der monaminergen Systeme in den Händen zu haben, hat sich bisher nicht bestätigt. Eine plazebokontrollierte Studie musste wegen Verträglichkeitsproblemen abgesetzt werden.

Die Attraktivität des Erklärungsansatzes über die Stresshormonachse ist zum einen durch die Tatsache begründet, dass die klinische Erfahrung und zahlreiche Studien (z. B. Kendler et al. 1995) eine zumindest auslösende Rolle von stresshaften Lebensereignissen bei Depressionen nahe legen, zum anderen eine große Zahl von Studien die Langzeitfolgen früher Lebensereignisse auf die Stresshormonachse belegen. Sowohl bei Nagetieren als auch bei Primaten konnte gezeigt werden, dass durch pränatale Stressmodelle, durch Trennung der Jungtiere von der Mutter oder durch Erschwerung der Aufzuchtbedingungen für die Mutter Langzeiteffekte auf die Aktivität und Reagibilität der Stresshormonachse zu finden sind (Newport et al. 2002).

Einschränkend ist zu diesem Forschungsansatz festzustellen, dass zahlreiche Auffälligkeiten in der Stresshormonachse, z. B. im Dexamethasontest oder Dex-CRH-Test, nur bei einem Teil der depressiven Patienten gefunden werden und an den depressiven Zustand gebunden sind. Letzteres wirft dann jeweils die Frage auf, ob die Veränderungen Folge und nicht Ursache der Depression sind, da die Depression selbst als „Stress" anzusehen ist.

Neuroplastizität

In den letzten Jahren wird vermehrt die mögliche Bedeutung der Neuroplastizität bei der Pathogenese depressiver Störungen diskutiert (z. B. Jacobs et al. 2000). Dies geschieht vor dem Hintergrund der bedeutsamen Erkenntnis, dass im Gegensatz zu einem früheren Dogma Nervenneubildungen auch bei Primaten bis ins hohe Erwachsenenalter möglich sind (Eriksson et al. 1998). Dies ist jedoch nur für einige Strukturen bisher belegt und hier insbesondere für den Gyrus dentatus im Hippokampus. Durch Stress oder Glukokortikoide kann diese Neurogenese gehemmt werden. Stress und Glukokortikoide können zudem zu einer Atrophie von Dendritenbäumen und im Extremfall zum Absterben von Neuronen, vor allem in der sensiblen Hippokampusregion CA3, führen (Sapolsky 2000; Duman et al. 1997, 2000). Interessant ist nun, dass Antidepressiva die Neurogenese fördern und der neuronalen Atrophie entgegenwirken können (Malberg et al. 2000). Diskutiert wird, ob hierbei eine Rolle spielt, dass Antidepressiva zu einer verstärkten Expression von neurotrophen Faktoren im Hippokampus führen. Berichtet wurde zudem, dass die Infusion des neurotrophen Faktors BDNF („brain derived neurotrophic factor") in den Gyrus dentatus und der CA3-Region tierexperimentell nach drei Tagen zu einem „antidepressiven" Effekt führt, der zehn Tage anhält (Shirayama et al. 2000). In diesem Zusammenhang sind hirnvolumetrische Untersuchungen von Interesse. Bei älteren Patienten mit majorer Depression wurden verkleinerte Hippokampusvolumina beschrieben (Sheline et al. 1999), wobei das Ausmaß der Volumenreduktion mit der kumulativen Erkrankungsdauer korrelierte. Dies legt die Vermutung nahe, dass der mit einer depressiven Episode einhergehende Stress durch Atrophie, reduzierte Neurogenese oder durch Nervenzelluntergang diese Volumenminderungen erklärt. Die Literatur ist allerdings nicht konsistent, insbesondere bei jüngeren Patienten mit Depression. In einer neueren Studie wurden zudem Volumenminderungen der weißen Substanz auch bei ersterkrankten depressiven Patienten beobachtet (Frodl et al. 2002). Ob die Volumenminderungen Ursache oder Folge der depressiven Erkrankung sind, ist demnach noch nicht abschließend zu beurteilen.

Genetik

Wie bei den meisten Erkrankungen, so spielen auch bei der Depression genetische Faktoren eine Rolle. Dies ist durch Familien-, Zwillings- und Adoptionsstudien weitgehend belegt. Verwandte ersten Grades haben ein etwa um den Faktor 3 erhöhtes Erkrankungsrisiko, wobei der genetische Einfluss bei frühem Erkrankungsbeginn und bei Patienten mit bipolaren affektiven Erkrankungen noch deutlicher zutage tritt. Die Studien zur

Familiarität und Genetik zeigen jedoch, dass es kein Hauptgen für depressive Erkrankungen gibt, sondern von mehreren Vulnerabilitätsgenen auszugehen ist, die zudem in einem komplexen Verhältnis zur Umwelt stehen. Letzterer Aspekt wurde eindrücklich durch die Untersuchungen der Arbeitsgruppe um Kendler herausgearbeitet (Kendler et al. 1995). Basierend auf Zwillingsuntersuchungen (Virginia Twin Register, Kendler et al. 1995) zeigten die Autoren zunächst, dass belastende Ereignisse wie Todesfälle, Überfall, Partnerschafts-/Eheprobleme oder Scheidung besonders häufig depressiven Episoden vorangehen. Der Effekt derartiger belastender Lebensereignisse ist jedoch abhängig von der bestehenden genetischen Belastung. Hierfür wurden die Zwillinge danach unterteilt, ob der Kozwilling eineiig und erkrankt ist (höchste genetische Belastung), zweieiig und erkrankt ist, zweieiig und nicht erkrankt ist oder eineiig und nicht erkrankt ist (niedrigste genetische Belastung). Das Risiko, nach einem belastenden Ereignis an einer Depression zu erkranken, war nun in der Gruppe mit hoher genetischer Belastung ca. 2,5fach gegenüber der Gruppe mit niedriger genetischer Belastung erhöht. Ein weiteres, an 2315 Zwillingspaaren gewonnenes Ergebnis ist die Beobachtung, dass das Auftreten belastender Lebensereignisse bei Zwillingspaaren korreliert ist, diese Korrelation jedoch bei eineiigen Zwillingen höher als bei zweieiigen Zwillingen ist (0,43 vs. 0,31). Derartige Effekte konnten für Aspekte wie das Auftreten von Finanzproblemen oder einen Überfall zu erleiden, gezeigt werden. Dies weist darauf hin, dass durch die genetische Ausstattung auch das Risiko, in belastende Lebensereignisse zu geraten, beeinflusst wird. Die Bedeutung dieses Aspekts wird noch dadurch betont, dass die Personen mit höherer genetischer Belastung hinsichtlich Depression auch häufiger in zwischenmenschliche und beruflich/finanzielle Probleme gerieten und dies unabhängig von depressiven Episoden.

Genexpression

Als mögliche pathogenetische Faktoren und Wirkansätze für Therapien sind in den letzten Jahren vermehrt die Signaltransduktionskaskaden bis hin zur Genexpression, die durch die synaptische Aktivität ausgelöst werden, fokussiert worden. Hier sind eine große Fülle von Befunden angesammelt worden, ohne dass sich bisher kohärente Erklärungsansätze bezüglich der Pathogenese depressiver Störungen erkennen lassen. Spekuliert wird, ob z. B. die von serotonergen und noradrenergen Rezeptoren angestoßene Kaskade, die über den „second messenger cAMP", eine Proteinkinase und den Transkriptionsfaktor CREB („cAMP-response-element-binding-protein") die expressionsbestimmenden Zielgene moduliert, entscheidend für den therapeutischen Wirkmechanismus ist (Thome et al. 2002). Diese Überlegung stützt sich darauf, dass durch CREB vermehrt auch neurotrophe Faktoren, wie auch das BDNF, exprimiert werden und so möglicherweise die Neuroplastizität verbessert wird.

Schlussbetrachtung

Die dargestellten neurobiologischen Erklärungsansätze der Depression stellen lediglich eine Auswahl dar. Sie weisen zudem zahlreiche wechselseitige Bezüge auf. Beispielsweise können serotonerge Neuronen der Raphekerne direkt über Projektionen zu CRH-Neuronen oder indirekt über Projektionen zum Hippokampus und Amygdala die HPA-Achse beeinflussen und umgekehrt beeinflussen Stress, Glukokortikoide und CRH die serotonerge Neurotransmission, z. B. über Effekte auf die $5HT_{1A}$- und $5HT_{2A}$-Rezeptoren (z. B. Lopez et al. 1999; Ressler u. Nemeroff 2000).

Derartige Querbezüge scheinen zwar die Plausibilität der einzelnen Erklärungsansätze zu stärken, erhöhen jedoch auch die Komplexität des gesamten Erklärungsmodells.

Literatur

Croft RJ, Klugmann A, Baldeweg T, Gruzelier JH (2001) Electrophysiological evidence of serotonergic impairment in long-term MDMA („ecstasy") users. Am J Psychiatry 158: 1687–1692

Duman RS, Heninger GR, Nestler EJ (1997) A molecular and cellular theory of depression. Arch Gen Psychiatry 54: 597–606

Duman RS, Malberg J, Nakagawa S, D'Sa C (2000) Neuronal plasticity and survival in mood disorder. Biol Psychiatry 48: 732–739

Eriksson P, Perfileva E, Bjork-Eriksson T, Alborn A, Nordborg C, Peterson D, Gage F (1998) Neurogenesis in the adult human hippocampus. Nat Med 4: 1313–1317

Frodl T, Meisenzahl EM, Zetzsche T et al. (2002) Hippocampal changes in patients with a first episode of major depression. Am J Psychiatry 159: 1112–1118

Gallinat J, Bottlender R, Juckel G et al. (2000) The loudness dependency of the auditory evoked N1/P2-component as a predictor of the acute SSRI response in depression. Psychopharmacology 148: 404–411

Hegerl U, Juckel G (1993) Intensity dependence of auditory evoked potentials as indicator of central serotonergic neurotransmission – A new hypothesis. Biol Psychiatry 33: 173–187

Hegerl U, Lipperheide K, Juckel G, Schmidt LG, Rommelspacher H (1995) Antisocial tendencies and cortical sensory evoked responses in alcoholism. Alcohol Clin Exp Res 19: 31–36

Hegerl U, Bottlender R, Gallinat J, Kuss H-J, Ackenheil M, Möller HJ (1998) The serotonin syndrome scale: first results on validity. Eur Arch Psychiatry Clin Neurosci 248: 96–103

Hegerl U, Gallinat J, Juckel G (2001) Event-related potentials: do they reflect central serotonergic neurotransmission and do they predict clinical response to serotonin agonists? J Affect Disord 62: 93–100

Heninger G, Delgado P, Charney D (1996) The revised monoamine theory of depression: a modulatory role of monoamines, based on new findings from monoamine depletion experiments in humans. Pharmacopsychiatry 29: 2–11

Holsboer F (2000): Stress, hypercortisolism and corticosteroid receptors in depression: implications for therapy. J Affect Disord 62: 77–91

Jacobs BL, Azmitia EC (1992) Structure and function of the brain serotonin system. Physiol Rev 72: 165–229

Jacobs BL, van Praag H, Gage FH (2000) Adult brain neurogenesis and psychiatry: a novel theory of depression. Molecular Psychiatry 5: 262–269

Juckel G, Molnár M, Hegerl U, Csèpe V, Karmos G (1997) Auditory-evoked potentials as indicator of brain serotonergic activity – first evidence in behaving cats. Biol Psychiatry 41: 1181–1195

Juckel G, Hegerl U, Molnár M, Csèpe V, Karmos G (1999) Auditory evoked potentials reflect serotonergic neural activity – a study in behaving cats administered drugs acting on 5-HT1a autoreceptors in the dorsal raphe nucleus. Neuropsychopharmacology 21: 710–716

Juckel G, Hegerl U, Mavrogiorgou P et al. (2000) Clinical and biological findings in a case with 48-hour bipolar ultra-rapid cycling before and under valproate treatment. J Clin Psychiatry 61: 585–593

Kendler KS, Kessler RC, Walters EE, MacLean C, Neale MC, Heath AC, Eaves LJ (1995) Streeful life events, genetic liability and onset of an episode of major depression in women. Am J Psychiatry 152: 833–842

Lopez JF, Akil H, Watson SJ (1999) Neural circuits mediating stress. Biol Psychiatry 46: 1461–1471

Malberg JE, Eisch AJ, Nestler EJ, Duman RS (2000) Chronic antidepressant treatment increases neurogenesis in adult hippocampus. J Neurosci 20: 9104–9110

Murphy DL (1990) Peripheral indices of central serotonin function in human. Ann NY Acad Sci 600: 282–296

Newport DJ, Stowe ZN, Nemeroff CB (2002) Parental depression: animal models of an adverse life event. Am J Psychiatry 159: 1265–1283

Pariente CM, Miller A (2001) Glucocorticoid receptors in major depression: relevance to pathophysiology and treatment. Biol Psychiatry 49: 391–404

Ressler KJ, Nemeroff CB (2000) Role of serotonergic and noradrenergic system in the pathophysiology of depression and anxiety disorders. Depression and Anxiety 12 [Suppl 1]: 2–19

Sapolsky RM (2000) Glucocorticoids and hippocampal atrophy in neuropsychiatric disorders. Arch Gen Psychiatry 57: 925–935
Sheline YI, Sanghani M, Mintan MA, Gado MH (1999) Depression duration but not age predicts hippocampal volume loss in medically healthy woman with recurrent major depression. J Neurosci 5034–5043
Shirayama Y, Chen ACH, Duman RS (2000) Antidepressant-like effects of BDNF and NT-3 in behavioral models of depression. Abstr Soc Neurosci 2000: 26
Sullivan PF, Neale JM, Kendler KS (2000) Genetic epidemiology of major depression: a review and meta-analysis. Am J Psychiatry 157: 1552–1562
Thome J, Duman RS, Henn FA (2002) Molekulare Aspekte antidepressiver Therapie. Nervenarzt 73: 595–599
Tuchtenhagen F, Daumann J, Norra C, Gobbele R, Becker S, Pelz S, Sass H, Buchner H, Gouzoulis-Mayfrank E (2000) High intensity dependence of auditory evoked dipole source activity indicates decreased serotonergic activity in abstinent ecstasy (MDMA) users. Neuropsychopharmacology 22: 608–17

Diskussion zum Vortrag von Prof. Dr. Hegerl

PHILIPP: Ich habe in der ärztlichen Fortbildung regelmäßig das Problem, Hausärzten klarzumachen, dass sie aus psychiatrischer Sicht 90 % ihrer depressiven Patienten nicht adäquat behandeln. Verständlicherweise löse ich damit kaum Begeisterung aus. Wie würden Sie in dieser Situation argumentativ vorgehen?

HEGERL: Ich glaube, die meisten Hausärzte sind sich dieser Defizite durchaus bewusst. Aber natürlich sind sie dafür nicht allein verantwortlich. Die Gründe liegen oft außerhalb ihres Einflussbereiches, etwa im Problem der Compliance oder im Stigma psychiatrischer Erkrankungen generell. Die Betreuung depressiver Patienten ist überdies oft zeitraubend und emotional belastend. Manchmal kommt auch Suizidalität ins Spiel, was wiederum juristische Komplikationen implizieren kann.

Ich verstehe deshalb durchaus, dass sich mancher Hausarzt lieber an den ja auch immer präsenten somatischen Beschwerden orientiert. Insgesamt aber muss ich nach meiner Erfahrung den Hausärzten großes Interesse an dieser Thematik bescheinigen. Wir hatten jedenfalls nie Probleme, unsere Veranstaltungen zum Thema Depression im Rahmen des Nürnberger Büdnisses gegen Depression voll zu bekommen. Im Gegenteil – wir mussten zusätzliche Veranstaltungen anbieten.

GERKING: Wie beurteilen sie die bisherigen klinischen Erfahrungen zur kombinierten Behandlung mit selektiven Serotonin- und Noradrenalin-Reuptake-Hemmern im Vergleich zur jeweiligen Monotherapie?

HEGERL: Ob die Kombination unterschiedlich wirksamer Prinzipien tatsächlich signifikant bessere Ergebnisse liefert als die jeweilige Monotherapie, ist schwer zu beantworten. Um eine signifikante Differenz zwischen zwei wirksamen Substanzen nachzuweisen, braucht man sehr große Fallzahlen. Meines Wissens gibt es dazu bisher keine hinreichenden Daten. Insofern beruhen solche Kombinationen auf pharmakologischer Plausibilität und klinischer Erfahrung, nicht aber auf strenger Evidenz.

DEMLING: Stress führt bekanntlich zu Neuronenverlust – ein Befund, der natürlich die Frage nach seiner physiologischen Bedeutung aufwirft. Gibt es dazu irgendwelche Theorien? Zweite Frage: Bei depressiven Patienten ist das Hippokampusvolumen vermindert. Handelt es sich dabei um „State" oder „Trait"? Nimmt das Volumen also wieder zu, wenn die Phase vorüber ist, ähnlich wie das von der Nebennierenrinde bekannt ist?

Möglicherweise besteht in Stresssituationen auch eine gedankliche Einengung. Im Sinne einer „Fight-or-flight-Reaktion" wäre das ja durchaus sinnvoll. In solchen Situationen fehlt die Zeit, gründlich alle Alternativen abzuwägen, man muss vielmehr sofort eine Entscheidung treffen und ad hoc reagieren. Vielleicht wäre es ein Erklärungsansatz, dass bestimmte neuronale Verbindungen für eine solche Sofortreaktion hinderlich sind?

HEGERL: Diese Vermutung entspricht Spekulationen, dass das depressive „Eingemauertsein" auch etwas mit einer veränderten Neuroplastizität zu tun hat, und dass die verminderte Neuroplastizität in diesem Bereich verhindert, dass dieser Zustand wieder überwunden werden kann. Aber auch das ist spekulativ.

Zum Hippokampusvolumen: Zurzeit diskutiert man beide Interpretationsmöglichkeiten. Befunde, wonach auch Ersterkrankte bereits Volumenminderungen aufweisen, vor allem in der weißen Substanz, könnten darauf hinweisen, dass es sich hier um einen „Trait" handelt, also um einen Vulnerabilitätsfaktor, der vielleicht durch frühe Lebensereignisse bedingt ist.

KAPITEL 4

Depression: Therapeutische Möglichkeiten „State of the Art" und „Unmet Needs"

F. MÜLLER-SPAHN, A. H. BULLINGER

Internationale Studien haben gezeigt, dass mehr als ein Drittel der Bevölkerung einmal im Leben an einer psychischen Erkrankung leidet (Überblick: Gaebel u. Müller-Spahn 2002). Im Weltbankreport werden unter den zehn häufigsten zur Behinderung führenden Erkrankungen fünf psychiatrische Erkrankungen genannt (unipolare Major Depression an erster Stelle, Alkoholmissbrauch, bipolare affektive Störungen, Schizophrenie und Zwangsstörungen). Berechnungen der Weltgesundheitsbehörde zufolge werden psychische Störungen in den nächsten 20 Jahren eine zunehmend wichtigere Rolle unter den Erkrankungen mit verlorenen Lebensjahren – aufgrund von vorzeitigem Tod oder Behinderung – spielen, Depressionen dabei sogar auf den zweiten Rangplatz vorrücken.

Antidepressive Therapie

Die Einführung der Psychopharmaka in den 50er-Jahren des vergangenen Jahrhunderts bedeutete einen enormen Fortschritt in der Behandlung psychischer Störungen. Sie haben wesentlich zu einem höheren Grad an Autonomie, einer deutlich besseren sozialen Integration, einer Verkürzung der stationären Behandlungsdauer und einer Entlastung der Angehörigen sowie einer Verbesserung der Lebensqualität beigetragen. Die Aufklärung ihrer Wirkmechanismen im Gehirn hat unser Verständnis über Ursachen und Entstehungsbedingungen psychischer Störungen wesentlich erweitert. So konnte z. B. die klinische Wirksamkeit von serotoninwiederaufnahmehemmenden Substanzen bei der Behandlung von Depressionen, Angst- und Zwangsstörungen eindrucksvoll empirisch wissenschaftlich belegt werden. Im Gegensatz zur ausschließlichen Symptomsuppression gilt heute vor allem die Verbesserung der Lebensqualität als vorrangiges Behandlungsziel. Die rasante Entwicklung der Grundlagenwissenschaften, insbesondere der Molekularbiologie, der Genetik, der Neuroinformatik und der modernen strukturellen und funktionellen Bildgebung, haben unser Wissen über den Einfluss von Anlagefaktoren, psychosozialer Erfahrung und von Lernprozessen auf die neuronale Plastizität beträchtlich erweitert und zu einem wesentlich besseren Verständnis psychischer Funktionen bzw. Störungen im Kontext mit komplexen biologischen Prozessen im Gehirn weiterentwickelt. Dennoch verfügen wir heute kaum über schlüssige biologische ätiopathogenetische Konzeptionen, die die Entwicklung innovativer ursachenorientierter Psychopharmaka ermöglichen. Mit der Entdeckung der Wirkung von Antidepressiva auf First-, Second- und seit kurzem auch auf Third-Messenger-Systeme rückt ein derartiger Durchbruch in greifbare Nähe. Neue Befunde weisen bei einer Subgruppe depressiver Patienten auf eine Rarefizierung der Dentritenbäume in für die Affektregulation wichtigen Hirnstrukturen hin, die sich unter Behandlung mit Antidepressiva über eine Aktivierung spezifischer neurotroper Faktoren morphologisch wieder rekonstruieren.

Mit Blick auf die jüngsten Forschungsergebnisse im Bereich der Neuropsychologie, der Molekularbiologie und modernen Bildgebung sowie der experimentellen Psychopathologie ist zukünftig mit einem Paradigmenwechsel in der psychiatrischen Diagnostik zu rechnen. Die traditionellen Klassifikationssysteme DSM-IV und ICD-10 basieren im Wesentlichen auf Ein- und Ausschlusskriterien ohne ätiopathogenetische Implikationen und daraus ableitbaren Therapiestrategien. Das primäre Ziel zukünftiger diagnostischer Konzeptionen liegt in der Verbesserung der Phäno- und Genotypisierung. Diese umfasst im Bereich der Phänotypisierung die Entstehungs- und Verlaufsdynamik sowie die Ergebnisse der experimentellen Psychopathologie, im Bereich der psychologischen Phänotypisierung die Einbeziehung psychosozialer Einflüsse, protektiver Mechanismen, von Coping-Strategien sowie individueller Persönlichkeitsprofile, auf neurobiologischer Ebene die Durchführung moderner bildgebender Verfahren, molekularbiologischer und biochemischer Analysen sowie auf neuropsychologischer Ebene die Durchführung von Testverfahren, die unter anderem eine Abschätzung der individuellen biologischen Ressourcen zur Bewältigung kognitiver Aufgaben ermöglichen. Mit Hilfe der Genotypisierung soll die Identifizierung von Kandidatengenen für bestimmte psychische Störungen und deren Subtypen erleichtert werden; die Identifizierung von Slow- und Rapid-Metabolizern sowie genetischen Polymorphismen, z. B. bei Serotonintransporterproteinen, hätte beträchtliche therapeutische Konsequenzen.

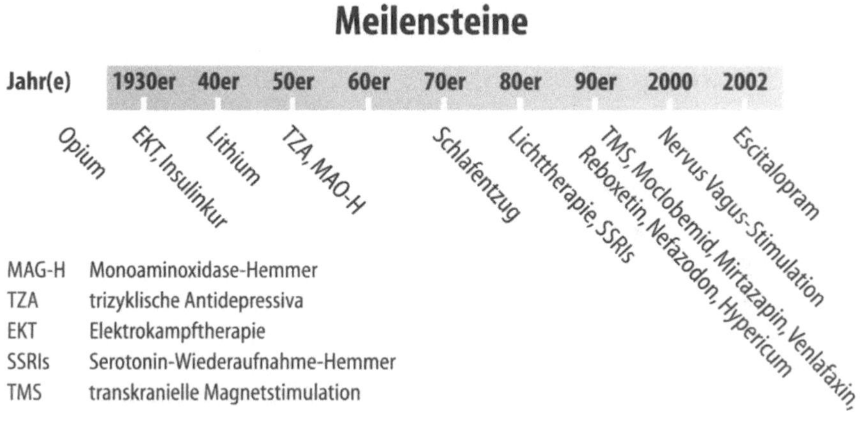

Meilensteine

Jahr(e)	1930er	40er	50er	60er	70er	80er	90er	2000	2002
	Opium	EKT, Insulinkur	Lithium	TZA, MAO-H	Schlafentzug	Lichttherapie, SSRIs	TMS, Moclobemid, Reboxetin, Nefazodon, Mirtazapin, Hypericum	Nervus Vagus-Stimulation, Venlafaxin	Escitalopram

MAG-H   Monoaminoxidase-Hemmer
TZA   trizyklische Antidepressiva
EKT   Elektrokampftherapie
SSRIs   Serotonin-Wiederaufnahme-Hemmer
TMS   transkranielle Magnetstimulation

Abb. 4.1. Biologische antidepressive Therapieverfahren

Die Ära der Antidepressiva begann 1957 mit der Beschreibung der antidepressiven Wirksamkeit der trizyklischen Substanz Imipramin durch den Schweizer Psychiater Roland Kuhn. Dies war die Geburtsstunde der Antidepressiva. In der Folgezeit wurden zahlreiche neue Substanzen entwickelt, die im Wesentlichen eine vergleichbare antidepressive Wirksamkeit aufwiesen. In Abb. 4.1 sind die wichtigsten Meilensteine in der Entwicklung biologischer antidepressiver Therapiestrategien skizzenhaft zusammengestellt.

Als Wirkprinzip dieser traditionellen Antidepressiva wird die Aktivierung des noradrenergen und/oder serotoninergen Systems angenommen. In kontrollierten, randomisierten Doppelblindstudien zeigten ca. 60–70 % der initial mit Antidepressiva behandelten Patienten und etwa 35 % der Patienten unter Plazebo eine ausreichende klinische Besserung innerhalb von 4–8 Wochen. Unerwünschte Nebenwirkungen, eine relativ lange Wirklatenz im Sinne einer substanziellen Stimmungsaufhellung von bis zu drei Wochen sowie eine unzureichende bis fehlende klinische Wirksamkeit bei bis zu 30 % der behandelten Patienten führten zur Suche nach neuen effektiveren und besser verträglichen Substanzen. Dabei wurden in Anlehnung an die traditionellen biologischen Modelle der Depression spezifische serotonin- und/oder noradrenalinaktivierende Substanzen entwickelt. Im Gegensatz zu den traditionellen Antidepressiva werden bei diesen Substanzen α-adrenerge, cholinerge und histaminerge Neuronenverbände in wesentlich geringerem Umfang beeinflusst. Damit treten unerwünschte Begleiteffekte wie orthostatische Dysregulationen, Mundtrockenheit, Obstipation, kognitive Störungen, Sedierung und Gewichtszunahme sowie Veränderungen der Erregungsleitung am Herzen seltener auf. Auch ist die therapeutische Breite bei dieser neuen Substanzgeneration wesentlich größer, d. h. das Intoxikationsrisiko ist bei Überdosierung beträchtlich geringer. Dagegen können Nebenwirkungen in Form von Übelkeit, Unruhe, Kopfschmerzen, Hyperhidrosis und Schlafstörungen – meist vorübergehend – auftreten.

Neue pharmakologische Strategien zielen auf die Entwicklung von rezeptorsubtypenspezifischen Agonisten, auf die Beeinflussung von Neuropeptidrezeptoren, auf die Modulation anderer Neurotransmittersysteme (z. B. GABAerges und glutamaterges System) sowie auf intrazelluläre Messenger-Systeme (z. B. BDNF) ab.

So konnten z. B. in Stressuntersuchungen eine erhebliche Down-Regulation des Brain-Derived Neurotrophic Factor (BDNF) sowie eine Atrophie und ein Neuronenverlust im Hippokampus nachgewiesen werden. Unter antidepressiver Therapie wurde eine Hochregulation der Expression von BDNF im Hippokampus und im frontalen Kortex beobachtet (Shirayama et al. 2002).

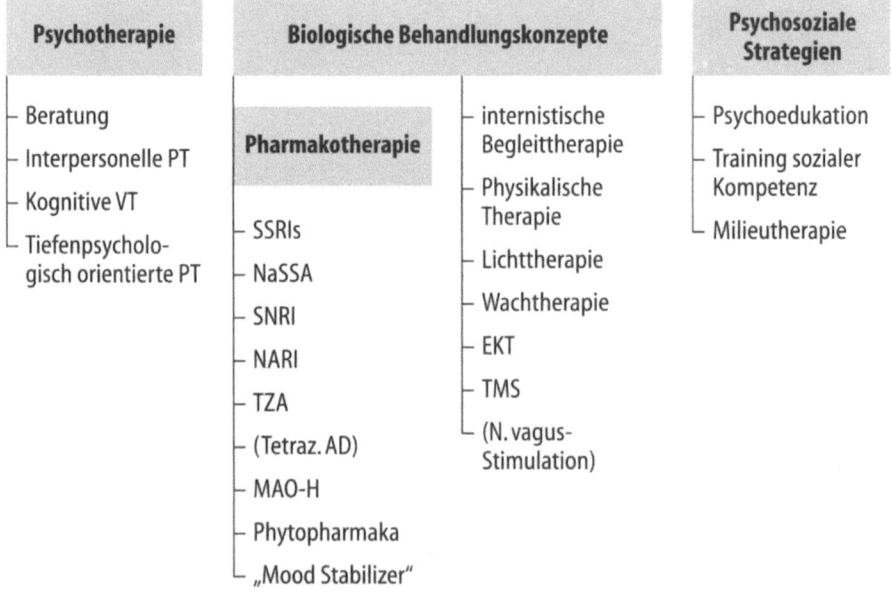

Abb. 4.2. Behandlung depressiver Störungen

Die Erkenntnis, dass sowohl genetische als auch psychologische und soziale Faktoren in unterschiedlichem Ausmaß zur Manifestation einer depressiven Symptomatik beitragen, führte zur Formulierung des integrativen biopsychosozialen Krankheitsmodells psychischer Störungen. Die Behandlung depressiver Syndrome orientiert sich deshalb in erster Linie an dieser mehrdimensionalen Krankheitskonzeption und umfasst im Sinne eines ganzheitlichen Therapiekonzeptes unterschiedliche Strategien (Abb. 4.2).

In Tabelle 4.1 sind die wichtigsten derzeit verfügbaren modernen Antidepressiva mit ihrem pharmakologischen Wirkprofil und den üblichen Tagesdosierungen aufgelistet.

Tab. 4.1. Neuere Antidepressiva

Klasse	Substanz	Handelsname	Dosierung [mg]
Selektive Serotoninwiederaufnahmehemmer	Citalopram	Cipramil	20–60
		Sepram	
	Fluvoxamin	Fevarin	100–300
	Fluoxetin	Fluctin	20–60
	Paroxetin	Seroxat	20–60
		Tagonis	
	Sertralin	Zoloft	50–200
		Gladem	
	Escitalopram	Cipralex	10–20
Reversible Monoaminooxidase-A-Hemmer (RIMA)	Moclobemid	Aurorix	150—600
Selektive Serotonin- und Noradrenalinwiederaufnahmehemmer (SNRI)	Venlafaxin	Trevilor	75–225
Noradrenerge und spezifisch serotonerge Antidepressiva (NaSSA)	Mirtazapin	Remergil	15–45
Selektive Noradrenalinwiederaufnahmehemmer (NARI)	Reboxetin	Edronax	2–8
Phytopharmaka	Johanniskraut	Jarsin	600–900

Die neue Generation von Antidepressiva zeigt insgesamt eine günstigere Nutzen-Risiko-Relation. In ihrer globalen Wirksamkeit besteht in der Regel kein Unterschied zwischen den einzelnen Substanzen. Das unterschiedliche pharmakologische Wirkprofil äußert sich in unterschiedlicher Verträglichkeit. Klinisch wird heute im Wesentlichen zwischen Antidepressiva mit sedierender Wirkkomponente und solchen ohne Sedierung unterschieden. Das klassische Indikationsspektrum der Antidepressiva wurde in den vergangenen 20 Jahren deutlich erweitert (Angststörungen, Zwangsstörungen, Schlafstörungen, Schmerzsyndrome, prämenstruell-dysphorisches Syndrom, Persönlichkeitsstörungen). Die wissenschaftliche Datenlage ist hierzu zum Teil nicht ausreichend.

Unmet Needs

Ungeachtet der rasanten Entwicklung in den Grundlagenwissenschaften und unseres Verständnisses über die Wirkungsweise von Antidepressiva sind noch viele Fragen ungeklärt bzw. bedürfen einer weiteren wissenschaftlichen Überprüfung. Die wichtigsten Forschungsanliegen sind in Tabelle 4.2 streiflichtartig zusammengefasst.

Tab. 4.2. Depression: „Unmet Needs"

Strategie	Fragestellung	Methodik
Biologisch		
Genetik	Depression als Folge von Genmutationen	Molekularbiologie/-genetik
	Lokalisierung und Identifizierung von kausalen bzw. risikomodulierenden Genen	Genotypisierung Proteomanalyse
	→ Beurteilung des individuellen Erkrankungsrisikos und der Verlaufsprognose	
	Systematische Erforschung der molekularen Aspekte der antidepressiven Therapie	Molekularpharmakologie
	Veränderungen in der Signaltransduktion, Gentranskription und Genexpression, Steigerung der Neuroneogenese	Molekularpharmakologie
	Genetische Basis der individuellen Therapieresponse (Pharmakogenetik/ Pharmakodynamik) – Geschlechtsspezifität – Altersabhängigkeit	Molekularpharmakologie Klinische Prüfungen Experimentelle Psychopathologie
	→ Klinische Relevanz: Differentialindikationen – Wirksamkeit – Verträglichkeit – Prognose	
	Wechselwirkung Gen–Umwelt	Molekulargenetik
	→ Einfluss psychosozialer Determinanten auf die Genexpression	
Stressforschung	Einfluss von Stress auf kognitive Funktionen und emotionales Erleben (dispositionelle Stresstoleranz, protektive Faktoren)	Neuropsychologie Neuroimaging Neuroendokrinologie Psychoimmunologie Neurochemie Neurophysiologie
Kognitions-/ Emotionsforschung	Hirnfunktionale Korrelate depressiver und kognitiver Dysfunktionen	Neuropsychologie Neurophysiologie Neuroimaging
Psychopharmakologie	Differentialindikation von AD in Abhängigkeit von Phänotyp und Genotyp	(Experimentelle) Psychopathologie Neuroimaging
Therapieforschung	Wirkfaktoren und Therapieindikation (akut und Langzeit) von transkranieller Magnetstimulation	Neuroimaging Vergleichende Evaluation

Strategie	Fragestellung	Methodik
Therapieforschung	Überprüfung neuer Behandlungsstrategien bei Therapieresistenz	Vergleichende Evaluation Molekularpharmakologie
	Überprüfung neuer Interventionsstrategien in der Langzeitbehandlung und Rezidivprophylaxe	Vergleichende Evaluation
Psychologisch Therapieforschung	Prognoseeinschätzung und Therapie von Dysthemie und subsyndromalen Depressionen sowie komorbiden Störungen	Vergleichende Evaluation
	Einfluss depressiver Störungen auf die Entwicklung und den Verlauf somatischer Erkrankungen sowie auf das Gesundheitsverhalten	Längsschnittstudien Psychoimmunologie Vergleichende Evaluation
Indikationsforschung	Differentielle Indikation unterschiedlicher Psychotherapieverfahren Prädizierbarkeit des Therapieerfolgs	Vergleichende Evaluation
Outcome-Forschung	Rezidivprophylaxe mit psychotherapeutischen Verfahren (Vergleich mit Psychopharmaka, Kombinationsstrategien) bei depressiven Störungen	Langzeitstudien mit vergleichender Evaluation
Wirkforschung	Einfluss psychotherapeutischer Verfahren auf den Hirnstoffwechsel und peripher messbare physiologische und biochemische Variablen	Funktionelles Neuroimaging Neurochemie Computergenerierte virtuelle Umgebungen als Testparadigma
Aufklärungsforschung	Untersuchung suizidpräventiver Schulungsprogramme	Vergleichende Evaluation
	Mittel- und langfristige Auswirkungen von Aufklärungskampagnen in der breiten Öffentlichkeit	Awareness- und Antistigmaprogramme

Die Optimierung der Phäno- und Genotypisierung psychischer Störungen ist mit der Hoffnung auf die Entwicklung innovativer kausalorientierter Therapiestrategien verknüpft. Dies soll am Beispiel der Therapieresistenz und der Subtypisierung depressiver Störungen kurz erläutert werden. Etwa 30–40 % der Patienten mit einer depressiven Störung sprechen auf die Erstbehandlung mit Antidepressiva nicht zufriedenstellend an (Fagiolini u. Kupfer 2003; Fava 2003). Bis zu 20 % remittieren auch nach zweijähriger Behandlungsdauer nicht ausreichend und ca. 10 % bleiben trotz vielfacher therapeutischer Interventionen depressiv. Möglicherweise liegt diesen Krankheitsverläufen eine Störung der adulten hippokampalen Neuroneogenese bzw. eine umfassenden Störung der neuronalen Plastizität zugrunde (Kempermann u. Kronenberg 2003). Die Ergebnisse verschiedener klinischer Studien weisen darauf hin, dass bestimmte Subtypen depressiver Störungen unterschiedlich auf eine antidepressive Therapie ansprechen (Fagiolini u. Kupfer 2003). Dies wurde bei „atypischen" Depressionen, Depressionen mit psychotischer Symptomatik (Rothschild 2003), bipolaren Depressionen (Keck et al. 2003), Depressionen auf dem Boden einer Persönlichkeitsstörung, Depressionen im Zusammenhang mit weiteren psychischen Störungen wie Angst- und Zwangsstörungen sowie Abhängigkeitserkrankungen und Depressionen im Zusammenhang mit somatischen Erkrankungen, wie z. B. Parkinson-Erkrankung und Alzheimer-Krankheit, berichtet. Als weitere Einflussfaktoren auf das therapeutische Ansprechen gelten das unterschiedliche Lebensalter (Charlson u. Peterson 2002; Charney et al. 2003), pharmakokinetische und pharmakodynamische Besonderheiten, morphologische Veränderungen im Gehirn (z. B. degenerative Veränderungen), Interaktionen mit anderen Pharmaka, die richtige Diagnosestellung, eine angemessene Therapie bezüglich Dauer und Dosis von Antidepressiva, der Einsatz geeigneter Psychotherapieverfahren sowie die Krankheitskonzeption des Patienten und seine Compliance.

Auch ein anderer Aspekt sollte hinsichtlich der zukünftigen Forschungsstrategien nicht unerwähnt bleiben. Bisher standen im Wesentlichen Forschungskonzeptionen im Vordergrund, die sich auf die Aufklärung pathogener Mechanismen bezogen haben. Seit einigen Jahren hat eine neue Forschungsrichtung erheblich an Bedeutung gewonnen. Sie befasst sich mit salutogenetischen Modellen, d. h. mit individuellen Coping-Strategien und Stresstoleranz und damit den protektiven Mechanismen, die die Entwicklung einer psychischen Störung verhindern bzw. abmildern können. Hier liegt noch ein erheblicher Forschungsbedarf vor.

Zusammenfassung

Die neue Generation von Antidepressiva zeigt eine deutlich günstigere Nutzen-Risiko-Relation. In ihrer globalen Wirksamkeit besteht zwischen den meisten Antidepressiva kein Unterschied. Das klassische Indikationsspektrum der Antidepressiva wurde in den vergangenen Jahrzehnten deutlich erweitert (Angststörungen, Zwangsstörungen, Schlafstörungen, Essstörungen, Schmerzsyndrome, prämenstruell-dysphorisches Syndrom, Persönlichkeitsstörungen). Die wissenschaftliche Datenlage, insbesondere zu den Essstörungen, prämenstruellen Syndromen und Persönlichkeitsstörungen, erlaubt noch keine eindeutigen Schlussfolgerungen. Das unterschiedliche pharmakologische Wirkungsprofil äußert sich in unterschiedlicher Verträglichkeit. Klinisch wird heute im Wesentlichen zwischen Antidepressiva mit sedierender Wirkkomponente und solchen ohne Sedierung unterschieden.

Literatur

Charlson M, Peterson JC (2002) Medical comorbidity and late life depression: What is known and what are the unmet needs? Biol Psychiatry 52: 226–235

Charney DS, Reynolds CF Jr, Lewis L et al. (2003) Depression and bipolar support alliance consensus statement on the unmet needs in diagnosis and treatment of mood disorders in late life. Arch Gen Psychiatry 60: 664–672

Fagiolini A, Kupfer DJ (2003) Is treatment-resistant depression a unique subtype of depression? Biol Psychiatry 53: 640–648

Fava M (2003) Diagnosis and definition of treatment-resistant depression. Biol Psychiatry 53: 649–659

Gaebel W, Müller-Spahn F (2002) Diagnostisch-therapeutischer Prozess in der Psychiatrie: Grundprinzipien. In: Gaebel W, Müller-Spahn F (Hrsg) Diagnostik und Therapie psychischer Störungen. Kohlhammer, Stuttgart, S 3–72

Keck Jr PE, Nelson EB, McElroy SL (2003) Advances in the pharmacologic treatment of bipolar depression. Biol Psychiatry 53: 671–679

Kempermann G, Kronenberg G (2003) Depressed new neurons – adult hippocampal neurogenesis and a cellular plasticity hypothesis of major depression. Biol Psychiatry 54: 499–503

Rothschild AJ (2003) Challenges in the treatment of depression with psychotic features. Biol Psychiatry 53: 680–690

Shirayama Y, Chen AC, Nakagawa S, Russell DS, Duman RS (2002) Brain derived neurotrophic factor produces antidepressant effects in behavioral models of depression. J Neurosci 22: 3251–3261

Thase M (2003) New approaches to managing difficult-to-treat depressions. J Clin Psychiatry 64 [Suppl 1]: 3–4

Diskussion zum Vortrag von Prof. Dr. Müller-Spahn

SCHMAUSS: Welche Rolle spielt Johanniskraut in der Schweiz in einer eher niedrigen Dosierung von 600–900 mg? Zweite Frage: Wie beurteilen Sie die Buspiron-Augmentation? Schließlich ein Hinweis: Nefadar wirkt in Dosierungen zwischen 100 und 400 mg sicherlich nicht antidepressiv.

MÜLLER-SPAHN: Johanniskraut wird auch in der Schweiz relativ häufig verschrieben. Es spielt eine Rolle bei eher leichten bis mittelgradigen depressiven Störungen, also bei depressiven Befindlichkeitsstörungen mit beginnenden funktionellen Beschwerden. Es wird auch von Patienten, die ein bestimmtes Krankheitskonzept mitbringen, als „Naturheilmittel" favorisiert.

Buspiron, als neues Anxiolytikum ohne Abhängigkeitsprofil eingeführt, benötigt eine gewisse Zeit, bis die anxiolytische Wirkung einsetzt. Es eignet sich meines Erachtens in erster Linie für Angstpatienten mit starker Angstkomponente und hohem Risiko für eine Tranquilizerabhängigkeit. Ich verwende es praktisch nicht.

Nefazodon besitzt meiner Ansicht nach einen gewissen Stellenwert in der Behandlung von Schlafstörungen im Rahmen depressiver Syndrome. Ich würde es persönlich nicht als Mittel erster Wahl bei mittelschweren bis schweren Depressionen einsetzen.

KAPITEL 5

Migräne: Komorbidität sowie aktuelle physiologische und therapeutische Konzepte

A. STRAUBE

Zusammenfassung

In den letzten Jahren wurde durch mehrere bevölkerungsbezogene epidemiologische Studien sowie Fall-Kontroll-Studien eine Reihe von Komorbiditäten zwischen der Migräne und anderen Erkrankungen wahrscheinlich gemacht. Am häufigsten konnte dieses für psychiatrische Erkrankungen wie Depression, Angsterkrankungen und soziale Phobien bestätigt werden, sichere Zusammenhänge finden sich aber auch für Migräne und Schlaganfall, verschiedene Schwindelformen und Fibromyalgiesyndrom. Parallel dazu konnten einige wesentliche pathophysiologische Mechanismen der Migräne gefunden werden, einerseits wird eine passagere Störung von Ionenkanälen als eine Ursache der Migräne angenommen, andererseits finden sich Hinweise, die für eine primäre Reizverarbeitungsstörung und nachfolgende kortikale Funktionsstörung mit „spreading depression" als primäre Ursache sprechen. Gemeinsame Endstrecke ist eine Aktivierung des trigemino-vaskulären Systems mit Induktion einer aseptischen Entzündung in den Gefäßwänden der großen duralen Blutleitern.

Therapeutisch konnte in den letzten Jahren die überlegene Wirksamkeit der 5-HT1b/d-Rezeptoragonisten („Triptane") bei ausgezeichneter Verträglichkeit wiederholt gezeigt werden. Neben den Triptanen in der Attackentherapie stellten sich auch die Antikonvulsiva Topiramat und Valproinsäure als in der Prophylaxe wirksam heraus.

In den letzten Jahren wurde durch verschiedene epidemiologische Studien nachgewiesen, dass die Migräne eine Erkrankung ist, die mit einer Reihe von anderen Erkrankungen überzufällig häufig vergesellschaftet ist. Für eine Reihe dieser Komorbiditäten gibt es bisher keine Erklärungen, für andere wiederum lassen sich auf dem Boden neuerer genetischer Befunde und bestehender pathophysiologischer Konzepte mögliche Erklärungskonzepte formulieren. Für den täglichen Umgang wichtig ist, dass aus einigen dieser Komorbiditäten direkte klinische Konsequenzen erwachsen. Grob lassen sich diese in folgende Gruppen einteilen.

Komorbidität

- Psychiatrische Erkrankungen (z. B. Depression, Zwangs- und Angsterkrankung),
- vaskuläre Erkrankungen (Schlaganfall, CADASIL, Antiphospholipid-Antikörper-Syndrom, Dissektionen),
- andere (Epilepsie, M. Menière, Asthma bronchiale).

Psychiatrische Erkrankungen

Verschiedene epidemiologische Studien zeigten eine Assoziation zwischen Migräne und Depression (z. B. Merinkangas et al. 1988). Spätere Studien zeigten, dass eine Migräne mit einem dreifach erhöhten Risiko einer sich später manifestierenden Depression, aber auch umgekehrt eine Depression (major depression) mit einem dreifach erhöhten Risiko einer Migräne einhergeht. Für starke, nichtmigränöse Kopfschmerzen fand sich aber nur ein erhöhtes Risiko, wenn sich zuerst die Depression manifestierte (Breslau et al. 2000). Weitere Studien unterstützen diese Ergebnisse, dass es sich dabei um eine spezifische Assoziation von Migräne und Depression handelt. So fand Fasmer (2001) ein spezifisch erhöhtes Risiko für unipolare Depression (46 %) bzw. bipolare Typ-II- (77 %) und bipolare Typ-I- (14 %) Psychosen nach DSM-IV und Migräne, wobei der stark erhöhte Anteil von Migräne mit Aura auffiel. Weitere Assoziationen wurden auch mit Angsterkrankungen, generalisierter Angst und sozialen Phobien gesehen, wobei die Angsterkrankungen relativ häufiger dem Beginn der Migräne vorausgehen (Merinkangas et al. 1990).

Neben diesen psychiatrischen Erkrankungen wird schon lange von einer Migränepersönlichkeit gesprochen, wobei die Literatur diesbezüglich weniger eindeutig ist. Die meisten Studien finden aber eine Beziehung zwischen Migräne und Neurotizismus (Übersicht in: Breslau u. Rasmussen 2001).

Mögliches pathophysiologisches Bindeglied zwischen psychiatrischen Erkrankungen und Migräne könnte eine mehr generalisierte Störung im Serotoninstoffwechsel sein.

Vaskuläre Erkrankungen

In der berühmten „Physician's Health Study" war unter den 22.071 männlichen Teilnehmern das Risiko einen Schlaganfall zu bekommen bei den Personen mit Migräne zweifach höher (Buring et al. 1995). Weitere Studien, z. T. als Fall-Kontroll-Studien angelegt, zeigten dann relativ homogen ein erhöhtes Risiko eines ischämischen Schlaganfalles für insbesondere jüngere Frauen (Übersicht in Schwaag u. Evers 2002). Dabei fand sich das höchste Risiko bei der Kombination von Migräne mit Aura, oralen Antikonzeptiva und Rauchen; Migräne ohne Aura führte zu einer kleineren Risikoerhöhung. Allgemeiner Konsens ist, dass Frauen unter dem 45. Lebensjahr mit einer Migräne ohne Aura unbedingt ein Verzicht auf Nikotin angeraten ist. Inwieweit Migräne ein eigenständiges Risiko bei älteren Patienten für einen Hirninsult darstellt, ist umstritten, neuere Studien finden keine Assoziation (Mosek et al. 2001). Ferrari stellte auf dem EFNS-Kongress 2002 in Wien erste Daten einer bevölkerungsbasierten Kernspinstudie vor, in der sich statistisch signifikant häufiger Marklagerläsionen bei Frauen mit einer Migräne fanden als in der Kontrollgruppe. Die Läsionen waren insbesondere im vertebrobasilären Strombahngebiet lokalisiert. Weitere Assoziationen zwischen Migräne und potentiell vaskulären Erkrankungen werden diskutiert für Sinus-Venen-Thrombose (Schwaag, pers. Mitteilung), Dissektionen der hirnversorgenden Gefäße (Tzourio et al. 2002), Hirnangiome, offenes Foramen ovale (Sztajzel et al. 2002), MELAS-Syndrom (Breslau u. Rasmussen 2001), CADASIL (Breslau u. Rasmussen 2001) sowie den Schlaganfallrisikofaktoren Antiphospholipidantikörpersyndrom (Straube et al. 1998) sowie APC-Resistenz (Übersicht in Schwaag u. Evers 2002).

Als pathophysiologisches Korrelat des erhöhten Schlaganfallrisikos, insbesondere bei der Migräne mit Aura, wird die Oligämie während der Migräneattacke angesehen, ob diese auch für den als selten angesehenen migränösen Infarkt verantwortlich ist, ist nicht unumstritten.

Weitere Erkrankungen

Das paroxysmale Auftreten der Migräne hat schon immer eine Nähe zur Epilepsie vermuten lassen und tatsächlich fanden verschiedene epidemiologische Studien eine Assoziation mit leicht erhöhtem Risiko an einer Migräne zu leiden, wenn gleichzeitig eine Epilepsie besteht bzw. umgekehrt (Übersicht in Leniger u. Hufnagel 2000). Die Prävalenz, an einer Epilepsie zu erkranken, liegt bei Patienten mit einer Migräne bei 5,6 % im Vergleich zu 0,5–0,9 % in der übrigen Bevölkerung (Andermann u. Andermann 1987), andere Zahlen gehen von einer zweifach größeren Häufigkeit einer Epilepsie bei Patienten mit einer Migräne aus (Ottman u. Lipton 1994). Im Wesentlichen wird diese Komorbidität aber nur als Ausdruck einer beiden Erkrankungen zu Grunde liegenden Störung der elektrischen Stabilität von kortikaler Aktivität angesehen.

In der letzten Zeit fanden verschiedene Autoren eine Assoziation zwischen Migräne und wiederholten Drehschwindelattacken (Neuhauser et al. 2001), wobei diese z. T. als Äquivalente einer Aura oder auch als Komorbidität von M. Menière und Migräne angesehen werden (familiäres Auftreten von M. Menière und Migräne (Oliveira et al. 2002).

Weitere Assoziationen werden mit einer Reihe von allergischen Erkrankungen wie dem Asthma bronchiale beschrieben, wobei die Datenlage nicht als gesichert anzusehen ist (Übersicht in: Breslau u. Rasmussen 2001). Ähnliches gilt für so genannte Nahrungsmittelunverträglichkeiten (Übersicht in Kemper et al. 2001), wobei möglicherweise eine konkrete Beziehung zur Glutenunverträglichkeit besteht (Hadjivassiliou et al. 2001).

Für das Verständnis um die Prozesse, die zu einer Chronifizierung von Schmerzen führen, sehr interessant sind Befunde, die auch von einer Assoziation der Fribromyalgie bzw. muskuloskelettaler Schmerzen und Migräne sprechen (Peres et al. 2001; Hagen et al. 2002). Weitere Untersuchungen müssen aber noch klären, ob nicht das unspezifische Symptom Schmerz zu der Assoziation führt.

Zuletzt fand eine neuropsychologische Langzeitstudie große Beachtung, die eine schlechtere verbale Leistungsfähigkeit bei Patienten mit Migräne fand (Waldie et al. 2002) und dieses mit einer primären Anlagestörung in Verbindung brachte. Diese Befunde sind aber kritisch zu werten, da nach einer Befragung unter amerikanischen Neurologen bis zu 70 % der Neurologen an einer Migräne leiden sollen (pers. Mitteilung Silberstein) und von diesen keine Anlagestörungen bekannt sind.

Pathophysiologische Konzepte

In den letzten Jahren konnten wesentliche Beiträge zum Verständnis der Pathophysiologie der Migräne gewonnen werden, wobei das bisherige Wissen es noch nicht erlaubt, alle in den epidemiologischen Studien gesehenen Assoziationen mit anderen Krankheiten in ein Konzept einzubinden.

Im Mittelpunkt des heute gültigen Konzeptes der Migräne steht die Vorstellung einer Aktivierung des trigeminovaskulären Systems im Sinne einer neurogenen, aseptischen Entzündung im Bereich der duralen Blutgefäße. Durch eine Aktivierung noziozeptiver Primärafferenzen soll es zu einer Ausschüttung von Neuropeptiden wie Substanz P und CGRP kommen, die dann zu einer neurogenen Entzündung führen, die über eine Plasmaextravasation und Gefäßdilatation zu einer sekundären Sensibilisierung dieser nozizeptiven Afferenzen führt. Diese neurogene Entzündung stellt die pathophysiologische Endstrecke der Migräneschmerzentstehung dar. Dabei ist bis heute noch unklar, warum es zu dieser efferenten Aktivierung primärer Trigeminusafferenzen kommt (Ebersberger et al. 2001). Verschiedene z. T. konkurrierende Modelle versuchen diese zu erklären. Sehr wahrscheinlich ist eine paroxysmale Reduktion der tonischen Inhibition von Trigeminuskernstrukturen durch eine Änderung der Aktivität im Mittelhirn (PAG) dafür verantwortlich (Knight u. Goadsby 2001; Knight et al. 2002). Genau in diesen Arealen findet sich auch eine in der Migräneattacke persistierende Aktivierung (Weiller et al. 1995). Unklar ist, inwieweit diese Störung durch eine Veränderung der intrazellulären Ionenkonzentration (Kanalerkrankung) oder durch eine primär kortikale Dysfunktion bedingt ist. Für diese Annahme spricht die außerhalb der Attacke gestörte Habituation von verschiedenen evozierten Potentialen (z. B. visuellen Nacheffekten; Shepherd 2001), die als Zeichen einer gestörten Regulation der Hirnaktivität durch Hirnstammkerne angesehen wird (Abb. 5.1, 5.2). Genetische Ergebnisse, die bei einigen Formen der Migräne eine Störung der P/Q-Ca-Kanäle zeigen (Ophoff et al. 1996), unterstützen die Annahme einer primären Kanalerkrankung, wobei für die große Mehrzahl der Migränesyndrome entsprechende Ergebnisse noch fehlen.

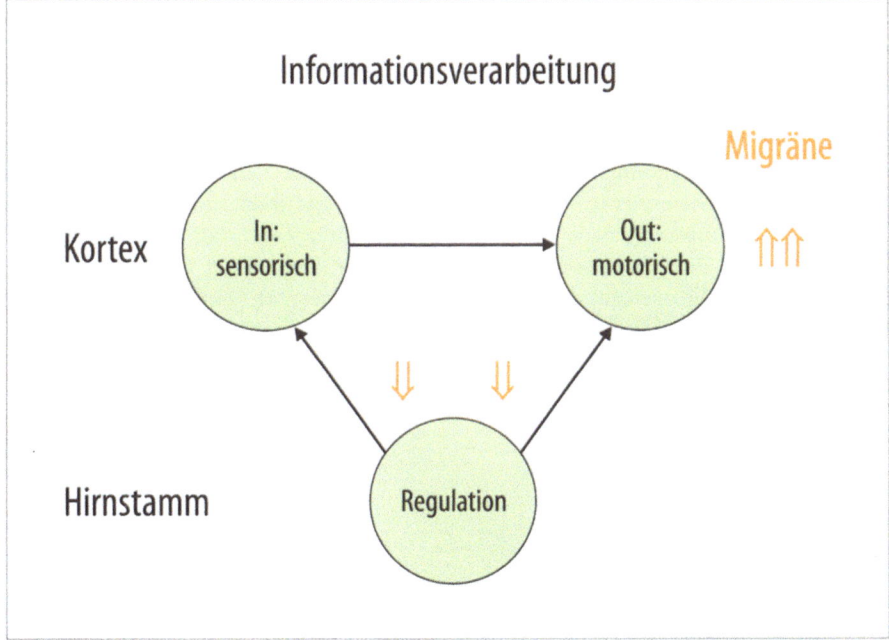

Abb. 5.1. Befunde, die eine gestörte Habituation von sensorischen Reizen zwischen den Migräneattacken zeigen, werden als Hinweis einer gestörten Kontrolle der kortikalen Informationsverarbeitung auf dem Boden einer gestörten Kontrolle durch Hirnstammkerne angesehen

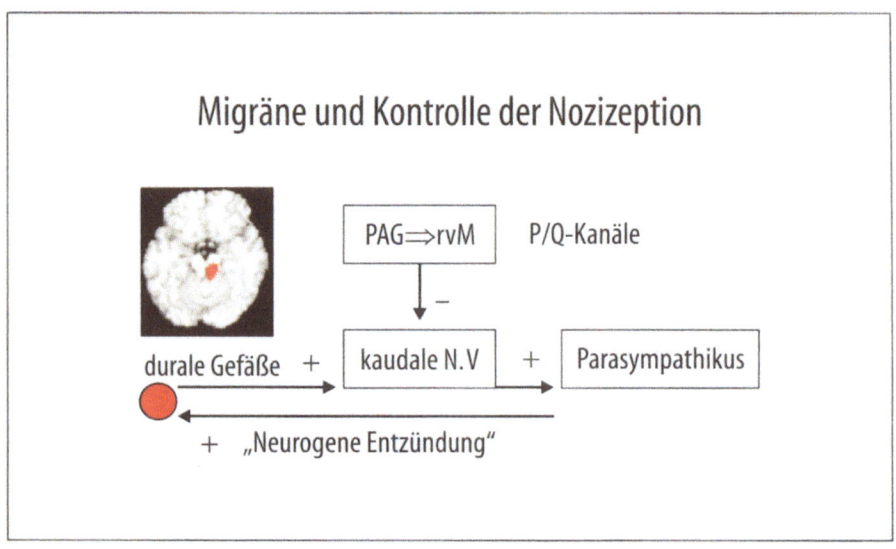

Abb. 5.2. Primärer Auslöser der Migräneattacke ist nach dieser Vorstellung eine paroxysmale Störung der deszendierenden Hemmung des kaudalen Trigeminuskernes durch das Höhlengrau (PAG) und die Raphekerne. Sekundär kommt es dann zu einer Aktivierung von efferenten Trigeminusfasern zu den duralen Blutleitern mit Induktion einer neurogenen Entzündung, die dann afferente nozizeptive Trigeminusfasern erregen (modifiziert nach Weiller et al. 1995)

Ebenso noch nicht verstanden ist der Zusammenhang zwischen Aura und Kopfschmerz, wobei z. Z. diese Prozesse als z. T. unabhängig von einander angesehen werden. Das elektrophysiologische Korrelat der Aura ist die „spreading depression", die im Tierversuch schon lange untersucht werden konnte, jetzt aber erst durch die bildgebenden Verfahren auch für den visuellen Kortex des Menschen gezeigt wurde. Andere Autoren sehen aber die „spreading depression" als den primären Beginn der Migräneattacke an, durch sie kommt es zu einer Änderung der extrazellulären Kaliumkonzentration und des pH-Wertes sowie anderer Mediatoren (z. B. NO), was wiederum zu einer Aktivierung von Trigeminusafferenzen führt. Über Axonreflexe führt diese Aktivierung von Trigeminusfasern zu einer neurogenen Entzündung im Bereich der duralen Blutgefäße mit konsekutiver Aktivierung des kaudalen Trigeminuskernes (Bolay et al. 2002). Die Aktivierung des kaudalen Trigeminuskernes führt dann zu einer sekundären Aktivierung auch parasympathischer Kerngebiete (Abb. 5.3).

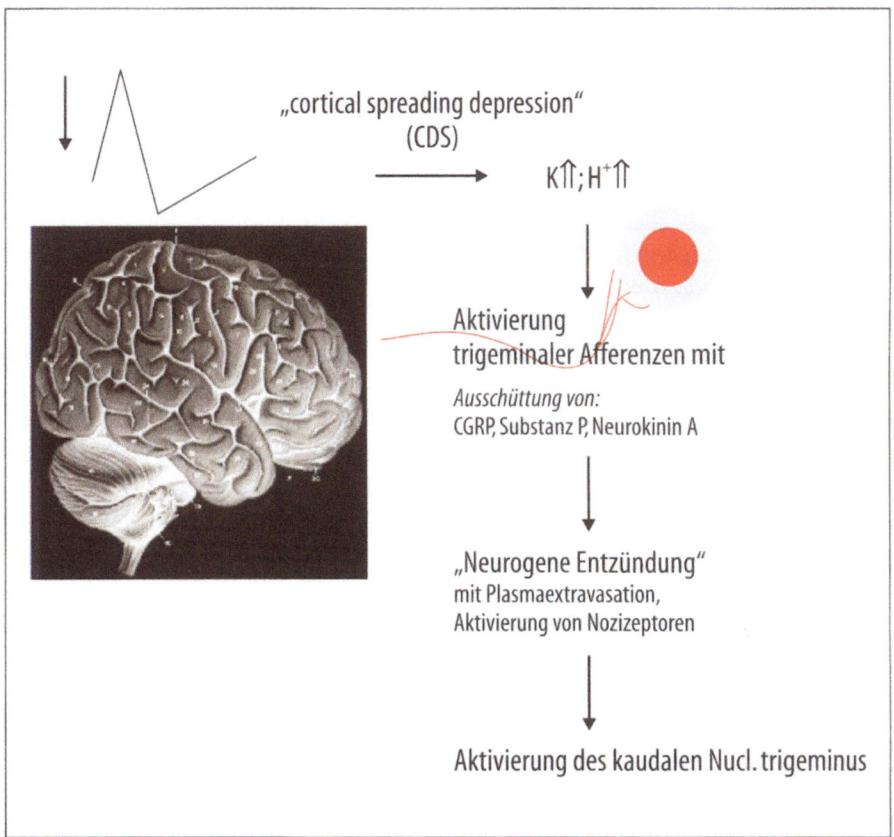

Abb. 5.3. Ein anderer Erklärungsansatz sieht primär eine „cortical spreading depression" als Ursprung der Migräneattacke an; dabei wird durch diese kortikale Funktionsstörung eine Änderung der Kaliumkonzentration NO und des pH-Wertes in der darüber liegenden weichen Hirnhaut induziert, was zu einer Aktivierung des N. trigeminus mit nachfolgender Induktion einer „neurogenen Entzündung" führt

Aktuelle Therapie

Nachdem die Entwicklungen neuer Medikamente zur akuten Therapie der Migräneattacken in den letzten Jahren im Vordergrund standen, gibt es jetzt auch neue Studienergebnisse zu Präparaten für die langfristige Migräneprophylaxe.

In der Attackentherapie hat sich zeigen lassen, dass die Berücksichtigung der Medikamentenanamnese des Patienten wie auch des Einflusses der Migräneattacken auf das tägliche Leben zu einem signifikant besseren Therapieerfolg führt als eine systematische Stufentherapie („stratified care versus stepp care"). Korrespondierend fand sich auch signifikant weniger Stundenverlust an Arbeitszeit (Lipton et al. 2000; Lipton u. Silberstein 2001). Praktische Konsequenz ist, dass Patienten mit schweren Attacken schon primär auf ein Triptan eingestellt werden sollten. Unabhängig von der gewählten Attackentherapie (NSAR versus Triptane) sollte aber die Medikation grundsätzlich frühzeitig zu Beginn des Migränekopfschmerzes eingenommen werden, da dann mit einer über alles besseren Wirksamkeit gerechnet werden kann. Weiter zeigt sich, dass ein Wiedereinsetzen der Migränekopfschmerzen nach anfänglicher Beschwerdefreiheit nicht nur nach Triptanen, sondern auch nach anderen Kopfschmerzmitteln (auch Plazebo) auftritt. Es besteht eine schwache Korrelation zwischen der Halbwertszeit der Medikation und der Häufigkeit dieses Rebound-KS. Bei ausreichender Wirksamkeit aber regelmäßigem Rebound-KS ggf. Kombination mit einem NSAR (z. B. Ibuprofen 8 h später). Die Metaanalyse aller publizierten Studien zur Wirksamkeit von Triptanen (Ferrari et al. 2001) zeigte einerseits für alle Triptane eine signifikante Wirksamkeit und zweitens bei Berücksichtigung von Wiederkehrkopfschmerz und Wirkbeginn eine relative Überlegenheit von Rizatriptan und Almotriptan.

Neben den seit Jahren in der Prophylaxe eingesetzten Betablockern und Flunarizin konnte durch randomisierte, plazebokontrollierte Doppelblindstudien auch die Wirksamkeit von Valproinsäure (Freitag et al. 2002), Gabapentin und zuletzt Topiramat nachgewiesen werden, sodass sich die Palette der Therapieoptionen deutlich erweitert hat.

Literatur

Andermann E, Andermann F (1987) In: Andermann FA, Lugaresi E (eds) Migraine and Epilepsy. Butterworths, Boston, pp 281–291
Aurora SK (2001) Pathophysiology of migraine headache. Current Pain and Headache Reports 5: 179–182
Bolay H, Reuter U, Dunn AK, Huang Z, Boas DA, Moskowitz MA (2002) Intrinsinc brain activity triggers trigeminal meningeal afferents in a migraine model. Nature Medicine 8: 136–142
Breslau N, Schultz LR, Stewart WF, Lipton RB, Lucia VC, Welch KMA (2000) Headache and major depression. Is the association specific to migraine? Neurology 54: 308–313
Breslau N, Rasmussen BK (2001) The impact of migraine: Epidemiology, risk factors, and co-morbidities. Neurology 56 [Suppl 1]: S4–S12
Buring JE, Herbert P, Romero J et al. (1995) Migraine and subsequent risk of stroke in Physicians' Health Study. Arch Neurol 52: 129–134
Ebersberger A, Schaible HG, Averbeck B, Richter F (2001) Is there a correlation between spreading depression, neurogenic inflammation, and nociception that might cause migraine headache? Ann Neurol 49: 7–13
Fasmer OB (2001) The prevalence of migraine in patients with bipolar and unipolar affective disorders. Cephalalgia 21: 894–899
Ferrari MD, Roon KI, Lipton RB, Goadsby PJ (2001) Oral triptans (serotonin 5-HT(1B/1D) agonists) in acute migraine treatment: a meta-analysis of 53 trials. Lancet 17; 358 (9294): 1668–1675
Freitag FG, Collins SD, Carlson HA et al. for the Depakote ER Migraine Study Group (2002) A randomized trial of divalproex sodium extended-release tablets in migraine prophylaxis. Neurology 58: 1652–1659
Hadjivassiliou M, Grünwald RA, Lawden M, Davies-Jones GAB, Powell T, Smith CML (2001) Headache and CNS white matter abnormalities associated with gluten sensitivity. Neurology 56: 385–388
Hagen K, Einarsen C, Zwart J-A, Svebak S, Bovim G (2002) The co-occurrence of headache and musculoskeletal symptoms amongst 51050 adults in Norway. European J Neurology 9: 527–533
Kemper RHA, Meijler WJ, Korf J, Ter Horst GJ (2001) Migraine and function of the immune system: a meta-analysis of clinical literature published between 1966 and 1999. Cephalalgia 21: 549–557
Knight YE, Goadsby PJ (2001) The periaqueductal grey matter modulates trigeminovascular input: a role in migraine? Neuroscience 106: 793–800
Knight YE, Bartsch T, Kaube H, Goadsby PJ (2002) P/Q-type calcium-channel blockade in the periaqueductal gray facilitates trigeminal nociception: a functional genetic link for migraine? J Neurosci RC213
Leniger T, Hufnagel A (2000) Epilepsie und Migräne: Komorbidität oder zufällige Koinzidenz. Psycho 26: 440–442
Lipton RB, Stewart WF, Stone AM et al. (2000) Stratified care versus step care strategies for migraine. JAMA 284:2599–2605.
Lipton RB, Silberstein SD (2001) The role of headache-related disability in migraine management. Implications for headache treatment. Neurology 56: S35–S42

Merikangas KR, Risch NJ, Merinkangas JR, Weissman MM, Kidd KK (1988) Migraine and depression: association and familial transmission. J Psychiatr Res 22: 119–129
Merikangas KR, Angst J, Isler H (1990) Migraine and psychopathology. Results of the Zurich cohort study of young adults. Arch Gen Psychiatry 47: 849–853
Mosek A, Marom R, Korcyn AD, Bornstein N (2001) A history of migraine is not a risk factor to develop an ischemic stroke in the elderly. Headache 41: 399–401
Neuhauser H, Leopold M, von Brevern M, Arnold G, Lempert T (2001) The interrelations of migraine, vertigo, and migrainous vertigo. Neurology 56: 436–441
Oliveira CA, Ferrari I, Messias CI (2002) Occurrence of familial Meniere's syndrome and migraine in Brasilia. Ann Oto Laryngol 111: 229–236
Peres MFP, Young WB, Kaup AO, Zukerman E, Silberstein SD (2001) Fibromyalgia is common in patients with transformed migraine. Neurology 57: 1326–1328
Ophoff RA, Terwindt GM, Vergouwe MN et al. (1996) Familial hemiplegic migraine and episodic ataxia type-2 are caused by mutations in the CA2-channel gene CACNL1A4. Cell 87: 543–552
Ottmann u. Lipton 1994
Schwaag S, Evers S (2002) Assoziation von Migräne und Schlaganfall. Nervenheilkunde 21: 290–295
Shepherd AJ (2001) Increased visual after-effects following pattern adaptation in migraine: a lack of intracortical excitation? Brain 124: 2310–2318
Straube A, Padovan CS, Förderreuther S, Wick M (1998) Antinukleäre- und Anticardiolipinantikörper bei primären Kopfschmerzen. Schmerz 12: 342–346
Sztajzel R, Genoud D, Roth S, Mermillod B, Le Floch-Rohr J (2002) Patent foramen ovale, a possible cause of symptomatic migraine: A study of 74 patients with acute ischemic stroke. Cerebrovascular dis 13: 102–106
<referTzourio C, Benslamia L, Gullion B, Aïdi S, Bertrand M, Berthet K, Bousser MG (2002) Migraine and the risk of cervical artery dissection: A case-control study. Neurology 59: 435–437
Waldie KE, Hausmann M, Milne BJ, Poulton R (2002) Migraine and cognitive function: a life-course study. Neurology 59(6): 904–908
Weiller C, May A, Limmroth V et al. (1995) Brain stem activation in spontaneous human migraine attacks. Nature Medicine 1: 658–660

Diskussion zum Vortrag von Prof. Dr. Straube

HUMMEL: Eine Ergänzung: Bei Migränekranken können nicht nur depressive, sondern auch psychotische Symptome auftreten. Insbesondere bei Basilarismigränen finden sich familiär gehäuft länger anhaltende psychotische Symptome, die so im Vordergrund stehen können, dass die Patienten zunächst in der Psychiatrie landen.

STRAUBE: Bei der zum Glück relativ seltenen Basilarismigräne kann es zu prolongierten, Stunden bis Tage anhaltenden Auren, sowie zu Bewusstseinsstörungen wie Somnolenz und Desorientiertheit kommen. Diese Zustände können gelegentlich zunächst als psychiatrische Symptomatik verkannt werden. Das paroxysmale Wiederauftreten der Attacken wie auch ihre meist auf ein oder zwei Tage beschränkte Dauer bringen hier aber im Allgemeinen rasch diagnostische Klärung.

HEGERL: Bei der Depression werden Missempfindungen oft verstärkt wahrgenommen – einfacher Tinnitus wird zum komplexen Tinnitus, Rückenschmerzen werden unerträglich. Vermutlich wird auch ein Druckgefühl im Kopf dann leicht zum Kopfschmerz. Darum würde es mich interessieren, ob es Verlaufsuntersuchungen darüber gibt, wie häufig speziell Spannungskopfschmerzen einer depressiven Episode vorausgehen. Ist Kopfschmerz nur ein Symptom im Rahmen der Depression oder besteht möglicherweise auch ein kausaler Zusammenhang zwischen Kopfschmerz und Depression?

STRAUBE: Ich glaube, da besteht ein komplexer Zusammenhang. Beispielsweise ist die Schmerzschwelle schon bei nichtdepressiven Patienten mit Insomnie erniedrigt, d. h., im Vergleich zu Patienten ohne Insomnie empfinden sie Reize eher als schmerzhaft. Wir wissen aber, dass Insomnie und Depression ebenfalls zusammenhängen, sodass hier auf zentraler Ebene möglicherweise eine enge wechselseitige Beziehung besteht. Hier liegt natürlich der Gedanke an die Serotoninhypothese nahe, denn bekanntlich wird Migräne ja auch mit dem Serotoninstoffwechsel in Verbindung gebracht. Für diese Vermutung sprechen auch einige Daten, wie etwa die Serotoninausscheidung im Urin und das Thrombozytenserotonin während der Attacke.

II Sexuelle Funktionsstörungen

KAPITEL 6

Erektile Dysfunktion – Ursachen und therapeutische Möglichkeit

T. KLOTZ

Einleitung

In den kommenden 20 Jahren werden in den Industrienationen ca. 30 Prozent aller Einwohner in einem Alter über 60 Jahre sein. Die WHO hat bereits in den 90er-Jahren das „Management" der Überalterung als eines der vordringlichsten zukünftigen Arbeitsbereiche innerhalb der Industrienationen herausgestellt. Die demografische Entwicklung ist der Auslöser dafür, dass u. a. auch erektile Funktionsstörungen in der Medizin zunehmende Bedeutung erlangen. Erst in den letzten Jahren wurde dieser spezifisch männlichen Erkrankung mehr Aufmerksamkeit geschenkt. Mittlerweile haben sich aufgrund der wissenschaftlichen Erkenntnisse eine urologische Stufendiagnostik und verschiedene Therapiemöglichkeiten etabliert.

Für eine erektile Dysfunktion (ED) wurden früher in etwa 80 % der Fälle primär psychologische Ursachen wie Versagensängste verantwortlich gemacht. Mit Einführung einer multidisziplinären Diagnostik seit etwa zwölf Jahren hat sich dies entscheidend gewandelt. Mittlerweile lassen sich in ca. 70 % der Fälle primär organische Ursachen nachweisen. Dies wird durch die Physiologie verständlich. Zwar wird eine Erektion durch psychogene Vorgänge getriggert, sie benötigt jedoch gewisse Voraussetzungen im Endorgan Penis. Um die notwendige Rigidität (Steifheit) zu erlangen, ist ein erhöhter arterieller Blutzufluss bei gedrosseltem venösen Abfluss notwendig. Die über intrazelluläre Enzymkaskaden (NO-Stoffwechsel) ausgelöste Entspannung der glattmuskulären Elemente im Schwellkörper ist hierbei der entscheidende Schlüssel.

Physiologische Grundlagen und Epidemiologie

Ab dem 50. Lebensjahr gehen durch den physiologischen Alterungsprozess ca. 10 % der funktionellen Organleistung verloren. Dies lässt sich gut beispielhaft an Muskelkraft, Herzzeitvolumen und Vitalkapazität demonstrieren. Selbstverständlich gilt der Abbau an funktioneller Kapazität auch für Erkrankungen, die dem Befindlichkeitsbereich zugeordnet werden (z. B. erektile Dysfunktion), jedoch hohen Einfluss auf die Lebensqualität haben. Diese degenerativen Prozesse beschleunigen sich ab dem 70. Lebensjahr. Mit Zunahme der Lebenserwartung auf 74 Jahre (Männer) und 79 Jahre (Frauen) sollte es medizinisches und sozialpolitisches Ziel sein, funktionelle Verluste im Bereich der Organkapazität möglichst aufzuhalten oder zu kompensieren. Dieses Ziel wurde von der WHO mit den Stichworten „Gesundes Altern" und „Lebensqualität im Alter" beschrieben. Die erektile Funktion spielt hier zwar gegenüber anderen Körperfunktionen wie Mobilität, geistige Vigilanz oder Herzkreislauffunktion eine untergeordnete Rolle, kann jedoch im Einzelfall für die subjektive Einschätzung der individuellen Lebensqualität erhebliche Bedeutung erlangen.

Eine erektile Dysfunktion ist definiert als Unfähigkeit einen befriedigenden Geschlechtsverkehr aufgrund mangelnder Gliedsteife in einem Zeitraum von mindestens sechs Monaten durchführen zu können (NIH Consensus 1993). Erektionsstörungen (im Allgemeinen Impotenz, erektile Dysfunktion) stellen die häufigsten männlichen Sexualstörungen dar und sind von den männlichen Orgasmusstörungen zu unterscheiden. Sie haben ebenfalls nichts mit den zunehmend häufiger werdenden männlichen Fertilitätsstörungen aufgrund verminderter Spermaqualität zu tun. Die erektile Dysfunktion spielt für die geschlechtsspezifischen Sterblichkeitsunterschiede keine Rolle, sie ist jedoch ein spezifisch männliches Krankheitssymptom mit sozialer, psychosozialer und medizinischer Problematik. Neuere Befunde zeigen, dass anatomische Unterschiede in den Schwellkörpern (glatte Muskulatur des Trabekelwerks und Innervationsdichte) des Penis existieren, die individuell unterschiedlich vegetativen Einflüssen unterliegen. Ob und in welchen Ausmaß genetische Faktoren hinzukommen, ist unklar. Bekannt ist, dass bezüglich der Libido, der erektilen Funktion und Häufigkeit des Geschlechtsverkehrs bei völlig gesunden Männern erhebliche Unterschiede bestehen. In Abhängigkeit von den organisch individuell vorgegebenen Variationen ergibt sich wahrscheinlich eine unterschiedliche Vulnerabilität gegenüber endogenen, psychosozialen und Umweltfaktoren, die zum Auftreten einer ED führen.

Nach eigenen epidemiologischen Untersuchungen an 8000 Männern in Deutschland erleben etwa 50 % aller Männer während ihres Lebens transitorische Episoden einer erektilen Dysfunktion, wobei eine große Schwankungsbreite besteht. Keinesfalls ist jede kursorische Erektionsstörung als krankhaft und behandlungsbedürftig anzusehen. Es zeigt sich bezüglich andauernden Erektionsstörungen ein ausgeprägter altersabhängiger Anstieg von 2 % (30-jährige Männer) auf 53 % (über 70-jährige Männer). In den höheren Altersklassen (> 60 Jahre) findet sich ein exponentieller Anstieg der Prävalenz einer erektilen Dysfunktion. In der Altersklasse der über 70-Jährigen besteht in über 50 % der Befragten eine erektile Dysfunktion. Die Gesamtprävalenz einer relevanten Erektionsstörung bei befragten Männern im Alter zwischen 30 und 80 Jahren beträgt in der BRD ca. 19 %. Eine Behandlungsindikation ergibt sich jedoch nicht bei allen Patienten mit Erektionsstörung, sondern nur bei denen, die einen Leidensdruck bezüglich einer bestehenden Erektionsstörung aufweisen. Dies bedeutet, dass über alle Altersklassen nicht 20 %, sondern nur ca. 9 % aller Männer behandlungsbedürftig sind. Die Altersklasse der 50- bis 70-jährigen Männer weist dabei mit 14 % den relativ höchsten Behandlungsbedarf auf.

Zweifellos steht die erektile Dysfunktion in keiner direkten Beziehung zur Sterblichkeit von Männern. Dennoch darf ihr Einfluss auf den männlichen Gesundheitszustand nicht übersehen werden. Es erscheint überflüssig zu betonen, dass nur wenige Erkrankungen im gleichen Maße am männlichen Selbstwertgefühl nagen. Zudem sind in einer Partnerschaft immer zwei Menschen von diesem Problem betroffen.

Therapie

Bis vor wenigen Jahren standen zur effektiven Behandlung der erektilen Dysfunktion nur die Injektionstherapie mit vasoaktiven Substanzen (z. B. Prostaglandin E_1) und aufwendige operative Verfahren (Prothetik) zur Verfügung. Dies hat sich zum Wohle der Patienten grundlegend geändert. Mittlerweile existieren für eine orale Pharmakotherapie ein Reihe von Substanzen, die in Abhängigkeit von der individuellen Situation eines Patienten eingesetzt werden. Da die Spontaneität der Sexualität bei einer oralen Therapie weitgehend unbeeinträchtigt bleibt, ist die Patientenakzeptanz im Gegensatz zur Injektions- oder Vakuumpumpentherapie hoch.

Bei organischer erektiler Dysfunktion sind die so genannten PDE-5-Inhibitoren (z. B. Vardenafil, Sildenafil) Therapieoption der ersten Wahl. Der Wirkort dieser PDE-5-Inhibitoren ist durch die Erkenntnisse der letzten Jahre wohldefiniert in den glattmuskulären Elementen des Corpus cavernosum zu finden (Abb. 6.1). Etwa 60–80 % aller Fälle von erektiler Dysfunktion lassen sich hiermit bei geringer Nebenwirkungsrate unter Beachtung von Kontraindikationen erfolgreich behandeln. Bezüglich der Ansprechrate existieren jedoch in Abhängigkeit von der Ursache der Erektionsstörung erhebliche Unterschiede. Eine relativ bescheidene Ansprechrate für PDE-5-Inhibitoren von ca. 40–50 % weisen Patienten nach radikaler Prostatektomie (nach Prostatakarzinom) oder insulinpflichtige Langzeitdiabetiker (> 5 Jahre) auf. Diese Patienten gelten immer noch als Problempatienten, zumal in der Regel relevante Begleitmorbiditäten bestehen.

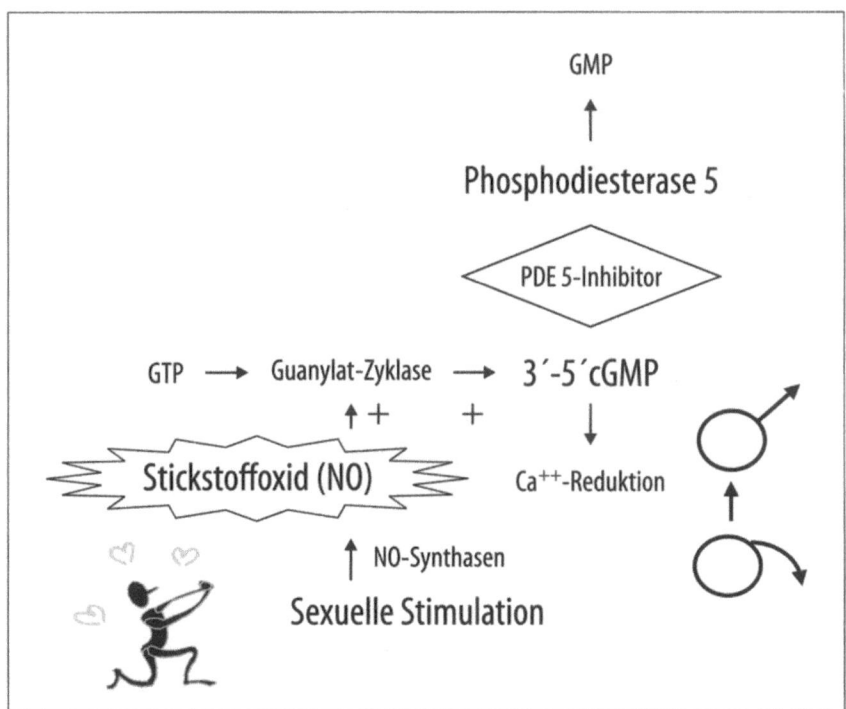

Abb. 6.1. Intrazelluläre Enzymkaskade zur Erektionserleichterung bei PDE-5-Inhibition

Die Entwicklung der Phosphodiesterese-5-Inhibitoren (PDE-5-Inhibitoren) hat die medikamentöse Behandlung der erektilen Dysfunktion zweifellos revolutioniert. Die hocheffektive Möglichkeit der Behandlung der Erektionsstörungen durch Sildenafil (Viagra) seit dem Jahre 1998 stellte quasi den Katalysator für das verstärkte Interesse im Bereich der altersdegenerativen männlichen Erkrankungen dar. Hier ist z. B. an die „Agingmale-Thematik" oder männliche Hormonsubstitution zu erinnern. Aufgrund der aktuellen und zukünftigen Bedeutung der PDE-5-Inhibitoren wird auf die für die tägliche Praxis relevanten Daten etwas näher eingegangen.

Wirkmechanismus

Mit Sildenafil als ein oral applizierbarer und selektiver Hemmstoff der Phosphodiesterase-5 wurde ein neues Therapieprinzip für die Behandlung der erektilen Dysfunktion eingeführt. Sildenafil wurde ursprünglich für die Therapie der Hypertonie bzw. koronaren Herzkrankheit entwickelt. Studienpatienten berichteten über auffällige deutlich verbesserte Erektion, sodass diese „Nebenwirkung" nun als therapeutisches Ziel verfolgt wurde.

Das Wirkprinzip basiert auf einer Verstärkung der pyhsiologischen intrazellulären Vorgänge in der glatten Schwellkörpermuskelzelle (s. Abb. 6.1). Die Inhibition des in der glatten Schwellkörpermuskelzelle hoch exprimierten Enzyms Posphodiesterase-5 (PDE-5) ist inzwischen ein etabliertes Prinzip zur Behandlung einer erektilen Dysfunktion. Die Kenntnisse über den Wirkmechanismus sind durch eine Vielzahl von grundlagenwissenschaftlichen und klinischen Untersuchungen sehr gut dokumentiert.

Unter sexueller Stimulation wird normalerweise im Endothel des Schwellköpers NO (Stickoxyd) freigesetzt, das als lokaler Transmitter intrazellulär über die Guanylatzyklase zur Bildung des „second messenger" cGMP führt. cGMP bedingt eine temporäre Kalziumverschiebung (Ca^{2+}) nach extrazellulär, die wiederum die Relaxation der glatten Muskelzelle hervorruft, die eine Erektion einleitet. Die Phosphodiesterase-5 baut cGMP zu pharmakologisch unwirksamem GMP ab. Dies bedeutet, dass eine Hemmung der Phosphodiesterase-5 zu einer Verlagerung des Enzymgleichgewichts in Richtung cGMP führt, was die Relaxation der Muskelzelle und damit die Erektion erleichtert (s. Abb. 6.1). Die Inhibition der PDE V verstärkt damit einen physiologischen Signalweg an definierter Stelle. Eine prinzipielle Funktionsfähigkeit des Schwellkörpers muss für eine adäquate Wirkung jedoch gegeben sein. PDE-5-Inhibitoren entfalten ihre Wirkung primär im Erfolgsorgan und haben damit keinen Einfluss auf die Libido. Ebenfalls wird klar, dass PDE-5-Inhibitoren nur wirken, wenn proerektile Impulse aus dem zentralen Nervensystem im Schwellkörper ankommen. Dies bedeutet, dass nach operativer Nervenläsion (z. B. radikale Prostatektomie) die Effektivitätsraten relativ gering (ca. 40–50 %) sind.

Kontraindikationen und Nebenwirkungen

PDE-5-Inhibitoren sind sehr „sichere" Medikamente, bei Beachtung von wenigen Kontraindikationen. Absolute Kontraindikation für PDE-5-Inhibitoren besteht bei kardiologischer Nitratmedikation und Retinitis pigmentosa. Nitrate verstärken den NO-mediierten Wirkmechanismus und können so zu nicht beherrschbarem Blutdruckabfall führen. Hierüber ist jeder Patient zu informieren.

Vor Verschreibung eines PDE-5-Inhibitors ist eine kardiologische Abklärung sinnvoll. Neben der Überprüfung einer evtl. kardiologischen Medikation kann die erektile Dysfunktion Primärsymptom einer generalisierten Gefäßerkrankung sein, die als koronare Herzerkrankung für den Patienten relevant wird. Untersuchungen haben gezeigt, dass ca. 35 % der Patienten mit erektiler Dysfunktion eine behandlungsbedürftige koronare Herzerkrankung aufweisen. Ebenfalls ist eine PDE-5-Medikation bei mangelnder Herz-Kreislauf-Belastbarkeit (z. B. schwere Kardiomyopathie bzw. Herzinsuffizienz NYHA III) nicht sinnvoll. Patienten sollten mit 75–100 Watt auf dem Ergometer für einige Zeit belastbar sein, da bei normaler sexueller Aktivität diese Belastungsintensität für einige Minuten erreicht wird.

Die Nebenwirkungsraten sind gering und dosisabhängig. An typischen Nebenwirkungen nach Sildenafilmedikation können Kopfschmerzen (20 %), Flush (25 %), Dyspepsie (11 %), Nasenkongestionen (5 %) und temporäre Sehstörungen (5 %) auftreten. Alle Nebenwirkungen sind reversibel. Wirkung und Nebenwirkungen korrelieren in der Regel mit dem pharmakokinetischen Profil der Substanz. Dies bedeutet, dass Wirkung und Nebenwirkung nach ca. 6–8 h abklingen.

Neue Phosphodiesterase-5-Inhibitoren

Das sehr effektive Wirkprinzip der PDE-5-Inhibition wurde weiterentwickelt. Insbesondere besteht bei den neu zugelassenen Substanzen (Vardenafil und IC 351) eine höhere Spezifität für eine Hemmung der PDE-5. Daraus resultiert eine höhere Wirksamkeit auf das Zielorgan Corpus cavernosum bei gleichen oder verminderten Nebenwirkungen in anderen Organen. Für Vardenafil besteht ein schneller Wirkeintritt (ca. 20–30 min) und eine Halbwertszeit von ca. 2–4 h, was eine gute Steuerung bedeutet. Aktuelle Studien zeigen für Vardenafil eine hohe Effektivät bei Diabetikern und Patienten mit operativ bedingter erektiler Dysfunktion (z. B. radikale Prostatektomie). Während Vardenafil ähnliche pharmakokinetische Daten im Vergleich zu Sildenafil aufweist, zeigt Tadalafil eine deutlich längere Halbwertszeit (ca. 16 h) und entsprechende Wirkungs- bzw. mögliche Nebenwirkungsverlängerung. Beide Substanzen Vardenafil (Levitra) und Tadalafil (Cialis) haben ihre Wirksamkeit und gute Verträglichkeit in mehreren Multicenterstudien unter Beweis gestellt.

Zusammenfassung

In einer Zeit, in der Jugend, Erfolg, Potenz und „Schönheit" als gesellschaftliche Götzen verehrt werden, ist niemandem der Wunsch zu verübeln, auch den natürlichen körperlichen Abbauprozess im Bereich der sexuellen Funktion aufzuhalten. Die orale medikamentöse Therapie der erektilen Dysfunktion ist aufgrund der Entwicklungen der letzten Jahre hocheffektiv und nebenwirkungsarm. Abbildung 6.2 zeigt ein Organisations- und Therapieschema bei erektiler Dysfunktion. Bei organischer erektiler Dysfunktion sind die PDE-5-Inhibitoren die Therapieoption der ersten Wahl. Sie stellen gut verträgliche und nebenwirkungsarme Standardmedikationen dar, wobei Kontraindikationen und kardiologische Begleiterkrankungen zu beachten sind. Zukünftige neuentwickelte Phosphodiesterase-5-Inhibitoren wie Vardenafil werden eine hochwirksame individualisierte Therapie erlauben, die noch mehr auf die Bedürfnisse, Wünsche und Begleiterkrankungen des einzelnen Patienten zugeschnitten ist.

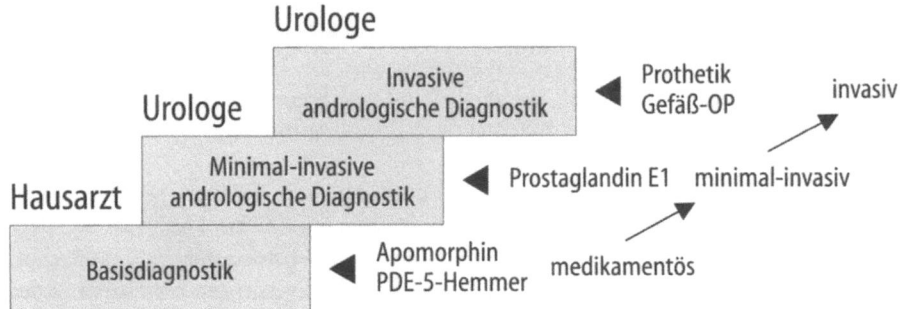

Abb. 6.2. Organisations- und Therapieschema bei erektiler Dysfunktion

Literatur

Becker AJ, Stief CG (2001) Erektile Dysfunktion – Indikationen zur medikamentösen Therapie. Urologe B 41: 122–124

Boolell M, Allen MJ, Ballard SA et al. (1996) Sildenafil: an orally active type 5 cyclic GMP-specific phosphodiesterase inhibitor for the treatment of penile erectile dysfunction. Int J Impotence Res 8: 47–52

Braun M, Wassmer G, Klotz T, Reifenrath B, Mathers M, Engelmann U (2000) Epidemiology of erectile dysfunction: Results of the "Cologne Male Survey". Int J Impot Res 12: 305–311

Braun M, Klotz T, Mathers MJ, Klingebiel J, Zumbe J, Schoenenberger A, Engelmann U (2001) Viagra effect – Influence of mass media on patient behavior. Urol Int 66: 145–148

Burnett AL (1995) Role of nitric oxide in the physiology of erection. Biol Reprod 52: 485–489

Danjou P, Alexandre L, Warot D et al. (1988) Assessment of erectogenic properties of apomorphine and yohimbine in man. Br J Pharmac 26: 733–739

Ernst E, Pittler MH (1998) Yohimbin for erectile dysfunction: a systematic review and meta-analysis of randomized clinical trials. J Urol 159: 433–436

Klotz T (2002) Fitness im Alter. Urologe A 41: 315–317

Klotz T, Sachse R, Heidrich A et al. (2001) Vardenafil increases penile rigidity and tumescence in erectile dysfunction patients: a Rigiscan and pharmacokinetic study. World J Urol 19: 32–39

Klotz T, Pollock M, Rohde G, Bauer RJ (2002) Effect of renal impairment on the single-dose pharmacokinetics of vardenafil 20 mg, a selective PDE5 inhibitor, for the treatment of erectile dysfunction. Pharmacotherapy 22: 418

Morales A, Gingell C, Collins M, Wicker PA, Osterloh ICH (1998) Clinical safety of oral sildenafil citrate (Viagra) in the treatment of erectile dysfunction. Int J Impot Res 10: 69–74

Moreland RB, Goldstein I, Traish A (1998) Pharmacology letters: Sildenafil, a novel inhibitor of phosphodiesterase type 5 in human corpus cavernosum smooth muscle cells. Life Sciences 62: 309–318

Muller JE, Mittleman MA, Maclure M, Sherwood JB, Tofler GH (1996) Triggering myocardial infarction by sexual activity. JAMA 275: 1405–1409

Padma-Nathan H, McMurray JG, Rosen RC et al. and the Apomorphine SL study group (1998) Long-term safety and efficacy of Apomorphine SL in patients with male erectile dysfunction. Int J Impotence Res 10 [Suppl 3]: 56.

Padma-Nathan H, Auerbach S, Lewis R et al. (1999) Efficacy and safety of apomorphine SL vs. placebo for male erectile dysfunction. J Urol [Suppl 4]: 214

Paick JS, Lee SW (1994) The neural mechanism of apomorphine-induced erection: an experimental study by comparison with electrostimulation-induced erection in the rat model. J Urol 152: 2125–2128

Porst H (1996) Review article. The rationale for prostaglandin E1 in erectile failure: A survey of world-wide experience. J Urol 155: 802–815

Porst H (2002) Manual der Impotenz. Uni-Med, Bremen
Rampin O, Bernabe J, Guilano F (1997) Spinal control of penile erection. World J Urol 15: 2–13
Saenz de Tejada I (1995) Commentary on mechanisms for the regulation of penile smooth muscle contractility. J Urol 153: 1762
Sommer F, Klotz T, Steinritz D, Schmidt A, Addicks K, Engelmann U, Bloch W (2002) MAP kinase 1/2 (Erk 1/2) and serin/threonine specific protein kinase Akt/PKB expression and activity in the human corpus cavernosum. Int J Impot Res 14(4): 217–225
Telöken C, Rhoden EL, Sogari P et al. (1998) Therapeutic effects of high dose yohimbine hydrochloride on organic erectile dysfunction. J Urol 159: 122–124
Terret NK, Bell AS, Brown D (1996) Sildenafil (Viagra), a potent and selective inhibitor of type 5 cGMP phosphodiesterase with utility for the treatment of male erectile dysfunction. Bioorganic Med Chemistry Lett 6: 1819–1829
Vogt HJ, Brandl P, Kockott G (1997) Double-blind, placebo-controlled safety and efficacy trial with yohimbine hydrochloride in the treatment of non-organic erectile dysfunction. Int J Impotence Res 9: 155–161

Diskussion zum Vortrag von PD Dr. Klotz

PESCHKES: Nach meiner Erfahrung aus der urologischen Praxis ist eine der häufigsten Ursachen der erektilen Dysfunktion die antihypertensive Therapie von Hypertonikern. Viele Patienten bestätigen auf Nachfrage auch, dass ihre Erektionsstörungen erst seit Einnahme des Betablockers bestehen.

KLOTZ: Das ist ein wichtiger Hinweis. Es wird ja diskutiert, dass Betablocker Erektionsstörungen auslösen. Kardiologen vertreten allerdings die Auffassung, dass Betablocker die Erektion erhalten, weil sie die Degeneration der glatten Muskulatur verhindern. Unsere Patienten sind zu 80% Hypertoniker und bekommen meist eine antihypertensive Zweier- oder Dreierkombination, die im Allgemeinen auch einen Betablocker enthält. Deshalb ist es kaum zu beurteilen, ob der Betablocker oder die zugrunde liegende Erkrankung für die Erektionsstörungen verantwortlich ist. Vielleicht sind es ja auch beide. Dass viele Patienten auf Befragen den zeitlichen Zusammenhang mit dem Beginn einer Betablockertherapie bestätigen, könnte natürlich auch an der Art der Fragestellung liegen. Möglicherweise werden die Patienten ja durch die Frage quasi zu dieser Annahme hingeführt, obwohl die Erektionsstörung in Wirklichkeit vielleicht schon vorher bestanden hat. Persönlich teile ich aber eher Ihre Erfahrung, dass eine antihypertensive Medikation Erektionsstörungen auslösen kann.

WEIG: Ich glaube, die unterschiedliche klinische Erfahrung in der sexualmedizinischen Psychiatrie und Psychotherapie gegenüber der Kardiologie ist eine Frage der Patientenauswahl. Internisten sehen vermutlich andere Patienten als wir.

KLOTZ: Vor allem bei jüngeren Patienten sind sicherlich häufig psychische Faktoren beteiligt, wie etwa Stress durch Leistungsdruck oder Versagensangst. Katecholamine sind aber tödlich für die Erektion, weil sie die Relaxation der glatten Muskulatur der Corpora cavernosa unterdrücken. Wenn sich das mit einer Verhaltenstherapie beseitigen lässt, ist es natürlich um so besser. Bei älteren Patienten besteht in der Regel eine Schädigung der glatten Muskulatur, die sich psychotherapeutisch natürlich nicht beeinflussen lässt. Aber Sie haben sicher Recht, es gibt eine Patientenselektion.

POTEMPA: Involvieren Sie auch die jeweilige Partnerin in die Therapieentscheidung? Ich versuche es grundsätzlich, kann aber höchstens 25 % meiner Patienten dazu bewegen, ihre Partnerin mit in die Sprechstunde zu bringen. Wie sind Ihre Erfahrungen in dieser Hinsicht?

KLOTZ: Prinzipiell ist es natürlich immer sinnvoll, die Partnerin einzubeziehen, vor allem wenn eine Operation, Prothetik oder eine Autoinjektionstherapie ansteht. Dann kommen Belastungen auf die Partnerschaft zu, und deshalb sollte sie möglichst stabil sein. Bei einer oralen Medikation ist die Situation aber anders: Viele Männer behalten ihr Problem dann lieber für sich, denn in diesem Fall können sie ja sehr einfach und durchaus erfolgreich etwas dagegen unternehmen, ohne dass es die Partnerin erfährt. Das erhält ja auch ihr Selbstwertgefühl. Welcher Mann gibt denn schon freiwillig zu, dass er Erektionsprobleme hat? Für einen Mann ist die Preisgabe einer Erektionsstörung und auch das Eingeständnis einer entsprechenden Therapie ohne Frage ein psychologisches Problem.

AUDITORIUM: SSRI verursachen ja klassischerweise auch sexuelle Dysfunktionen. Was ist über den zugrunde liegenden Mechanismus bekannt?

KLOTZ: Störungen der Sexualfunktionen nach SSRI betreffen weniger die Erektion als vielmehr die Ejakulation und die Orgasmusfähigkeit. Die von den Hirnnervenkernen im Nucleus praeopticus absteigenden Bahnen, die die Erregungsleitung über das Rückenmark und das parasympathische Kreuzbeinzentrum zum Penis hinunterleiten, werden durch SSRI anscheinend gehemmt. Wahrscheinlich tut aber die Grunderkrankung ein übriges. Salopp gesagt: Wenn man depressiv ist, hat man keine Lust auf Sex.

Kapitel 7

Psychiatrische Erkrankungen und sexuelle Dysfunktion
W. Weig

Vorbemerkung

Der Zusammenhang zwischen Psyche und Sexualität ist eng, „das Gehirn ist das wichtigste Sexualorgan des Menschen", wie die Erfahrung der Sexualwissenschaft seit langem weiß. Wie kaum ein anderes Geschehen stellt das sexuelle Verhalten und Erleben des Menschen den Prototyp eines psychosomatischen Regelkreises dar. Aktuelle Forschungsergebnisse zur neuronalen und endokrinen Steuerung der Sexualfunktion und deren Vernetzung mit Großhirnrinde und limbischem System (als den anatomisch-funktionellen Orten von Kognition und Emotion) lassen uns die biologischen Hintergründe dieses Zusammenhangs immer besser verstehen (vgl. z. B. Beier et al. 2001).

Vor diesem Hintergrund muss die Realität sexualmedizinischer Versorgung in mindestens zwei Punkten kritisch gesehen werden:

Die alleinige Fokussierung wissenschaftlicher und therapeutischer Bemühungen auf die Erektionsstörungen des Mannes bei gleichzeitiger Konzentration auf den physiologischen Mechanismus der Entstehung von Rigidität am Zielorgan bedeutet einen zweifachen Reduktionismus. Auf der Strecke bleiben die Bedürfnisse und Probleme von Frauen, die nicht geringe Zahl der Männer mit anderen Problemen, aber auch die angemessene Berücksichtigung psychischer Faktoren in der Entstehung und Aufrechterhaltung der Symptomatik. Das Fach Psychiatrie und Psychotherapie droht damit – zum Nachteil aller Beteiligten – aus der sexualmedizinischen Kompetenz verdrängt zu werden (Weig 2000).

Andererseits haben es die Psychiatrie und Psychotherapie als wissenschaftliche und praktische Disziplinen der Medizin vor allem im deutschen Sprachraum bis vor kurzem versäumt, das Thema hinreichend ernst zu nehmen und zu bearbeiten. Der Anteil sexualmedizinischer Themen an der Aus-, Weiter- und Fortbildung von Ärzten, insbesondere von Psychiatern und ärztlichen Psychotherapeuten, und dementsprechend auch deren durchschnittliche Kompetenz ist als eher gering einzustufen. Dies hängt offensichtlich mit einer immer noch bestehenden Tabuisierung des Themas, aber auch mit einer systematischen Unterschätzung seiner Bedeutung zusammen. Für letztere Vermutung liegen inzwischen empirische Belege vor (Dreher et al. 1999). Dabei wissen wir inzwischen, dass Störungen der Sexualität häufig und in ihren subjektiven und objektiven Auswirkungen für die Betroffenen bedeutsam sind. Die Betrachtung soll im Folgenden auf sexuelle Funktionsstörungen (einschließlich Probleme der sexuellen Appetenz und sexueller Aversionen) beschränkt werden, wie sie in den aktuellen operationalisierten Klassifikationsschemata Aufnahme gefunden haben, beispielsweise in ICD-10 unter der Kategorie F52 (Dilling 2000). Wie hoch die echte Präferenz derartiger Störungen ist, wissen wir mangels aussagefähiger Studien nicht. Aus der Inanspruchnahme ärztlicher

Hilfen bei sexuellen Problemen wird eine Lebenszeitprävalenz in der Durchschnittsbevölkerung von 5–20 % ohne wesentliche Geschlechtsunterschiede vermutet. Die hohe Bedeutung ungestörter und gelungener Sexualität erweist sich an der eher hohen Wertigkeit für das Konstrukt Lebensqualität (Weig 2000), an Daten über den Zusammenhang zwischen Langlebigkeit und Frequenz sowie Qualität sexueller Aktivitäten (Palmore 1982) und anderen Zusammenhängen, unter denen nur die positive Wirkung sexueller Aktivität auf Aggressionsregulation und Konfliktbewältigung genannt sei (de Waal 1989).

Zusammenhang zwischen psychiatrischen Erkrankungen und sexuellen Funktionsstörungen

Der im Alltag häufigste Bezug der Psychiatrie zur Sexualmedizin entsteht durch das Auftreten sexueller Funktionsstörungen bei Patientinnen und Patienten, die primär wegen psychiatrischer Störungen im engeren Sinne behandelt werden.

Begrifflich zu unterscheiden ist dabei die *Komorbidität*, also das mehr oder weniger zufällige gemeinsame Auftreten einer sexuellen Funktionsstörung mit einer anderen psychischen Störung mit den sich daraus ergebenen Interaktionen, das Auftreten sexueller Funktionsstörungen als *Symptom* der Erkrankung oder als *Sekundärfolge* der sich im Zusammenhang mit der Krankheit verändernden Lebensumstände oder der Krankheitsverarbeitung, schließlich das Vorkommen sexueller Beeinträchtigungen als *unerwünschte Nebenwirkung* therapeutischer Maßnahmen, zumeist der psychopharmakologischen Medikation. Ferner ist zu unterscheiden, ob die sexuelle Funktionsstörung im gegebenen Kontext und in der jeweiligen Lebenssituation zu subjektivem Leiden führt (oder eine bestehende Partnerschaft belastet) oder ob die Störung als eher gleichgültig empfunden oder der (vorübergehende) Wegfall der Sexualität und des damit verbundenen Leistungsdruckes sogar entlastend wirkt.

Auch zur Prävalenz sexueller Funktionsstörungen bei psychisch Kranken wissen wir bisher nur vage Bescheid; eine größere Studie zu dieser Frage ist derzeit im Gange. Vorliegende Daten lassen die Häufigkeit komorbider, symptomatischer oder sekundärer sexueller Funktionsstörungen im Zusammenhang mit psychiatrischen Störungen im engeren Sinne einschließlich der Abhängigkeitserkrankungen (ICD-10: F0–F6) auf 50–100 % schätzen, wobei die Zahlen im Einzelnen diagnoseabhängig sind und die höchsten Werte für opiatabhängige und methadonsubstituierte Patientinnen und Patienten gelten.

Schizophrenie und sexuelle Funktionsstörungen

Bei Patientinnen und Patienten, die an Schizophrenie, schizoaffektiven oder schizotypen Störungen leiden, sind sexuelle Funktionsstörungen häufig – Prävalenzraten von 50–80 % wurden berichtet. Bei angemessener Untersuchungstechnik zeigt sich, dass Männer und Frauen etwa gleich häufig betroffen sind, allerdings Männer die Symptomatik häufiger spontan beklagen (Kowohl u. Weig 1998). Die Störungen betreffen vor allem die Erregungsphase, in beträchtlichem Umfang aber auch die Appetenz. Sie sind nicht immer behandlungsrelevant, da ein Teil der Betroffenen gegenüber der Sexualität starke Ängste entwickelt und die krankheitsbedingte Asexualität oder Hyposexualität als eher entlastend empfindet. In anderen, nach klinischer Einschätzung häufigeren Fällen jedoch wird die Beeinträchtigung der Sexualität als außerordentlich kränkend und die Lebensqualität mindernd empfunden. Häufig attribuieren vor allem männliche Patienten die sexuelle Funktionsstörung auf die Medikation. In diesem Zusammenhang ist jedoch bemerkenswert, dass in mehreren Studien ein systematischer Zusammenhang mit der Medikation nicht gefunden werden konnte (Kockott u. Pfeiffer 1996; Kowohl u. Weig 1998). Für die Annahme einer eher unmittelbar morbogenen Funktionsstörung spricht auch die Erwähnung sexueller Beeinträchtigungen in der älteren psychiatrischen Literatur vor Einführung der Neuroleptika. Psychopathologische Faktoren, die das Verlangen nach Sexualität, die sexuelle Empfindung, insbesondere aber auch die sexuelle Kommunikation mit anderen Menschen erschweren können, sind insbesondere Anhedonie und Autismus aufgrund der durch die schizophrene Erkrankung hervorgerufenen Veränderung der Persönlichkeitsentwicklung. Durch die sog. Minussymptomatik und ihre Folgeerscheinungen werden psychosexuelle Retardierung und Mangel an sozialer Kompetenz bedingt. Bezeichnenderweise ist im Zusammenhang mit Schizophrenie die partnerschaftliche Sexualität meist stärker betroffen als autoerotische Praktiken, die evtl. kompensatorisch sogar verstärkt werden können. Auch sekundäre Auswirkungen der Krankheit wie Verminderung des Selbstwertgefühls, ungünstige Lebensumstände, Stigmatisierung und längerfristige Hospitalisierung behindern die Entfaltung lustvoller Sexualität.

Neuroleptika und Sexualfunktion

Noch einmal sei betont, dass sexuelle Funktionsstörungen im Zusammenhang mit psychiatrischen Erkrankungen keinesfalls immer auf die Medikation zurückzuführen sind. Andererseits wissen wir, dass die in der psychiatrischen Praxis eingesetzten Neuroleptika in einer Häufigkeit von etwa 20–50 % zu unerwünschten Wirkungen auf die Sexualfunktion führen, meist zur Beeinträchtigung der Erregungs- und/oder der Orgasmusphase im Sinne von Abschwächung oder Aufhebung von Erektion bzw. Lubrikations- und Schwellreaktion sowie Verzögerung des Orgasmus. Nach den Übersichten treten derartige Nebenwirkungen unter Phenotiazinen um bis zu 50 % der Anwendungsfälle auf, wobei der Substanz Thioridazin die höchste Wahrscheinlichkeit entsprechender Nebenwirkungen nachgesagt wird. Unter Butyrophenonen werden Beeinträchtigungen der Sexualität in etwa 30 % beobachtet (Strauss u. Gross 1984). Für Clozapin und für die neueren auch als „atypisch" bezeichneten Neuroleptika werden geringere Werte postuliert, wobei diese Vorhersage im Wesentlichen durch den geringeren durch diese Medikamente verursachten Prolaktinanstieg begründet wird und verlässliche klinische Studien zu diesem Thema bisher nicht vorliegen. Neben den endokrinen Wirkungen, unter anderem dem Prolaktinanstieg, sind jedoch auch zentrale Sedierung und periphere vegetative Störungen in den Segmenten S2, S4 und Th11–12 zu beachten. Die Nebenwirkungen sind nur teilweise dosisabhängig. Die Überprüfung der Indikation, vor allem von Kombinationen, der Wechsel des Präparats, der Einsatz von Partialantagonisten (z. B. Bromocriptin bei Hyperprolaktinämie oder Carbachol bei peripherer Blockade), ggf. auch die Kombination mit Erektiva oder Lubrikativa können Abhilfe schaffen.

Affektive Störungen

Unter affektiven Störungen, insbesondere depressiven Syndromen jeglicher Genese, kommen vielfältige Störungen der Sexualität vor; schwerere Ausprägungsgrade von Depression sind nahezu obligat mit Lustlosigkeit und schwerer Beeinträchtigung der sexuellen Appetenz verbunden. Von den selteneren chronifizierten Depressionen abgesehen ist die Prognose günstig. Zu beachten ist jedoch die Möglichkeit eines Circulus vitiosus: Die zunächst als Symptom der affektiven Störung entstandene Beeinträchtigung der Sexualität kann zu Niedergeschlagenheit, Versagensangst und Belastung der Partnerschaftsbeziehung führen und damit wieder die depressive Verstimmung aufrecht erhalten.

Antidepressiva

Auch Antidepressiva (Thymoleptika) führen, ähnlich wie Neuroleptika, häufig zur Beeinträchtigung der sexuellen Erregbarkeit und des Orgasmus bei beiden Geschlechtern. Für die klassischen Trizyklica wurde die Häufigkeit mit etwa 20 % angegeben (Strauss u. Gross 1984); bei Serotoninwiederaufnahmehemmern ist bekanntermaßen sehr häufig mit einer sexuellen Störung zu rechnen. Die Quoten werden bis zu 70 % geschätzt. Deutlich seltener werden derartige Nebenwirkungen unter Mirtazapin, praktisch nie unter Nefazodon und Monoaminooxidasehemmern beobachtet.

Andere Störungsbilder

Auch bei organisch begründeten psychischen Störungen, Persönlichkeitsstörungen, Neurosen, psychosomatischen Störungen, posttraumatischen Störungen und, wie erwähnt, im Rahmen von Substanzabhängigkeit und deren Folgeerkrankungen kommen sexuelle Funktionsstörungen gegenüber der Durchschnittbevölkerung deutlich gehäuft vor. Konkrete Forschungsergebnisse gibt es in diesem Zusammenhang noch wenig.

Behandlungsmöglichkeiten

Die psychiatrisch-psychotherapeutische Behandlung sexueller Funktionsstörungen setzt zunächst ausreichende spezifische Kenntnisse und Fähigkeiten der Behandler voraus. In der Begegnung mit der Patientin oder dem Patienten kommt es darauf an, für das Thema Sexualität offen zu sein und den Betroffenen angemessene Beachtung zu schenken, dabei auf Behutsamkeit und angemessene Sprache zu achten. Häufig wird dann schon eine einfache Beratung zur Bewältigung des Problems ausreichen. Bewährt haben sich psychoedukative Hilfen zur Verbesserung des Umgangs mit der Sexualität. Nur in Einzelfällen wird eine intensive Psychotherapie erforderlich sein. Für die Behandlung sexueller Funktionsstörungen hat sich die Psychosexualtherapie (Arentewicz u. Schmidt 1986) sehr gut bewährt. Augenmerk ist auf eine Verbesserung möglicherweise lustabträglicher Lebensumstände zu richten. In Frage kommen psychoedukative Hilfen zur

Verbesserung der sexuellen Zufriedenheit bzw. zur sexuellen Bereicherung (Weig 1996). In diesem Zusammenhang kann dann auch der Einsatz erektionsfördernder Medikamente bzw. lokal anzuwendender Lubrikativa als Teil eines Gesamtbehandlungsplanes sinnvoll sein.

Literatur

Arentewicz G, Schmidt G (1980) Sexuell gestörte Beziehungen. Springer, Berlin Heidelberg New York
Beier KM, Bosinski HAG, Hartmann U, Loewit K (2001) Sexualmedizin. Urban & Fischer, München Jena
De Waal F (1989) Wilde Diplomaten. Hanser, München
Dilling H, Mombour W, Schmidt MH, Schulte-Markwort E (2000) Internationale Klassifikation psychischer Störungen ICD-10, Kap. V. Huber, Bern
Dreher J, Holbinger M, Rodrigues de la Torre B, Bagli M, Malevanyi J, Rao ML (1999) Selbstbeurteilungsfragebogen für Arzneimittelnebenwirkungen und Anwendung im Rahmen einer Studien mit Antidepressiva. Fortschr Neurol Psychiat 67: 163–174
Kockott G, Pfeiffer W (1996) Sexual disorders in nonacute psychiatric outpatients. Compr Psychiatry 37: 56–61
Kowohl S, Weig W (1998) Zur Bedeutung der Sexualität im Erleben schizophrener Menschen – Copingfaktor oder Stressor? Sexuologie 5: 11–29
Palmore EB (1982) Predictors of the longevity difference: a 25-year follow up. Gerontologist 6: 513–518
Strauss B, Gross J (1984) Psychopharmakabedingte Veränderungen der Sexualität – Häufigkeit und Stellenwert in der psychiatrischen Praxis. Psychiatr Prax 11: 49–55
Weig W (1996) Erfahrungen mit einem Programm zur Verbesserung der sexuellen Zufriedenheit. Sexuologie 4: 222–231
Weig W (2000) Die Rolle von Psychiatrie und Psychotherapie in der Sexualmedizin nach der Markteinführung von Viagra. Nervenarzt 71: 218–221

Diskussion zum Vortrag von Prof. Dr. Weig

HARTMANN: Ich bin etwas verwundert, dass für die Schizophrenie und die Neuroleptikatherapie kein statistisch gesicherter Zusammenhang zur Prävalenz sexueller Störungen nachzuweisen war. Können Sie diesen Befund noch etwas erläutern?

WEIG: Es gab keinen systematischen Zusammenhang. Es war beispielsweise nach der Art des verordneten Präparates einschließlich Berücksichtigung von Kombinationen und Dosierung kein systematischer Zusammenhang zu sexuellen Störungen zu finden. Hätte es ihn gegeben, dann hätte er sich aber in solchen Größen auch irgendwie zeigen müssen. Das war aber nicht der Fall. Daraufhin wurde ein interaktionelles Modell entwickelt, das davon ausgeht, dass die medikamentöse Therapie krankheitsbedingte Störungen teilweise bessern kann, dass sie aber natürlich auch, wie wir aus anderen Studien wissen, selbst solche Störungen hervorrufen kann. Die Therapie kann also nach dieser Modellvorstellung hinsichtlich des Auftretens sexueller Störungen einerseits protektiv und andererseits schädigend wirken. Dieser Einfluss war aber eben nicht systematisch in dem Sinne, dass man den Nettoeffekt eindeutig an der Medikation hätte festmachen können.

HARTMANN: Das heißt, auch der Schluss, dass die Schizophrenie per se den größeren Einfluss auf die Sexualität hat, ist nicht statthaft?

WEIG: Sehr richtig. Dieser Schluss ist deshalb nicht statthaft, weil diese Frage kaum untersucht wurde und auch kaum untersucht werden kann. Es gibt ja praktisch keine schizophrenen Patienten, die niemals in ihrem Leben neuroleptisch behandelt worden sind. Man kann es höchstens vermuten aufgrund der Literatur der präneuroleptischen Ära, in der gelegentlich und kasuistisch über morbogene sexuelle Beeinträchtigungen Schizophrener berichtet wird.

STRAUBE: Wie sie ausführten, bestehen sexuelle Funktionsstörungen bei nahezu allen Opiatabhängigen unter Methadonsubstitution. Wenn das Opiat die Ursache ist, dann müsste es auch bei Patienten zu beobachten sein, die Opiate aus schmerztherapeutischer Indikation bekommen. Oder liegt es an der Grunderkrankung?

WEIG: Bei dieser hohen Prävalenz von nahezu 100 % vermute ich, dass es ein Opiateffekt ist. Entsprechende Daten von Schmerzpatienten sind mir nicht bekannt. Diese Untersuchungen stammen aus der Psychiatrie. Leider ist die interdisziplinäre Zusammenarbeit noch viel zu gering, jeder bleibt halt in seinem Kästchen. Eine fachübergreifende Vernetzung klinischer Untersuchungsdaten wäre für die Beantwortung solcher Fragen sicher hilfreich.

GAEBEL: Hängt das nicht auch mit der Deprivation zusammen, die diese Klientel auf dem Gipfel ihrer Abhängigkeit aufweist?

WEIG: Das ist mit Sicherheit ein Faktor. Allerdings glaube ich, die ähnlich hohe Prävalenz selbst bei relativ stabil eingegliederten Methadonsubstituierten spricht doch eher für den Substanzfaktor.

GAEBEL: Wie ist denn der Zusammenhang zwischen vermeintlich medikamentös induzierten sexuellen Dysfunktionen und Non-Compliance? Wie viele Patienten setzen ihre Medikamente aufgrund dieser – ich betone nochmals – vermeintlichen Nebenwirkung ab?

WEIG: Vermutlich viele, wobei wir das tatsächliche Ausmaß aber nicht kennen. Ich kann diese Frage eigentlich nur kasuistisch aus der Erfahrung beantworten. Seitdem wir in der Klinik sehr dezidiert auch nach der Sexualanamnese und entsprechenden Zusammenhängen fragen, ist der Anteil der Patienten, die nach eigenem Bekunden ihre Medikation aus diesem Grunde absetzen, doch recht hoch. Eine genaue Zahl kann ich aber nicht nennen.

PHILIPP: Nach einer Untersuchung von Montejo-Gonzales und Mitarbeitern[1] setzen etwa 30 % der SSRI-Patienten im Laufe der Zeit die Medikation wegen sexueller Funktionsstörungen ab. Wenn man die Beeinträchtigung der sexuellen Funktion durch SSRIs diskutiert, sollte man aber auch erwähnen, dass sie therapeutisch auch nützlich sein kann, nämlich zur Behandlung der Ejaculatio praecox.

WEIG: Genau. Am besten eignet sich dazu nach meiner Erfahrung das Anafranil. Es besitzt ja auch einen gewissen SSRI-Effekt, der im Vergleich zu den neueren Substanzen allerdings schwächer ist.

---

[1] Montejo-Gonzales et al. (1997) J Sex Marital Ther 23: 176–194

KAPITEL 8

Auswirkungen neurologischer Erkrankungen auf Sexualität und Partnerschaft

K. M. BEIER, CH. J. AHLERS

Zusammenfassung

Eine Vielzahl neurologischer Erkrankungen kann – je nach den pathophysiologisch-anatomischen Ursachen – auch zu sexuellen Funktionsbeeinträchtigungen führen. Während man früher annahm, dass funktionale Sexualstörungen zu den Spätfolgen vieler neurologischer Erkrankungen zählen, deutet heute vieles darauf hin, dass sie im Sinne eines Krankheitsindikators zu den Frühsymptomen gerechnet werden müssen. Der Einfluss von behandlungsbedingt eingenommenen Medikamenten auf die sexuelle Funktionalität und Erlebnisfähigkeit ist dabei bisher wenig erforscht und nicht zuletzt deswegen häufig schwer überschaubar. Und schließlich ist die partnerschaftliche Lebenssituation der betroffenen Personen darüber hinaus nicht nur ein weiterer, wichtiger Einflussfaktor für die Ausbildung und/oder Aufrechterhaltung sexueller Dysfunktionen, sondern muss ebenso als bedeutsame Ressource für die Erfüllung psychosozialer Grundbedürfnisse verstanden werden, was durch Einbeziehung möglicher Partnerinnen und Partner bei der Behandlung entsprechend Berücksichtigung finden sollte.

Biopsychosoziales Verständnis von Sexualität

Sexuelles Erleben und Verhalten ist grundsätzlich von biologischen (z. B. Körperlichkeit), psychologischen (z. B. Persönlichkeit) und sozialen (z. B. Partnerorientiertheit) Dimensionen gekennzeichnet und kann verschiedene Funktionen erfüllen (Multifunktionalität der Sexualität), die unweigerlich in einer engen Wechselbeziehung stehen.
Zu unterscheiden sind:
- Die *Lustdimension*, d. h. die Funktion von Sexualität für das Erleben positiv empfundener Erregungsgefühle bzw. ihre Bedeutung für alle Möglichkeiten von Lustgewinn durch sexuelle Stimulation.
- Die *Fortpflanzungsdimension*, d. h. die Funktion von Sexualität für Fortpflanzung bzw. ihre Bedeutung als (biologisches) Fortpflanzungskonzept aller höheren Lebewesen.
- Die *Beziehungsdimension*, d. h. die Funktion von Sexualität für die Befriedigung grundlegender Bedürfnisse nach Sicherheit, Vertrauen, Angenommenheit, Geborgenheit und Nähe bzw. ihre Bedeutung für die Erfüllung psychosozialer Grundbedürfnisse durch sexuelle Kommunikation in Beziehungen (Beier et al. 2001).

Sexualität entzieht sich daher beharrlich einem einseitigen definitorischen Zugriff im Sinne eines überkommenen dichotomen Denkens in binären Kategorien von „körperlich oder seelisch". Sie ist eine biologisch, psychologisch und sozial determinierte Erlebnisqualität des Menschen und in ihrer individuellen Ausgestaltung von allen diesen Faktoren in ihrer lebensgeschichtlichen Entwicklung abhängig.

Die Beziehungsdimension ist in diesem Zusammenhang von zentraler Bedeutung, weil Sexualität ein Erlebensbereich ist, in dem der Mensch (wie auch andere höhere Säugetiere und vor allem Primaten) seine grundlegenden und über alle Arten, Ethnien und Altersgruppen hinweg ubiquitären Bedürfnisse nach Sicherheit, Vertrauen, Akzeptanz, Geborgenheit und Nähe auf eine unmittelbare, intensive und darüber hinaus sinnlich einzigartige Weise mit anderen Menschen erfüllen kann.

Durch elterliche Zuwendung wird der Modus, über Hautkontakt psychosoziale Grundbedürfnisse befriedigen zu können, bereits vom Säugling erlernt und dabei zugleich neuronal gebahnt, wie dies bei Lernprozessen elementarer Fertigkeiten allgemein geschieht. Dabei wird zu diesem Entwicklungszeitpunkt über das Stillen (bzw. Füttern) sogar noch eine weitere, in diesem Fall biologische Bedürfniskomponente befriedigt, nämlich die der Nahrungsaufnahme, was für den Gesamtlernprozess als zusätzlicher, positiver Verstärker fungiert.

Diese Möglichkeit, über intimen Hautkontakt bzw. sexuellen Körperkontakt essentielle Wohlgefühle zu erlangen, bleibt für alle Menschen lebenslang unentbehrliche Grundlage für Gesunderhaltung und Krankheitsverarbeitung und darf aus diesem Grunde gerade im Rahmen der Diagnostik und Behandlung von chronischen Erkrankungen nicht als beliebiger Faktor allgemeiner Lebensqualität unterschätzt werden.

Die beziehungsorientierte Dimension von Sexualität (nämlich die Möglichkeit zur Befriedigung der beschriebenen, psychosozialen Grundbedürfnisse durch sexuelle Kommunikation) kommt dabei gerade dadurch zum Ausdruck, dass sexuelles Erleben und Verhalten grundsätzlich auf Partnerschaft, auf „Wir-Bildung" hin angelegt ist und damit immer etwas Soziales zum Ausdruck bringt. Die Sexualität des Menschen ist daher nur als multifunktionales, biopsychosoziales Phänomen verstehbar und folglich auch nur durch integrale Betrachtung der dargestellten Qualitäten und Dimensionen beschreibbar.

Dass eine solche biopsychosoziale Sichtweise keine Floskel und keine wissenschaftsmodische Attitüde ist, wird zunehmend von der Psychoneuroendokrinologie und Psychoneuroimmunologie aufgezeigt, deren Forschungsergebnisse darüber hinaus die Bedeutung von Bindung und Beziehung für die menschliche Entwicklung und die körperliche wie seelische Gesundheit unterstreichen (Schedlowski u. Tewes 1997). Diese noch relativ jungen Forschungsrichtungen demonstrieren, dass Emotionen und Affektzustände in vielfältiger Weise und auf verschiedenen Ebenen die physiologischen Abläufe, das Immunsystem und das Endokrinium beeinflussen. Soziale Unterstützung stärkt das Immunsystem und beim Vorhandensein liebevoller, tragfähiger Intimbeziehungen schaltet der menschliche Organismus gleichsam auf eine „physiologische Dauerstimmung, die wir als 'Glück' oder Zufriedenheit erfahren" (Pert 1999). Andere Studien belegen die protektive und kurative Kraft von menschlicher Nähe, sozialer Bindung und Intimität. So gehören zu den empirisch gesicherten „Schutzfaktoren" vor der Entstehung psychischer und psychosomatischer Störungen u. a. ein „sicheres Bindungsverhalten", eine „dauerhafte, gute Beziehung zu mindestens einer primären Bezugsperson", „soziale Förderung" und „verlässlich unterstützende Bezugsperson/en im Erwachsenenalter" (Egle et al. 1997, zit. nach Deneke 1999). In großen internationalen Untersuchungen wurde eindrucksvoll belegt, dass Mangel an menschlicher Nähe, Einsamkeit und soziale Introversion unabhängig von Alter, Geschlecht und sozioökonomischem Status die Entwicklung der verschiedensten Krankheiten fördert, während Nähe, Bindung und „Liebe" mächtige schützende Faktoren sind (Ornish 1999).

Die Bedeutung von guten zwischenmenschlichen Beziehungen als Grundlage von Lebenszufriedenheit und -qualität wird dabei von niemandem ernstlich in Frage gestellt. Allerdings erwächst diese Zufriedenheit – und dies ist für die meisten Menschen nicht so sichtbar – zweifelsohne aus dem Gefühl des Angenommenseins durch die Bezugsperson und damit dem emotional stabilisierenden Empfinden, richtig, sicher, geborgen zu sein. Besonders intensiv ist dieses Empfinden dann, wenn die Bezugsperson diese Annahme auch körperlich vermittelt, d. h. durch körperliche Nähe und Wärme „vollzieht". Das ist der Grund, warum Intimbeziehungen am meisten geeignet sind, um Glück und Zufriedenheit bei den Beteiligten auszulösen – hier geschieht die Annahme auf allen Ebenen, einschließlich der ganz konkreten körperlichen Sichtbarmachung gegenseitiger Zuneigung, die im gemeinsamen – auch sexuellen – Lusterleben ihren Höhepunkt (im doppelten Sinne) findet (vgl. Beier und Loewit 2004).

Menschen, die nicht über derartig funktionierende Bindungen verfügen, gibt es offenbar sehr viele, wie neuere Daten zeigen.

Von Deneke (1999) wurde in einer empirischen Untersuchung ein Motivinventar erstellt, um die Strebungen der Menschen verschiedenen Grunddimensionen zuordnen zu können. In seiner Analyse hat er die Probanden auch gebeten, für die verschiedenen Bedürfnisse anzugeben, wie wichtig es ihnen ist, dass dieser Wunsch in Erfüllung geht, und ob dieser Wunsch in der Vergangenheit tatsächlich in Erfüllung gegangen ist. Seine Untersuchungsergebnisse machen deutlich, dass das Streben nach erotisch-sexueller Befriedigung mit Rang 12 von 21 nur einen Mittelplatz einnimmt und dieses Bedürfnis eher übererfüllt ist, d. h. im subjektiven Erleben der Menschen eher kein Defizit besteht. Ganz anders sieht es dagegen bei den drei wichtigsten Motiven aus, die bei den befragten Probanden gerade unerfüllt geblieben sind: Der Wunsch nach einer vertrauensvollen und verlässlichen Beziehung, in der man sich geborgen und aufgehoben fühlt, die Wünsche nach einem Leben in Sicherheit und ohne Angst sowie der Wunsch, einmal klar und eindeutig sagen zu können, wann einem etwas gegen den Strich geht (also auch dann Akzeptanz zu finden): Hier liegen die drei großen Risiken für Enttäuschungserfahrungen der Menschen, nicht überwiegend in der sexuellen Befriedigung.

Neurophysiologie der sexuellen Reaktionen

Wie umweltbezogenes, organismisches Verhalten überhaupt, werden auch die sexuellen Funktionen vom Nervensystem organisiert. Das Gehirn ist zum wichtigsten „Geschlechtsorgan" geworden. Ein auch an der sexuellen Funktion sichtbar werdendes Organisationsprinzip hat die Überformung phylogenetisch älterer Strukturen (wie z. B. dem vegetativen Nervensystem) zur Grundlage. Peripher nervöse Funktionen werden zentralnervös, d. h. zerebral, koordiniert, reguliert und integriert.

Hinsichtlich des Kenntnisstandes, wie sexuelle Erregung zerebral organisiert wird, sind in letzter Zeit keine wesentlichen Fortschritte erzielt worden. Bedeutung wird dem Hypothalamus und seinen angrenzenden „limbischen" Strukturen sowie Anteilen des Temporal- und Frontalhirns beigemessen.

Dass allerdings Geschlechtsunterschiede auch auf hirnphysiologischer und -anatomischer Basis anzunehmen sind, belegt nicht nur die geschlechtstypisch unterschiedlich verteilte sexuelle Orientierung von Männern und Frauen, sondern auch unser derzeitiges Wissen über die Neurobiologie sexueller Erregung und sexueller „Lust", die u. a. deutlich macht, dass der Mensch von einem „jurassic brain" und einem „cultural brain" gesteuert wird. Letzteres kann man funktional-morphologisch mit dem Stirnhirn und das „jurassic brain" mit dem Hypothalamus bzw. dem limbischen System in Verbindung bringen. Dabei ist die zentrale Rolle, die die Steroidhormone hier spielen, erst in den letzten Jahren in ihrer ganzen Tragweite klargeworden (Pfaff 1999). Sie induzieren über den Hypothalamus und das limbische System weitere Gehirnsysteme, die zum einen die sexuelle Erregung fördern und zum anderen hemmende Einflüsse des Großhirns reduzieren. Bei der Ratte ist die sexuelle Reaktionskette wohl am besten erforscht worden und hat klargemacht, dass nicht nur motorische Systeme aktiviert werden (Annäherung, Werbeverhalten), sondern durch Enkephaline die Schmerzempfindlichkeit gesenkt, das Immunsystem beeinflusst und Messsysteme in Gang gesetzt werden, die überprüfen, ob die Rahmen- und Umgebungsbedingungen stimmen (Messung von Glukose, Noradrenalin und Oxytocin), um sich auf einen sexuellen Kontakt einzulassen. Interessanterweise ist dieses System bei weiblichen Tieren stärker ausgeprägt, d. h. die Überprüfung erfolgt kritischer, was vor dem Hintergrund des weitaus höheren reproduktiven Investments der weiblichen Tiere aus biologischer Sicht äußerst sinnvoll erscheint und möglicherweise auch Hinweis auf die höhere Kontextabhängigkeit der weiblichen Sexualität beim Menschen erklären könnte.

Hierzu passt im Übrigen einer der wenigen empirisch nachweisbaren geschlechtstypischen Verhaltensunterschiede, nämlich dass Männer ein deutlich höheres Interesse an okkasionellen Sexualkontakten mit nicht oder nur flüchtig bekannten Personen haben. So ließen Clark u. Hatfield (1989) Studenten bzw. Studentinnen auf dem Campus ihnen unbekannte Studierende des jeweils anderen Geschlechts ansprechen. Bei der Offerte „Würdest du heute nacht mit mir schlafen?" war keine der Frauen, aber 75 % der Männer bereit, mit dem/der Unbekannten ins Bett zu gehen.

Der Umstand, dass auf der vital-basalen Ebene des Hypothalamus auch die Nahrungsaufnahme geregelt wird, ist vor allem deshalb von Interesse, weil hier Sympathicus und Parasympathicus eine erste Integration finden. In vielen Organen wirken diese beiden vegetativen Subsysteme antagonistisch, auf den Ablauf der sexuellen Reaktionen wirken sie komplementär: Grob vereinfacht kann man sagen, dass sie initiiert und (orgastisch) beendet werden von einem kurzzeitigen sympathicotonen Übergewicht. Im Rahmen der hypothalamischen Steuerung der hypophysären Hormonsekretion (durch Releasing-Hormone: RH) gibt es hier einen Pulsgenerator für das Gonadotropin-RH, der außer von Geschlechtshormonen von vielen hormonalen, neuronalen, metabolischen und umweltbedingten Faktoren beeinflusst wird. Vereinfacht kann man sich den peripheren nervalen Apparat, der die sexuellen Reaktionen ermöglicht, folgendermaßen vorstellen (vgl. Tab. 8.1): Der im Sakralmark entspringende, unterhalb des Beckenbodens verlaufende Pudendalnerv ist im Wesentlichen zuständig für genitale Empfindungen (Afferenz) und orgastische Kontraktionen der quergestreiften Beckenbodenmuskulatur (Efferenz). Im Beckenplexus laufen sympathische, thorakale und parasympathische sakrale Fasern zusammen. Auf der Basis cholinerger parasympathischer Neurotransmission bewirken (Peptid-)Kotransmitter eine Relaxation der glatten vaskulären Muskulatur und dadurch genitale Vasokongestion – beim Mann Erektion, bei der Frau vulväre, zirkumvaginale und zirkumurethrale Tumeszenz. Beides kann auch entstehen durch Stimulation der Sakralnerven (durch implantierte Elektroden), die Querschnittsgelähmten die Sphinkterkontrolle ermöglicht hat. Kurz nach Beginn des Orgasmuserlebens kommt es beim Mann zu kurzfristigem Überschießen noradrenerger sympathikotoner Neurotransmission, was erst die glattmuskuläre Emission und anschließend die striärmuskuläre Expulsion bewirkt. Nicht so klar sind die orgasmusassoziierten Vorgänge bei Frauen. Offenbar besteht eine viel größere Variabilität hinsichtlich Kontraktionen glatter zirkumvaginaler Muskulatur und der des Beckenbodens.

Übersicht über Auswirkungen verschiedener neurologischer Störungsbilder

Hypophysentumore, insbesondere Prolaktinome, wirken sich, oft lange bevor sie erkannt werden und bedingt durch Hyperprolaktinämie auf die Fertilität und Sexualität aus. Prolaktin ist ein hypophysäres Hormon, für das es weder ein RH noch eine negative Rückkopplung (wie u. a. bei Geschlechtshormonen) zu geben scheint. Erhöhung des Thyreotropin-RH (z. B. bei primärer Schilddrüsenunterfunktion) wirkt stimulierend, hypothalamisches Dopamin hemmend – Letzteres mit der Folge, dass es bei Dopaminverarmung (etwa bei Morbus Parkinson) oder unter Dopaminantagonisten (z. B. Neuroleptika) ebenfalls zu Hyperprolaktinämie kommt. Bei deren Verursachung durch Hypophysentumoren geht bei Männern das sexuelle Verlangen verloren, oft kombiniert mit niedrigem Testosteron. Auch bei Frauen kommt es (außer zu Zyklusstörungen) ebenfalls zu erheblichen sexuellen Funktionsstörungen und Appetenzverlust, bei nicht ganz so ausgeprägter Korrelation mit Prolaktin- und Testosteronspiegeln.

Die meisten anderen zerebralen Schädigungen bewirken ebenfalls Minderung oder Verlust des sexuellen Verlangens, zusätzlich zu neurohormonalen Einflüssen in unterschiedlichem Ausmaß, die durch neurologische Symptomatik, Reduzierung des allgemeinen Antriebs und psychosoziale Faktoren bedingt sind. Das gilt zumal für Morbus Parkinson (s. unten), Epilepsie (s. unten) und Hirnverletzungen. Bei Letzteren wie auch bei Schläfenlappenepilepsie sind sexuelle Enthemmungen und Deviationen beschrieben worden. Bei Hirninfarkten, die meist kardiovaskuläre Vorschäden zur Grundlage haben, hängt die sexuelle Beeinträchtigung besonders stark vom Lebensalter und von der sexuellen Verfassung vor dem neurologischen Einbruch ab.

Die Multiple Sklerose (s. unten) ist charakterisiert durch Entmarkungsherde der Leitungsbahnen, die sowohl im Rückenmark als auch im Gehirn auftreten. Der typisch schubförmige Verlauf macht das Entstehen ebenso wie das Abklingen der schweren Beeinträchtigungen aller sexuellen Funktionen besonders deutlich, wobei auch hier sexuelle Dysfunktion von vielen Betroffenen als zeitgleich mit ersten Symptomen einsetzend beschrieben werden. Erstaunlich lange hingegen bleiben Sexualfunktionen bei der (tödlich endenden) amyotrophen Lateralsklerose (ALS) erhalten, die durch eine (das Sakralmark verschonende) Degeneration der motorischen Neurone gekennzeichnet ist.

Von traumatischen Querschnittläsionen sind meist jüngere Männer betroffen, die in Abhängigkeit von der Höhe und dem Ausmaß der Läsion Lähmungen und Sensibilitätsausfälle unterhalb des spinalen Querschnittsegments ausbilden, was mit massiven Beeinträchtigungen der sexuellen Funktionen verbunden sein kann. Grundsätzlich gilt, dass in den ersten Wochen nach dem Ereignis ein spinaler Schock zu einer Paralyse der Blasen- und Rektummuskulatur sowie auch zu einem Sensibilitätsverlust führt. In dieser Phase kann es zur Ausbildung eines Priapismus aufgrund von venösen Stauungen kommen. Wenn die Reflexaktivität nach einigen Wochen zurückkehrt, verbessern sich auch wieder die verschiedenen Körperfunktionen, aber das Ausmaß späterer Einschränkungen ist in diesem Stadium nur schwer vorhersagbar. Beeinträchtigungen, die nach 6 Monaten noch bestehen, haben allerdings keine große Aussicht auf Veränderung mehr (Kolodny et al. 1979). Trotz Empfindungslosigkeit der Genitalien und/oder Verlust der Kontrolle über die Beckenbodenmuskulatur kann es bei beiden Geschlechtern zu orgasmusartigem Erleben kommen. Die Ejakulation allerdings ist häufig gestört, was darauf zurückzuführen ist, dass sie aus zwei Komponenten, der Emission und der Expulsion besteht. Erstere hat die (aus erhaltenem Hodendruckschmerz abschätzbare) Intaktheit des sympathikotonen Ausflusses am Ende des Thorakalmarks, Letztere die des (parasympathikotonen) sakralen Sexualzentrums zur Voraussetzung. Erektionen, wenn auch oft labile und nicht koitustaugliche, sind relativ häufig möglich – reflektorische bei Erhalt des Sakralmarks und seiner Afferenzen und Efferenzen, zerebral induzierte bei Erhalt des thorakal-sympathikotonen Zuflusses.

Periphere sexualrelevante, nervale Strukturen können mit unterschiedlicher Lokalisation und Verursachung geschädigt werden. Betroffen sein können die im Wirbelkanal abwärts laufenden Wurzelfasern der jeweiligen Segmente des (in Höhe des ersten Lendenwirbelkörpers endenden) Rückenmarks vor (traumatisch oder durch Diskusprolaps) oder nach (Tumoren, Operationen) Austritt des urogenitalen Plexus sowie peripherer Nerven, die durch distal aufsteigende, motorische, sensible oder/und vegetative Polyneuropathien (z. B. Diabetes, Alkoholismus und sonstige Intoxikationen) geschädigt werden können.

Eine Betrachtung neurologisch bedingter, sexueller Funktionsstörungen ist unvollständig ohne Vergegenwärtigung der enormen Beeinträchtigung der sexuellen Interaktions- und Erlebnisfähigkeit durch Schmerzsyndrome verschiedenster Art. Umgekehrt ist von Interesse, dass in seltenen, aber eindeutigen Fällen das Orgasmuserleben heftigen Kopfschmerz auslöst, wie auch, sehr selten, bei Epileptikern zerebrale Krampfanfälle – was den Blick wieder zurück richtet auf zerebrale Prozesse (vgl. hierzu auch Beier et al. 2001).

Morbus Parkinson

Morbus Parkinson ist eine chronische Erkrankung des höheren und zunehmend auch des mittleren Lebensalters, an der in Deutschland über 250.000 Menschen leiden. Die Schwere der Erkrankung variiert sehr stark und reicht von geringen Einschränkungen der Beweglichkeit bis zu einer massiven Behinderung. Die vier kardinal klinischen Symptome sind:
- Bradykinesie bzw. Hypo- oder Akinesie (verlangsamte und verarmte Körperbewegung),
- Muskelstarrheit (Rigor),
- Ruhetremor („Geldzähltremor"), der sich bei bewussten (intentionalen) Bewegungen verringert,
- Verschlechterung der aufrechten Balancehaltung mit Gangunsicherheit und Sturzneigung.

Ätiopathogenese

Grund für diese vielfachen Symptome ist ein Dopmaninmangel vornehmlich in einer Gruppe von Hirnkernen (Basalganglien), die für die Bewegungsabläufe enorme Bedeutung haben. Nach dem gegenwärtigen Stand der Forschung existieren aber zwei Dopaminrezeptorfamilien und insgesamt fünf Dopaminrezeptoren mit unterschiedlicher Verteilung in verschiedenen Gehirnstrukturen. Während die Rezeptoren D1 (im Striatum und Neokortex) und D5 (im Hippokampus und Hypothalamus) die D1-Rezeptorfamilie bilden, sind die Rezeptoren der Rezeptorfamilie 2 (D2–D4) über das Striatum, die Substancia nigra und Hypophyse (D2), den Hypothalamus und Nucleus accumbens (D3) bis zum vorderen Kortex und das Mittelhirn (D4) verteilt. Dies erklärt die außerordentlichen Erschwernisse bei der medikamentösen Behandlung des Morbus Parkinson und die völlig unterschiedlichen, z. T. entgegengesetzten Auswirkungen der gleichen Substanzen bei verschiedenen Betroffenen. Schon theoretisch lassen sich Auswirkungen auf die Sexualität durch drei bedeutsame Dopaminsysteme herleiten (Tabelle 8.1).

Tabelle 8.1. Beeinflussung der Sexualität durch Dopaminsysteme

Dopaminsysteme	Auswirkungen auf die Sexualität
Dopaminerge Verschaltungen mit dem Hypothalamus-Hypophysen-System, dem Hauptkontrollzentrum der endokrinen Drüsen, das auch die Freisetzung von Geschlechtshormonen regelt.	Durch Veränderung der hormonellen Situation.
Die Basalganglien im Mittelhirn, die eine wichtige Rolle bei der Bewegungsabstimmung spielen.	Durch die erschwerte Realisierung von Wünschen und Vorstellungen aufgrund der Bewegungseinschränkungen (Hypo- und Akinese), des Zitterns (Tremor) oder der erhöhten Muskelanspannung (Rigor), die alle geeignet sind, um die aktive Ausgestaltung von sexuellen Wünschen zu behindern.
Verbindungen zwischen dem Mittelhirn, dem Großhirn und dem sog. limbischen System (Einfluss auf Gefühle und Wahrnehmungen).	Durch Veränderungen von Gefühlswelt und Wahrnehmungsinhalten, die auch dazu führen können, dass Angst und depressive Verstimmungen zunehmen – schlechte Voraussetzung, um sich auf sexuelle Begegnungen einzulassen.

Einen weiteren wichtigen Einflussfaktor auf die Sexualität stellen ferner die parkinsonspezifischen Medikamente dar:
1. *Levodopapräparate*, die das wirksamste Antiparkinsonmittel darstellen, weil sie den Spiegel von Dopamin im Gehirn erhöhen. Dabei wird Levodopa mit Stoffen kombiniert [z. B. mit Benserazid (Madopar) oder mit Carbidopa (Striaton, Isicom, Nacom)], die bewirken sollen, dass die Substanz möglichst ausschließlich ins Gehirn gelangt:
2. *Dopaminagonisten*, die dazu führen, dass das vorhandene Dopamin an den Rezeptoren im Gehirn noch besser wirksam wird: Bromocriptin (Pravidel, Kirim), Lisurid (Dopergin), Ropinirol (Requip), Pergolid (Parkotil), Dihydroergocriptin (Almirid, Cripar), Cabergolin (Cabaseril)
3. *Enzymhemmer und Amantadine*: Erstere (z. B. COMT-Hemmer wie Tasmar oder MAO-B-Hemmer wie Selegam, Antiparkin oder Movergan) führen dazu, dass das vorhandene Dopamin noch besser wirksam wird, indem bestimmte Enzyme gehemmt werden, die sonst den Abbau von Dopamin bewirken würden; Amantadine

(z. B. PK Merz) verschieben dagegen die Transmitterbalance zugunsten von Glutamat, was wiederum die Dopaminwirkung begünstigt).
4. *Anticholinergika*: Diese werden deshalb eingesetzt, weil Acetylcholin bei Morbus-Parkinson-Betroffenen in stärkerem Umfang wirksam ist, da das Dopaminsystem nur abgeschwächt funktioniert. Anticholinergika (Akineton) wirken besonders gut auf den Tremor, beeinflussen aber die Akinese dagegen praktisch nicht.

Bereits durch die Antiparkinsonmittel und den damit verbundenen Eingriff in die Neurotransmittersysteme des Gehirns ist eine Vielzahl von Einflussnahmen auf die sexuellen Funktionen denkbar. Hinzu kommen mögliche Nebenwirkungen medikamentöser Behandlungen anderer Erkrankungen, die Parkinson-Betroffene – nicht zuletzt aufgrund ihres höheren Alters – haben können: Hierzu zählen insbesondere Herz-Kreislauf-, Nieren sowie Stoffwechselerkrankungen. Schließlich kann durch die Behandlung von Begleiterscheinungen des Morbus Parkinson – z. B. depressive Verstimmungen, die medikamentös therapiert werden – noch ein weiterer substanzbedingter Einflussfaktor gegeben sein, der sich negativ auf das sexuelle Erleben und Verhalten auswirkt.

Empirische Befunde zu Auswirkungen von Morbus Parkinson auf Sexualität und Partnerschaft
Erst seit einigen Jahren finden verschiedene sexuelle Dysfunktionen als Begleitsymptome des idiopathischen M. Parkinson in der Forschung Beachtung (u. a. Brown et al. 1990; Quinn et al. 1983; Singer et al. 1989). Nur in vereinzelten Studien wurde allerdings untersucht, welche sexuellen Dysfunktionen auftreten (Basson 1996; Brown et al. 1990; Hyppä et al. 1970; Koller et al. 1990). Häufig sind die Definitionen der einzelnen Veränderungen der Sexualität auch sehr uneinheitlich. Unter „Hypersexualität" z. B. verstehen Brown et al. (1990) eine erhöhte sexuelle Appetenz, während andere Autoren zusätzlich eine erhöhte sexuelle Aktivität in diese Definition einschließen (Thorbecke Uitti et al. 1989). Über mögliche Einflussfaktoren auf die Sexualität der von der Parkinson-Krankheit Betroffenen, wie Krankheitssymptomatik, Pharmaka, ggf. chirurgische Maßnahmen, soziale und psychische Faktoren, liegen zum Teil widersprüchliche Ergebnisse vor (Basson 1996; Brown et al. 1990; Szasz 1989; Wermuth u. Stenager 1992). Die Angaben zur Häufigkeit sexueller Funktionsstörungen bei M. Parkinson schwanken beispielsweise zwischen 35 % und 80 %, was allerdings an einem fehlenden definitorischen Konsens bezüglich der Variable „Funktionsstörung" liegen dürfte – ein systematischer Fehler, der in der nachfolgend vorgestellten Untersuchung durch die Operationalisierung anhand der Kriteriologie des DSM-IV (APA 1994) vermieden wurde.

In einer Untersuchung am Institut für Sexualwissenschaft und Sexualmedizin des Universitätsklinikums Charité in Berlin (Beier et al. 2000, 2001; Boxdorfer 1999; Lüders et al. 1999; Lüders 2000) wurden alle 12.000 Mitglieder der *Deutschen Parkinsonvereinigung* (dPV) samt ihrer Partnerinnen bzw. Partner befragt. Insgesamt 2099 Betroffene (davon 330 Frauen und 1008 Männer, die sich in einer Partnerschaft befanden) füllten die Fragebögen aus. Als Erhebungsinstrument diente der „Sexualmedizinische Fragebogen bei chronischen Erkrankungen" (SFCK), welcher sowohl sämtliche sexuellen Funktionsstörungen nach DSM-IV auf den Zeitebenen „vor der Diagnose" und „seit der Diagnose" als auch die von den Betroffenen erlebten Auswirkungen der krankheitsspezifischen Medikation erfasst und eigens für diese Untersuchungen am obigen Institut entwickelt wurde (Ahlers 2003).

Das Durchschnittsalter der Betroffenen lag etwa bei 65 Jahren und die durchschnittliche Partnerschaftsdauer bei 37 Jahren. Etwa zwei Drittel waren berentet und die Betroffenen waren im Durchschnitt ca. 10 Jahre an Morbus Parkinson erkrankt.

Sowohl bei den Männern als auch bei den Frauen war eine starke Zunahme sexueller Funktionsstörungen (erfasst nach den Kriterien des DSM-IV und demnach nur dann als krankheitswerte Störung gewertet, wenn eine funktionelle Beeinträchtigung in Verbindung mit subjektivem Leidensdruck und Unzufriedenheit angegeben wurde) seit der Diagnosestellung Morbus Parkinson festzustellen. Bei den betroffenen Männern war dieser Anstieg besonders auffällig: Während vor Diagnosestellung weniger als 10 % eine Appetenz-, Erregungs- oder Orgasmusstörung beklagten, waren dies seit Diagnosestellung 50 %. Bei den Frauen betrug der Anstieg von ca. 10 %, die eine Funktionsstörung vor Diagnosestellung angaben, bis zu 30 % seit Diagnosestellung (Abb. 8.1).

Besonders imposant war aber, dass auch bei den Partner/innen der betroffenen Parkinson-Patienten/innen ein signifikanter Anstieg von sexuellen Funktionsstörungen festzustellen war (Abb. 8.2) und bei allen Betroffenen und Partnern eine starke Abnahme der sexuellen Zufriedenheit: Während vor Diagnosestellung ungefähr 90 % der Befragten mit ihrer Sexualität zufrieden waren, sank dieser Prozentsatz seit Diagnosestellung auf unter 60 %. Auffällig war darüber hinaus der hohe Anteil von Betroffenen und Partnern, die eine (mit Leidensdruck verbundene) „sexuelle Aversion" (F52.10) nach Diagnosestellung angaben (zwischen 20 und 38 %; vgl. Abb. 8.1 und 8.2).

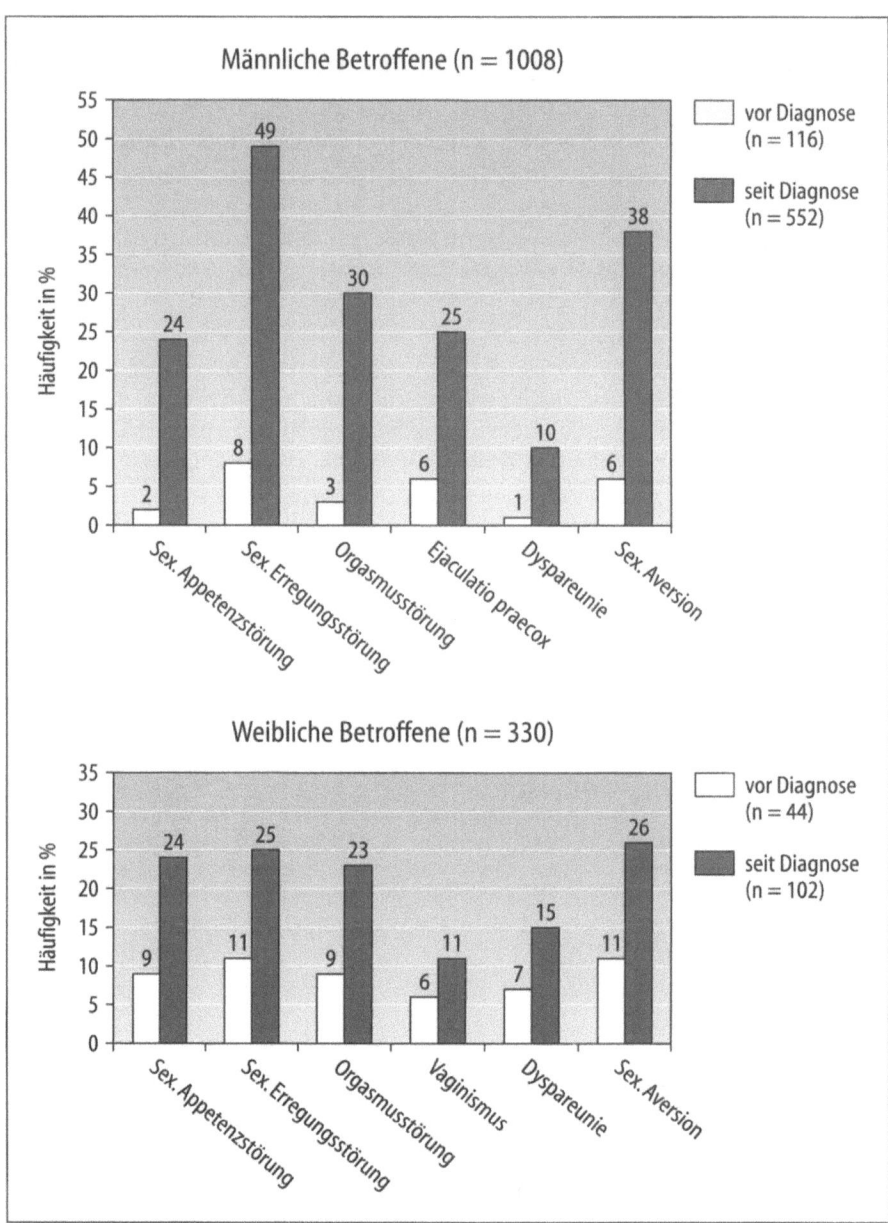

Abb. 8.1. Gesamtstichprobe partnerschaftlich gebundener parkinsonbetroffener Männer (n = 1008) und Frauen (n = 330); prozentuale Häufigkeit sexueller Dysfunktionen, die mit Leidensdruck verbunden sind – jeweils vor und seit der Diagnose Morbus Parkinson

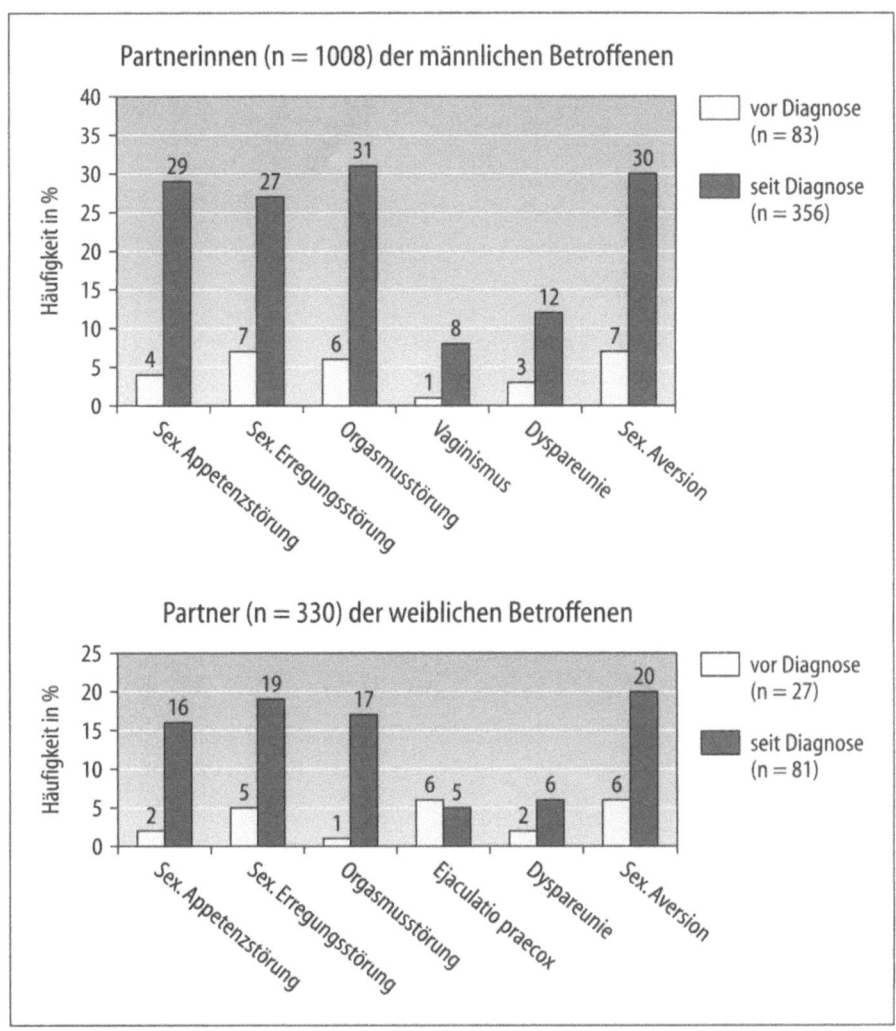

Abb. 8.2. Gesamtstichprobe der Partnerinnen (n = 1008) und Partner (n = 330) parkinsonbetroffener Männer und Frauen; prozentuale Häufigkeit sexueller Dysfunktionen, die mit Leidensdruck verbunden sind – jeweils vor und seit der Diagnose Morbus Parkinson

Die Betroffenen gaben vor allem parkinsonspezifische Symptome als maßgeblich für die Beeinflussung ihrer sexuellen Erlebnis- und Gestaltungsfähigkeit an. Dies gilt sowohl für die betroffenen Frauen als auch für die Männer, wobei die Frauen etwas häufiger auch die Auffassung vertraten, dass bei ihnen Depressionen und Angst zu einer Veränderung ihres sexuellen Erlebens und Verhaltens beigetragen haben könnten (Abb. 8.3 und 8.4).

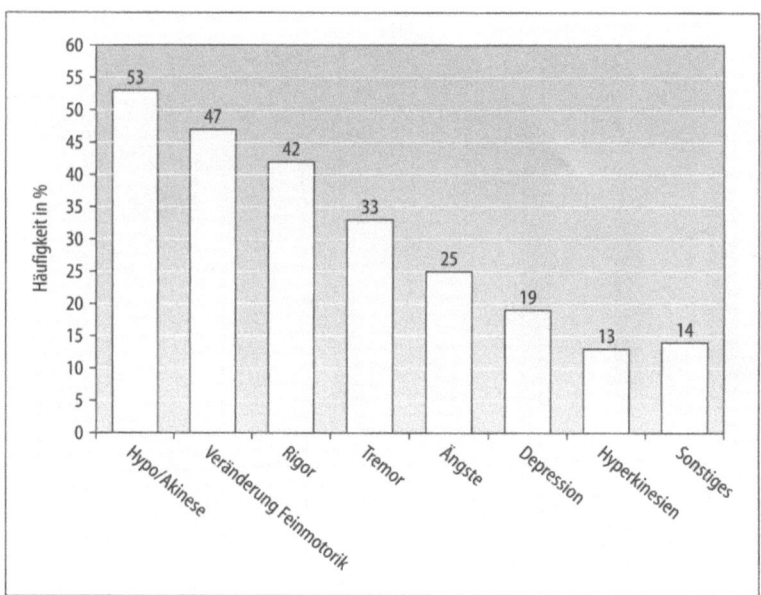

Abb. 8.3. Rangfolge der Beeinflussung der Sexualität durch parkinsonspezifische Symptome bei männlichen Betroffenen (n = 611)

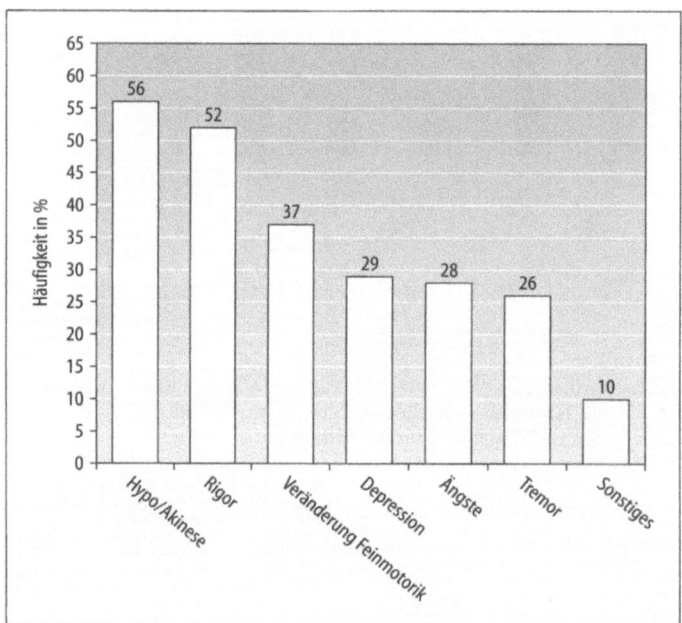

Abb. 8.4. Rangfolge der Beeinflussung der Sexualität durch parkinsonspezifische Symptome bei weiblichen Betroffenen (n = 304)

Etwa ein Drittel der betroffenen Frauen und zwei Drittel der Männer sahen einen Zusammenhang zwischen Medikamenteneinnahme und einer Veränderung ihrer Sexualität. Bei den Levodopapräparaten wurde vor allem Madopar genannt, bei den direkten Dopaminagonisten Pergolid (Parkotil) sowie Bromocriptin (Pravidel, Kirim). Auffällig war dabei, dass ein und dieselbe Substanzgruppe bei den Betroffenen für fast alle sexuellen Funktionen sowohl eine Abnahme als auch eine Zunahme oder auch gar keine Veränderung bewirken konnte, wobei auch noch eine geschlechtstypisch unterschiedliche Verteilung der Zuordnung auffiel:

So führen Levodopapräparate beispielsweise bei Männern in etwa zwei Dritteln der Fälle zu einer Abnahme der sexuellen Erregung und Orgasmusfähigkeit, aber nur bei einem Drittel der Frauen. Die meisten Frauen berichten sogar über eine Zunahme von Erregung und Orgasmusfähigkeit unter Levodopapräparaten (Abb. 8.5 und 8.6).

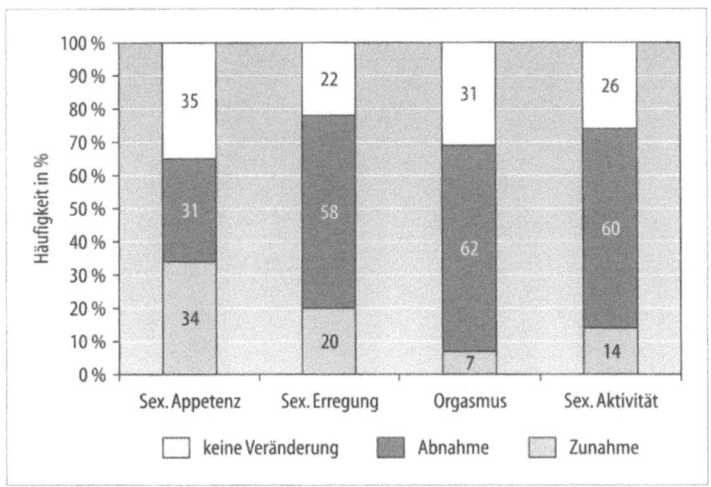

Abb. 8.5. Veränderungen der Sexualität unter Einnahme von L-Dopa bei männlichen (n = 443) Parkinsonbetroffenen

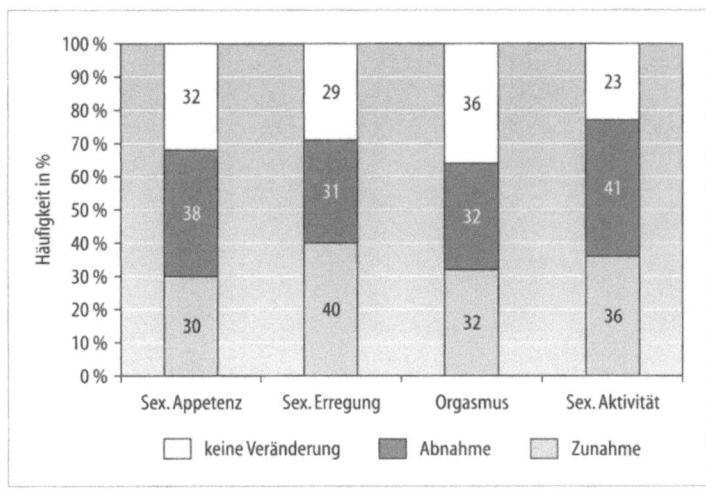

Abb. 8.6. Veränderungen der Sexualität unter Einnahme von L-Dopa bei weiblichen (n = 82) Parkinsonbetroffenen

Auch innerhalb der einzelnen Substanzgruppen fallen bemerkenswerte Unterschiede auf: Lisurid (Dopergin) führte beispielsweise bei etwa 50 % der Frauen, die eine Veränderung ihrer Sexualität bemerkten, zur Abnahme des sexuellen Verlangens, bei den Männern lag der entsprechende Prozentsatz aber lediglich bei 25 %.

Hinsichtlich der partnerschaftlichen Situation wird sowohl von den Männern als auch von den Frauen angegeben, dass der Austausch von Gedanken, Gefühlen und Zärtlichkeiten, wie überhaupt die Kommunikation seit der Diagnosestellung abgenommen hatten, wobei der Wunsch nach wechselseitiger Mitteilung von Empfindungen, körperlicher Nähe sowie einer gemeinsamen Gestaltung des Alltags unvermindert fortbestand, und zwar sowohl bei den Erkrankten als auch bei ihren Partnern. Bei beiden kam es auch zu einer Zunahme von Versagensängsten, d. h. der Befürchtung, den Erwartungen des Partners nicht gerecht werden zu können.

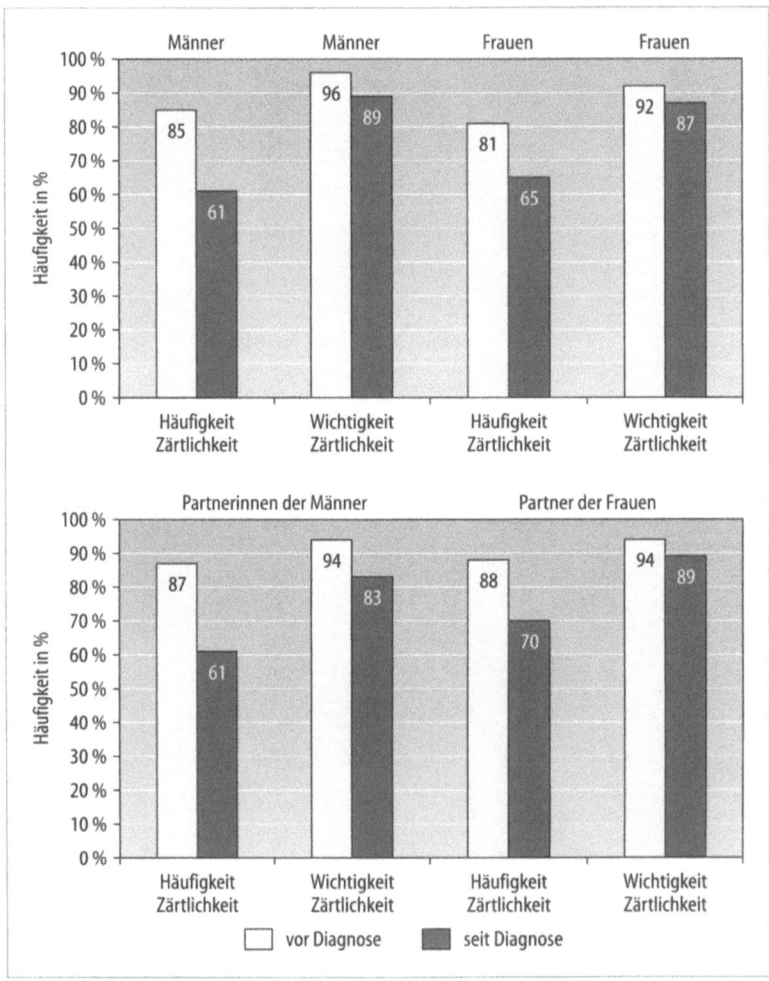

Abb. 8.7. Verhältnis von Wunsch (Wichtigkeit) und Wirklichkeit (Häufigkeit) hinsichtlich der Zärtlichkeit bei parkinsonbetroffenen Männern (n = 1008) und Frauen (n = 330) sowie deren Partnern – jeweils vor und seit Diagnose Morbus Parkinson

Abbildung 8.7 zeigt das Verhältnis von Wunsch und Wirklichkeit hinsichtlich der Zärtlichkeit bei parkinsonbetroffenen Männern und Frauen sowie deren Partnern – jeweils vor und seit der Diagnose Morbus Parkinson.

Fallbeispiel Morbus Parkinson

Wie deutlich das gesamte (Er)Leben der Patienten und somit auch das des Partners durch die Parkinson-Erkrankung beeinträchtigt werden kann, zeigt der folgende Erfahrungsbericht einer 54-jährigen Parkinsonpatientin, die den Einfluss von Parkinsonmedikamenten auf ihr Sexualleben beschreibt:

„Ich bekam das Medikament Pravidel. Bei einem Gespräch mit jungen männlichen Parkinsonpatienten, die über ihre veränderte Potenz unter der Einnahme von Pravidel sprachen, wurde ich gefragt, wie das denn bei Frauen sei. Ich sagte, dass bisher keine Frau mit mir darüber gesprochen habe. Da ich an mir keine Veränderung verspüre, gehe ich davon aus, dass dies auch bei anderen Frauen so sei. Darauf schaltete sich mein Mann in das Gespräch ein. Er sagte, dass aus seiner Sicht sehr wohl eine Veränderung in Richtung verstärkter sexueller Aktivität zu verzeichnen sei. Danach stellte ich das auch selbst fest. Als das Medikament abgesetzt wurde, beobachtete ich einen deutlichen Rückgang der sexuellen Bedürfnisse. Später unter Einfluss von Dopergin registrierte ich wieder ein erhöhtes Sexualbedürfnis. Nach dem Absetzen beobachtete ich die gleiche Reaktion an mir wie beim Absetzen des Pravidel. Anschließend nahm ich an einer Cabergolinstudie teil. Es veränderte sich nichts, außer meinem Sexualbedürfnis. Die sexuellen Vorstellungen waren gesteigert, ebenso meine Potenz. Unter Erhöhung der Medikamentendosis erhöhten sich auch Libido und Potenz. Dieses Präparat musste aus anderen Gründen aber wieder abgesetzt werden. Als nächstes wurde ich auf Parkotil umgestellt. Erst normalisierte sich das Ganze. Nach einigen Wochen stellte sich der erhöhte Bedarf an sexueller Aktivität erneut ein. Zeitweise waren die Wunschvorstellungen so stark ausgeprägt, dass sie schon einem Suchtverhältnis nahe kamen. Trotz ausgefüllter sexueller Aktivität war dieses Bedürfnis kaum zu befriedigen. Im Kopf ging es zu wie auf einem Karussell. Ich hatte große Mühe, mich auf andere Dinge zu konzentrieren. Nur unter größten geistigen Anstrengungen war mir dies möglich. Unter äußerster Selbstdisziplin gelang es mir, meinen Alltag zu bewältigen."

Aufmerksamkeit verdient auch das Ergebnis, dass nur wenige der Patienten und ihrer Partner von beruflichen Helfern Informationen über Veränderungen der Sexualität im Verlauf der Parkinsonerkrankung erhielten. So wurden 72 % der männlichen Betroffenen und 75 % der Partnerinnen nicht auf evtl. auftretende sexuelle Probleme hingewiesen; bei den weiblichen Betroffenen waren es 79 % und 80 % ihrer Partner. 91 % der erkrankten Männer und 94 % der erkrankten Frauen wurden ebenfalls nicht über mögliche Nebenwirkungen der Medikamente (hinsichtlich der Sexualität) informiert. Eine Verbesserung der sexualmedizinischen Betreuung wurde insgesamt von 735 betroffenen Männern (77 %) und 507 ihrer Partnerinnen (55 %) sowie 172 betroffenen Frauen (56 %) und 131 ihrer Partner (43 %) gewünscht.

Beratung und Therapie

Die Ergebnisse der Befragung von Parkinsonbetroffenen machen deutlich, dass bei bestehender Unzufriedenheit über die sexuelle und/oder partnerschaftliche Situation folgende Fragen zu klären wären:
1. Gibt es einen Zusammenhang mit der Krankheit Morbus Parkinson oder bestanden die Probleme bereits vor der Diagnosestellung?

2. Gibt es einen Zusammenhang mit den parkinsonspezifischen Symptomen?
3. Gibt es einen Zusammenhang mit den parkinsonspezifischen (oder anderen) Medikamenten?
4. Gibt es einen Zusammenhang mit ungeklärten Fragen oder unterschiedlichen Vorstellungen in der Partnerschaft?

Die Abklärung dieser Fragen macht die Einbeziehung des Partners/der Partnerin unbedingt erforderlich.
Veränderungsmöglichkeiten können sich dann beziehen auf:
1. eine Beeinflussung der parkinsonspezifischen Symptome,
2. eine Umstellung der aktuellen Medikation (wobei selbstverständlich nicht gemeint ist, dass die sexuelle Symptomlage zum Leitmotiv der Parkinsonmedikation erhoben werden soll, sondern lediglich als ein Aspekt unter anderen Berücksichtigung finden sollte),
3. eine Verbesserung der partnerschaftlichen Kommunikation (vor allem Mitteilung gegenseitiger Vorstellungen, Wünsche, Ängste oder Befürchtungen),
4. der Einsatz von Hilfsmitteln oder Medikamenten zur Behandlung sexueller Funktionsstörungen (z. B. bei Erektionsstörungen auch der Einsatz von PDE-5-Hemmern älterer oder neuerer Präparategenerationen), sofern keine Kontraindikationen bestehen.

Multiple Sklerose

Die multiple Sklerose gehört zu den Entmarkungsenzephalomyelitiden und ist eine der häufigsten und zugleich schwersten organischen Erkrankungen des zentralen Nervensystems. In Deutschland sind schätzungsweise 120.000 Menschen erkrankt. Das Verhältnis von betroffenen Frauen zu Männern beträgt 2:1, wobei die Gründe für diese ungleiche Verteilung ungeklärt sind.

Ätiopathogenese
Es stehen verschiedene exogene (z. B. Virusinfektionen im Kindesalter) und endogene (genetische Faktoren) Ursachenfaktoren zur Diskussion. Es wird aber allgemein angenommen, dass T-Zell-vermittelte Autoimmunreaktionen gegen Myelinkomponenten pathogenetisch bedeutsam sind. Aktivierte T-Zellen überwinden die Blut-Hirn-Schranke und initiieren eine lokale Entzündungsreaktion, die zur Zerstörung der Myelinscheiden und reaktiver Glyose führen.

Problematik
Die Erkrankung kann sich durch eine Vielzahl von motorischen, sensorischen und kognitiven Symptomen äußern. Zudem sind verschiedene Verlaufsformen bekannt, sodass die Entwicklung im Einzelfall weitgehend unvorhersehbar ist. Das Spektrum der Erkrankung kann von einem einzigen Schub ohne nennenswertes neurologisches Defizit bis hin zur raschen, progredient eintretenden Behinderung und zum Tod reichen. Dennoch ist die Erstdiagnose einer multiplen Sklerose in der Vorstellung der Betroffenen nach wie vor gleichbedeutend mit dem baldigen Verlust der Gehfähigkeit und einer verkürzten Lebenserwartung. Die Krankheit beginnt meist beim jüngeren Erwachsenen

zwischen dem 20. und 40. Lebensjahr – ein wichtiger Zeitpunkt im Leben für die Bildung einer Partnerschaft, der Gründung einer Familie und evtl. für die berufliche Karriere.

Auswirkungen auf Sexualität und Partnerschaft
Diesbezügliche Fragestellungen fanden bisher nur begrenzt Eingang in die Forschung und diejenigen Daten, die vorliegen, sind eher uneinheitlich. Die Angaben zur Inzidenz sexueller Dysfunktion reichen bei Frauen von 5–52 %, bei Männern von 23–80 %. Auch lassen sich die in den verschiedenen Studien (Mattson et al. 1995; McCabe et al. 1996; Stenager et al. 1992; Szasz 1989) gemachten Aussagen (etwa zu sexuellen Problemen im Zusammenhang mit Alter, Zeitpunkt der Erstsymptome und Diagnose, Grad der körperlichen Beeinträchtigung, Partnerschaft, sozialem Umfeld und körperlichen Symptomen) kaum miteinander in Einklang bringen. Offensichtlich ist aber, dass die erektile „Impotenz" des Mannes weit größere Aufmerksamkeit erfuhr als sexuelle Funktionsstörungen von MS-kranken Frauen.

In einer weiteren Untersuchung am Institut für Sexualwissenschaft und Sexualmedizin der Berliner Charité (Babinsky 2000; Beier et al. 2002; Goecker et al. 1998; Goecker 2000) gemeinsam mit den Landesverbänden Schleswig-Holstein, Hamburg und Niedersachsen der *Deutschen Multiple Sklerose-Gesellschaft* wurden insgesamt 6500 Betroffene und deren Lebens- bzw. Ehepartner befragt (es antworteten 615 MS-betroffene Frauen und 332 der Partner sowie 331 betroffene Männer und 193 Partnerinnen). Als Erhebungsinstrument diente auch hier der „Sexualmedizinische Fragebogen bei chronischen Erkrankungen" (SFCK), welcher (wie oben bereits ausgeführt) sowohl sämtliche sexuellen Funktionsstörungen nach DSM-IV auf den Zeitebenen „vor der Diagnose" und „seit der Diagnose" als auch die von den Betroffenen erlebten Auswirkungen der krankheitsspezifischen Medikation erfasst und eigens für diese Untersuchungen am obigen Institut entwickelt wurde (Ahlers 2003).

Etwa drei Viertel der MS-Betroffenen (Frauen wie Männer) lebten zur Zeit der Befragung in einer Partnerschaft (davon 1 % der Männer und 2 % der Frauen in einer gleichgeschlechtlichen Beziehung). Die Partnerschaftsdauer betrug bei den Frauen durchschnittlich 17,5 und bei den Männern 19,6 Jahre – d. h. es handelte sich um Beziehungen, die meist bereits vor dem Auftreten der ersten Symptome bestanden und demnach trotz des Ausbruchs der Erkrankung aufrecht erhalten werden konnten. Von den ca. 25 % MS-Betroffenen, die zum Zeitpunkt der Befragung nicht partnergebunden lebten, meinten etwa zwei Drittel der Frauen und drei Viertel der Männer, dass sie aufgrund der MS-Erkrankung ihren Partner verloren hätten und etwa ein Viertel gab Angst vor einer neuen Partnerschaft aufgrund der Erkrankung an. Lediglich ein Zehntel wollte keine neue Partnerschaft mehr eingehen.

Imposant ist, dass zwischen den partnerschaftlich gebundenen und den nicht in einer Partnerschaft lebenden MS-Betroffenen keine Unterschiede hinsichtlich der Krankheitsdauer, der Verlaufsform oder auch dem Krankheitsgrad nach Kurtzke feststellbar waren: Diese stehen also nicht im Zusammenhang mit dem Auseinandergehen einer bestehenden Partnerschaft.

Die Untersuchung der Partnerschaften selbst zeigt, dass die partnerschaftliche Zufriedenheit bei Austausch von Zärtlichkeiten und gemeinsamer Gestaltung des Alltags hoch ist. Hervorzuheben ist aber insbesondere, dass die partnerschaftliche Zufriedenheit *nicht* mit Alter, Krankheitsdauer und Krankheitsgrad sowie der finanziellen oder der beruflichen Situation im Zusammenhang steht: Partnerschaftliche Zufriedenheit kann also auch dann bestehen, wenn der Grad der körperlichen Beeinträchtigung hoch, die Krankheitsdauer schon lang und die finanzielle oder die berufliche Situation schlecht ist.

Sowohl bei den Männern als auch bei den Frauen war eine starke Zunahme sexueller Funktionsstörungen seit Beginn der multiplen Sklerose festzustellen (operationalisiert nach DSM-IV, d. h. nur dann gezählt, wenn bei den Betroffenen zusätzlich Leidensdruck bestand). Bei den betroffenen Männern war dieser Anstieg besonders auffällig: Während vor Auftreten der Erstsymptome nur wenige (unter 5 %) eine Appetenz-, Erregungs- oder Orgasmusstörung beklagten, lag in den letzten 12 Monaten vor der Befragung bei jedem Dritten eine mit Leidensdruck verbundene sexuelle Dysfunktion vor. Bei den MS-betroffenen Frauen beklagte vor Auftreten der Erstsymptome jede Zehnte eine sexuelle Funktionsstörung und für den Zeitraum der letzten 12 Monate etwa jede Vierte (Abb. 8.8) – allerdings war die hohe Anzahl fehlender Angaben zu den entsprechenden Fragen sehr auffallend. Aber auch bei den Partnern/innen der MS-Betroffenen nahm die Häufigkeit sexueller Funktionsstörungen signifikant zu, wenn auch – insbesondere bei den Männern der MS-betroffenen Frauen – nicht so ausgeprägt (Abb. 8.9).

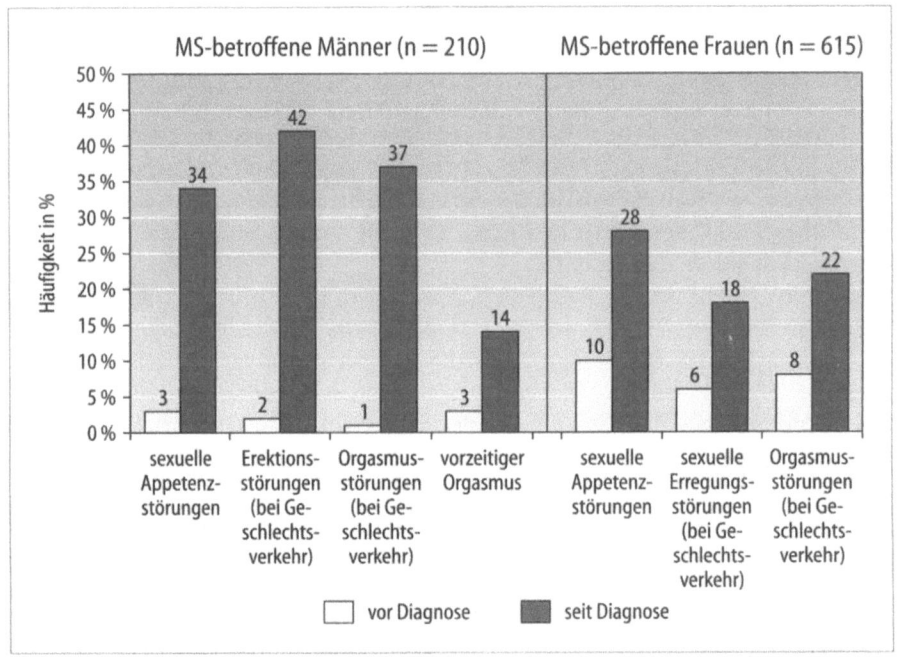

Abb. 8.8. Gesamtstichprobe MS-betroffener Männer (nur partnerschaftlich gebundene; n = 210) und Frauen (n=615); prozentuale Häufigkeit sexueller Dysfunktionen, die mit Leidensdruck verbunden sind – jeweils vor Auftreten der Erstsymptome und in den letzten 12 Monaten

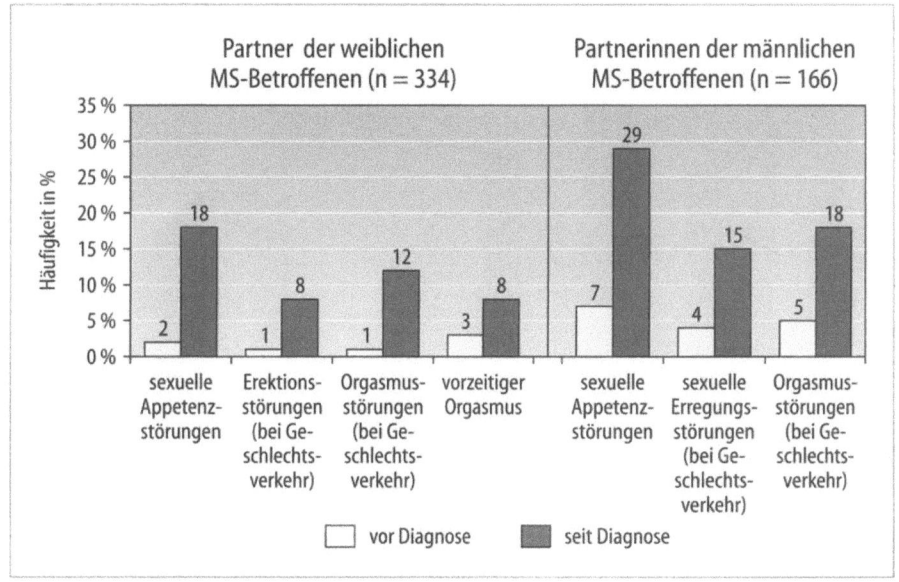

Abb. 8.9. Gesamtstichprobe der Partner (n = 334) und Partnerinnen (n = 166) MS-betroffener Männer und Frauen; prozentuale Häufigkeit sexueller Dysfunktionen, die mit Leidensdruck verbunden sind – jeweils vor Auftreten der Erstsymptome und in den letzten 12 Monaten

Beeindruckend war eine starke Abnahme der sexuellen Zufriedenheit bei allen Betroffenen und ihren Partnern/innen: Während vor Diagnosestellung mehr als 90 % der partnergebundenen Männer (Frauen: 87 %) mit ihrer Sexualität zufrieden waren, sank dieser Prozentsatz nach Diagnosestellung auf unter 50 % (Frauen: 67 %).

Bei den MS-betroffenen Männern fiel ferner auf, dass die Betroffenen, die nicht in einer Partnerschaft leben, weitaus häufiger sexuelle Dysfunktionen beklagen: Sie leiden fast doppelt so häufig unter sexuellen Funktionsstörungen wie die partnerschaftlich gebundenen MS-betroffenen Männer. Sehr häufig waren sexuelle Dysfunktionen auch bei denjenigen MS-betroffenen Männern, die unter einer Harninkontinenz litten: Zwei Drittel von ihnen beklagen eine Erektionsstörung, nur etwas weniger eine Orgasmusstörung und gut die Hälfte eine Appetenzstörung. Einen ungünstigen Einflussfaktor stellt ferner die Verlaufsform der MS dar: Bei chronisch-progredientem Verlauf ist die Häufigkeit sexueller Funktionsstörungen bei den Betroffenen deutlich höher, was Männer wie Frauen gleichermaßen betrifft (Abb. 8.10).

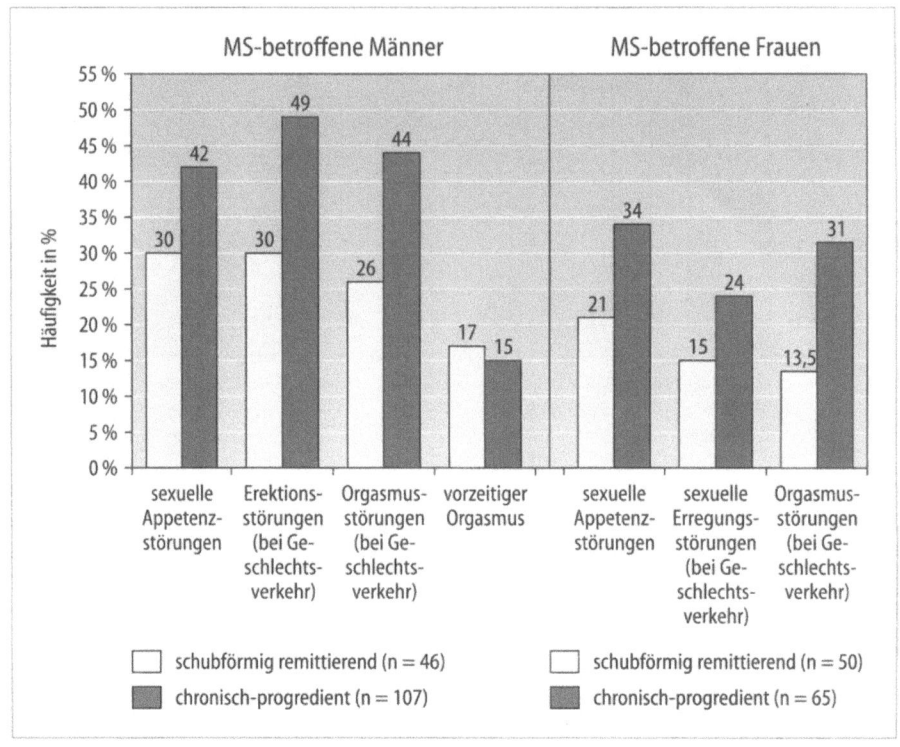

Abb. 8.10. MS-betroffene Männer/Frauen mit schubförmig remittierenden Dysfunktionen in den letzten 12 Monaten

Etwa 30 % der betroffenen Frauen und 40 % der Männer sehen eine Beeinflussung ihrer Sexualität durch die multiple Sklerose (im Vordergrund stehen Bewegungs- und Sensibilitätsstörung sowie Spastik). Darüber hinaus zeigte sich, dass harninkontinente MS-Betroffene noch häufiger sexuelle Dysfunktionen und sexuelle Unzufriedenheit ausbildeten.

Nur wenige – nämlich lediglich etwa 15 % der Befragten – sahen einen Zusammenhang zwischen Medikamenteneinnahme und veränderter Sexualität, wobei Glukokortikoide, Spasmolytika und Interferone noch am häufigsten genannt werden.

Ganz offensichtlich aber ist, dass in der bisherigen Betreuung von MS-Erkrankten dem hohen Beratungsbedarf (86 % der Patienten haben einen Informations- und Aufklärungsbedarf hinsichtlich sexueller Funktionsstörungen im Rahmen der Erkrankungen angegeben) in krassem Widerspruch steht zu den tatsächlichen Beratungsangeboten (nur ein Drittel der Männer und ein Zehntel der Frauen haben von ärztlicher Seite diesbezüglich Unterstützung erfahren).

Hervorzuheben ist ferner, dass annähernd die Hälfte der Betroffenen (46 % der MS-betroffenen Frauen, 36 % der MS-betroffenen Männer) sich die Möglichkeit zu Paargesprächen bei beruflichen Helfern wünschen würden, um sexuelle Probleme, Vorstellungen und Befürchtungen ansprechen und möglicherweise verändern zu können.

Beratung und Therapie

Multiple Sklerose ist eine Erkrankung, die von den Betroffenen besondere Anpassungsleistungen verlangt. Hierzu trägt insbesondere die wechselnde Symptomatik der Erkrankung bei, was nämlich dazu führt, dass die Betroffenen gegenüber sich selbst und auch gegenüber ihren Angehörigen in „Beweisnot" geraten können, weil Symptome wieder zurückgehen und so schnell als „rein psychogen" fehlinterpretiert werden können, was aufgrund mangelnder Kenntnisse psychosomatischer Zusammenhänge sowohl bei medizinischen Helfern als auch den Patienten selbst und ihren Angehörigen häufig noch immer einen negativen „Beigeschmack" hat. Die Folge ist eine noch erhöhte Verunsicherung gegenüber Signalen des eigenen Körpers und auch in der Kommunikation mit sozialen Bezugspersonen, vor allem den nahen Angehörigen bzw. den Lebenspartnern, die ja gerade zur Krankheitsbewältigung für die Betroffenen von entscheidender Bedeutung sind (Görres et al. 1988). Das Auftreten von sexuellen Funktionsstörungen ist in diesem Zusammenhang gerade deswegen besonders problematisch, weil die partnerschaftliche Beziehung durch die genannten Gründe bereits ohnedies von einer Verunsicherung beider Partner gekennzeichnet sein kann.

Wie die Untersuchung von Görres et al. (1988) zeigt, spielen die sozialen Bezugspersonen, bzw. bei (meist) bestehender Partnerschaft, die Lebenspartner, eine zentrale Rolle in der Krankheitsverarbeitung, da die Krankheitssymptomatik einschließlich sexueller Funktionseinschränkung das Gleichwertigkeitsgefühl des MS-betroffenen Partners stark verunsichert und die Selbstdefinition als einer unterlegenen und hilflosen Person befördert. Tatsächlich gibt es – abhängig vom Zustand und dem Funktionsniveau der Partnerschaft – unterschiedliche Umgangsformen in der Interaktion mit dem Lebenspartner: Die Krankheit kann als gemeinsame Aufgabe angenommen werden, sie kann zum dominierenden Familienthema werden, sie kann einseitiges Thema des Erkrankten oder aber auch „Nicht-Thema" im Sinne gemeinsamer Verleugnung werden (Görres et al. 1988).

Bei der multiplen Sklerose ist, nicht zuletzt aufgrund des häufig frühen Erkrankungsalters der Betroffenen, die frühzeitige Einbeziehung des Partners bzw. der Partnerin in die Diagnostik und Behandlung eine entscheidende Voraussetzung für eine umfassende Versorgung und auch mögliche sexualmedizinische Interventionen. Zum einen nämlich können problematische Beziehungen schon vor Erkrankungsbeginn bestanden haben, zum anderen kann der schwer vorhersagbare Krankheitsverlauf und die damit verbundene Ungewissheit für die Betroffenen gut durch eine verlässliche, Sicherheit und Geborgenheit bietende Vertrauensbeziehung zum Partner bzw. zur Partnerin begegnet werden, weshalb sexualmedizinische Interventionen auch vornehmlich die beziehungsorientierte Dimension der Sexualität fokussieren sollten (s. oben).

Fallbeispiel multiple Sklerose

Die zum Zeitpunkt der Vorstellung 42-jährige Frau war seit ihrem 20. Lebensjahr erkrankt (Beginn mit Doppelbildern und Sensibilitätsstörungen in den Händen); aktuell war die Gehfähigkeit deutlich eingeschränkt und es bestand eine Gangstörung mit ataktischen Beschwerden. Der Verlauf war schubförmig und im Zusammenhang mit dem letzten Schub (vor einem halben Jahr) hatte sie deutliche Einbußen der Sensibilität auch im Genitalbereich festgestellt (seitdem nahm sie Betaferon als Dauermedikation ein). Ein Orgasmus war seitdem nicht mehr herbeizuführen. Sie litt unter dieser sekundären, sicher krankheitsbedingten, generalisierten Orgasmusstörung sehr, weil – wie sich herausstellte – die Beziehung zum Ehemann durch die noch funktionale gemeinsame Sexualität stabilisiert war. Er hatte stets großen Spaß an sexuellen Interaktionen mit ihr, gerade weil sie orgasmusfähig gewesen sei, und empfand es augenscheinlich als eine selbstwertstabilisierende Bestätigung, dass er sich in der Lage sah, ihr sexuelle Erregungshöhepunkte zu verschaffen. Diese Bestätigung konnte er nun nach Auftreten der Orgasmusstörung nicht mehr erlangen, wodurch sich seitdem Streit und Vorwürfe – ausgetragen vornehmlich über ihre Schwächen in der Haushaltsführung – häuften. Dies verstärkte in ihr zunehmend das Gefühl, nicht mehr geliebt und akzeptiert zu werden und – da sie den wahren Grund der Reizbarkeit ihres Mannes kannte – versuchte sie aus diesem Grund verzweifelt, die frühere Orgasmusfähigkeit wieder herzustellen.

Der Fall macht deutlich, dass eine Verbesserung der partnerschaftlichen und sexuellen Beziehungszufriedenheit nur unter Einbeziehung des Ehemanns gelingen kann, da die Orgasmusstörung durch das entzündliche Geschehen im Rahmen der multiplen Sklerose verursacht war und eine Wiederherstellung des früheren Zustandes nicht realistisch erwartbar wäre. Dem Paar war hier zu verdeutlichen, dass die Lust am Orgasmus letztlich für beide vor allem auch eine Lust an der jeweiligen Anerkennung und Angenommenheit durch den anderen, somit Lust auf die Erfüllung psychosozialer Grundbedürfnisse war. Somit verweisen die sexuellen Funktionen gerade im Krankheitszustand auf die in ihnen enthaltenen sozialen Bedeutungen – nämlich das Erlebnis von Zugehörigkeit, Annahme, Bestätigung und Geborgenheit.

Epilepsie

Epilepsie ist ein neurologisch heterogenes und im Erleben der betroffenen Personen interindividuell sehr variatives Störungsbild. Betroffene erleiden Anfälle verschiedener Dauer und Intensität, die von leichten motorisch-sensorischen Störungen mit und ohne „Vorahnung" (sog. „Aura"), bis hin zu schweren (komplexen) Bewusstseinsausfällen mit Krämpfen und vollständigem Kontrollverlust („Grand Mal") reichen können. Die Prävalenz von Epilepsien ist zehnmal höher als die der multiplen Sklerose und hundertmal höher als beispielsweise die der amyotrophen Lateralsklerose (Schmidt 1993). Es wird davon ausgegangen, dass in Deutschland zwischen 400.000 und 500.000 Personen an einer „aktiven" Epilepsie leiden und dass die Inzidenzrate 20–70/100.000 pro Jahr bei einer Punktprävalenz von 4–10/1000 in der Bevölkerung beträgt (Sander u. Shorvon 1987). Jährlich erkranken etwa 28.000 Personen an epileptischen Anfällen. Die Inzidenz ist sehr altersabhängig: In der frühen Kindheit ist sie am höchsten, im frühen Erwachsenenalter am niedrigsten und mit zunehmendem Lebensalter steigt sie wieder an. Epileptische Anfälle zählen dabei zu den häufigsten neurologischen Erkrankungen. Etwa 2–5 % aller Menschen bekommen im Laufe ihres Lebens mindestens einmal einen epileptischen Anfall, meist in Form von Gelegenheitsanfällen (Schulz-Vernath 1995).

Klassifikation

Der verwirrenden Vielfalt epileptischer Anfallstypen und Verlaufsformen wurde durch die *Internationale Klassifikation der Epilepsien* Rechnung getragen (Commission of Classification 1981; Wolf et al. 1987). Es wird zwischen generalisierten und fokalen Anfällen differenziert. Bei *generalisierten* Anfällen weisen elektroenzephalographisch repräsentierte Veränderungen (EEG) auf eine initiale Beteiligung beider Hirnhemisphären hin; motorische Erscheinungen sind immer beidseitig. Bei *fokalen* Anfällen weisen EEG-

Veränderungen auf die initiale Aktivierung eines anatomoischen und/oder funktionellen Neuronensystems hin, das auf einen Teil einer oder beider Hirnhemisphären beschränkt bleibt. Ein fokaler Anfall kann sich jedoch, anstatt zu enden, zu einem generalisierten Anfall ausweiten (Schulz-Vernath 1995).

Anfälle mit psychischen Symptomen (Störungen höherer zerebraler Funktionen), wie z. B. aphasische, dysmnestische, kognitive, affektive, illusionistische oder halluzinatorische Störungen, können mit einer Bewusstseinsstörung einhergehen, weshalb sie dann zu den komplexen fokalen Anfällen gerechnet werden. Aus psychosomatischer Perspektive ist die Einteilung in generalisierte und fokale Anfälle äußerst wichtig, weil sich die verschiedenen Typen durch eine höchst verschiedene Selbstwahrnehmung auszeichnen: Personen mit fokalen Epilepsien (Jackson-Anfällen, isolierten Auren, psychomotorischen Anfällen) sind meistens in der Lage, über ihr Selbsterleben vor, während und nach den Anfällen zu berichten, während Patienten mit generalisierten Anfällen hierzu in der Regel außer Stande sind (Schulz-Vernath 1995).

Behandlungsbesonderheiten

Diese Verschiedenheit der Krankheitswahrnehmung hat sowohl für die subjektive Krankheitstheorie der Patienten (Laienätiologie) wie auch für ihre Einlassungsfähigkeit auf eine Therapie (Compliance) enorme Bedeutung, weil sich gezeigt hat, dass Patienten mit generalisierten Anfällen ihre Erkrankung häufiger als „Ich-fremd" erleben und Behandlungen öfter abbrechen als Patienten mit fokalen Anfällen (Thorbecke Uitti 1984).

Diese Erkenntnis verweist unmittelbar auf die soziale Dimension der Epilepsie und damit auch insbesondere auf die Besonderheiten sexueller und partnerschaftlicher Beziehungen von Betroffenen: Wer seine Erkrankung nicht als zu sich selbst gehörig wahr- und annehmen kann, der kann auch sozialen Bezugspartnern schlecht oder wenig über sein Krankheitserleben und insbesondere über seine Ängste oder Befürchtungen bezüglich sexueller und partnerschaftlicher Interaktionen mitteilen. Darüber hinaus ist die Einverständlichkeit des Patienten mit der Behandlung bei der Epilepsie von großer Bedeutung, weil die Betroffenen die meiste Zeit ihres Lebens durch die Erkrankung weitgehend unbeeinträchtigt sind und sich so häufig ambivalente Haltungen gegenüber den vereinbarten – insbesondere medikamentösen – Therapiezielen einstellen. Es ist nicht selten, dass von Patienten „über die Medikamenten-Einnahme die Beziehung zu den Eltern oder Partnern reguliert wird" (Schulz-Vernath 1995). Besonderes Augenmerk sollte der Arzt demnach darauf richten, „wie der Patient mit seinen Anfällen umgeht, wie die Anfälle sein Leben beeinträchtigen, ob er die Erkrankung akzeptiert hat und schließlich, wie seine Angehörigen und Lebenspartner mit der Epilepsie zurechtkommen" (Schmidt 1993).

Das Anfallshafte, durch das die Epilepsie in ihren Erscheinungsformen symptomatisch charakterisiert ist, macht den Prozess der Akzeptanz und Integration eigener Betroffenheit zusätzlich schwer, und die mehr oder minder begründete Furcht vor (vermeintlich) anfallsauslösenden Erregungszuständen trägt ihr Übriges dazu bei, dass insbesondere sexuelle Erregung als problematisches Erlebnisfeld wahrgenommen und im partnerschaftlichen Beziehungsrahmen entsprechend gehandhabt wird. Die konkrete Angst, durch das Erleben sexueller Erregungshöhepunkte epileptische Anfälle auslösen zu können (sog. „komplexe Auslöser"), spielt hierbei – insbesondere bei vielen betroffenen Frauen – nach wie vor eine bedeutende Rolle, was im Rahmen der Beratung und Therapie von Betroffenen und ihren Partnerinnen bzw. Partnern Berücksichtigung finden sollte.

Die ersten Daten einer aktuellen Studie über „Sexualität und Partnerschaft bei Epilepsie" (Ahlers 2004; Raber 2004), die in Zusammenarbeit mit der *Deutschen Epilepsie-Vereinigung e. V.* ebenfalls am Institut für Sexualwissenschaft und Sexualmedizin der Charité durchgeführt wurde, beleuchten bereits einige Aspekte dieser Problematik. Als Erhebungsinstrument diente hier wiederum das bereits oben für die Ergebnisse zu Parkinson und MS beschriebene „Sexualmedizinische Fragebogen bei chronischen Erkrankungen" (SFCK). Zwar war die Stichprobe relativ klein, lediglich 108 Paare, sowie 129 Einzelpersonen hatten geantwortet (das Durchschnittsalter der männlichen Betroffenen betrug 40,7 Jahre, das der weiblichen Betroffenen: 43,7 Jahre; 50 % der Betroffenen hatten Epilepsien bereits vor ihrem 15. Lebensjahr), gleichwohl wurde deutlich, dass (im Gegensatz zu den Ergebnissen zu Morbus Parkinson und Multipler Sklerose) selbst bei Auftreten sexuellen Funktionsbeeinträchtigungen diese nur bei einem Teil der Betroffenen zu starker bis sehr starker Unzufriedenheit führte und mit einem Leidensdruck verbunden war.

So gab beispielsweise mehr als die Hälfte der weiblichen Betroffenen seit der Diagnose einen Mangel an sexueller Appetenz (F52.0) an, wobei jedoch wiederum nur ein geringerer Teil dieser Frauen bekundete, unter diesem Problem zu leiden und mit der eigenen Sexualität unzufrieden zu sein (die Mehrzahl gab an, trotz Appetenzmangel zufrieden zu sein). Etwa ebenso hoch (± 50 %) war der Anteil derjenigen an Epilepsie erkrankten Frauen, die seit der Diagnose eine Orgasmusstörung (F52.3) beim Geschlechtsverkehr aufwiesen, die sie als störend empfanden. Auch hier überwogen die Betroffenen, die angaben, trotz Orgasmusstörung mit ihrer Sexualität zufrieden zu sein. Der Anteil der betroffenen Frauen, die seit der Diagnose eine Orgasmusstörung (auch) bei der Selbstbefriedigung bekundeten (generalisierte Orgasmusstörung), war ähnlich hoch, wobei hier jedoch der Anteil derjenigen, die mit diesem Zustand eine gute und sehr gute Zufriedenheit mit ihrer Sexualität angaben, deutlich größer war.

Immerhin etwa ein Drittel der befragten Frauen gab an, unter einer sexuellen Aversion (F 52.10) zu leiden, wobei hier über die Hälfte der Betroffenen auch Unzufriedenheit mit der eigenen Sexualität bekundete.

Interessanterweise war der Anteil der männlichen Epilepsiebetroffenen, die eine sexuelle Funktionsbeeinträchtigung angaben, unter der sie auch litten, deutlich höher als bei den Frauen. So überwog bei den männlichen Betroffenen die Erektionsstörung (F 52.2) als das Störungsbild, unter dem ca. ein Drittel der Betroffenen zu leiden angab. Über die Hälfte dieser Männer erklärte dabei eine deutliche Unzufriedenheit mit der eigenen Sexualität. Als zweithäufigste Funktionsstörung zeigte sich der vorzeitige Orgasmus (F 52.4), unter dem ca. ein Viertel der Betroffenen zu leiden bekundete, wobei hier die Anzahl derer, die sich in dieser Gruppe bezüglich ihrer Sexualität als unzufrieden äußerten, geringer war, als bei der erektilen Dysfunktion (ED), andererseits (im Gegensatz zur ED) aber auch einige sehr Unzufriedene zu verzeichnen waren.

Die dritthäufigsten Störungsbilder waren auch bei den Männern der sexuelle Appetenzmangel (F 52.0) sowie die sexuelle Aversion (F 52.10), unter dem knapp ein Viertel der Betroffenen zu leiden angab, wobei die Anzahl derer, die bei der sexuellen Aversion eine sehr große Unzufriedenheit mit der eigenen Sexualität bekundeten, von allen Störungsbildern am größten war (Abb. 8.11 und 8.12).

Auswirkungen neurologischer Erkrankungen auf Sexualität und Partnerschaft

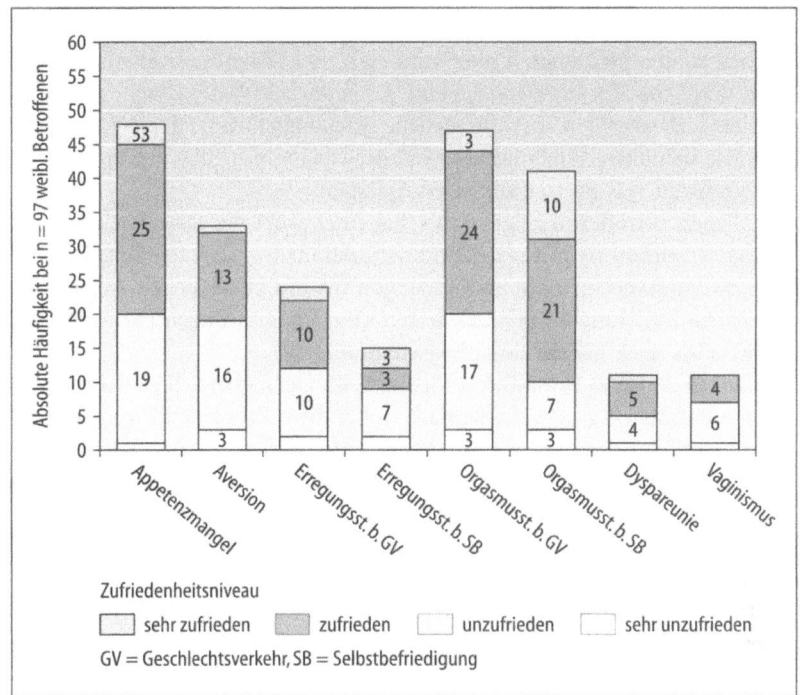

Abb. 8.11. Absolute Häufigkeiten von sexuellen Funktionsstörungen bei weiblichen Epilepsie-Betroffenen (n = 97) *seit* Diagnosestellung plus Angabe des Zufriedenheits-Niveaus mit der eigenen Sexualität

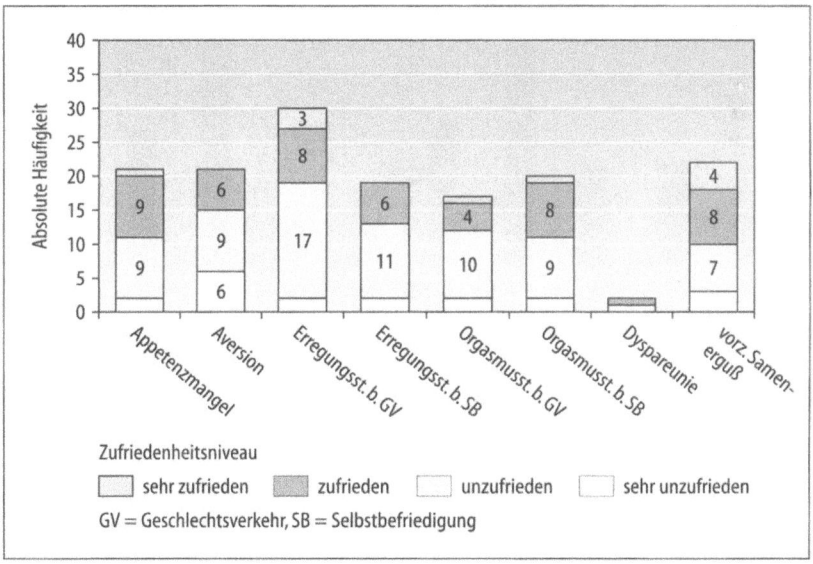

Abb. 8.12. Absolute Häufigkeiten von sexuellen Funktionsstörungen bei männlichen Epilepsie-Betroffenen (n = 89) *seit* Diagnosestellung plus Angabe des Zufriedenheits-Niveaus mit der eigenen Sexualität

Vergleicht man die Beeinträchtigung durch sexuelle Funktionsstörungen die die männlichen Betroffenen zu den Zeitpunkten „vor" und „seit" der Diagnose angaben, so zeigt sich für nahezu sämtliche Störungsbereiche eine Zunahme „seit" der Diagnose. Insbesondere imponiert hier vor allem aber die sexuelle Erregungsstörung, deren Häufigkeit „seit" der Diagnose signifikant höher lag als „vor" der Diagnose; gefolgt von einer „seit" der Diagnose signifikant verringerten sexuellen Appetenz.

Bei den weiblichen Betroffenen zeigte sich – bei einer „vor" der Diagnose ohnedies wesentlich geringeren Belastung mit sexuellen Dysfunktionen – „seit" der Diagnose ein enormer Zuwachs an sexuellen Appetenzstörungen bis hin zu sexuellen Aversionen sowie eine deutliche Zunahme an generalisierten Orgasmusstörungen (sowohl beim Geschlechtsverkehr als auch bei der Selbstbefriedigung).

Eine deutliche Zunahme an Sensibilitätsstörungen im Genitalbereich gaben männliche wie weibliche Betroffene gleichermaßen an, wobei diese Problematik von den betroffenen Frauen „vor" der Diagnose als überhaupt nicht vorliegend angegeben wurde.

Ein vergleichender Blick auf die Belastungssituation der Partner verdeutlicht, dass auch diese „seit" der Diagnose der Betroffenen in fast allen Bereichen verstärktes Auftreten sexuellen Funktionsstörungen bekunden, wobei bei den weiblichen Partnern „vor" der Diagnose ihrer (betroffenen) Partner keinerlei Probleme angegeben wurden und „seit" der Diagnose vor allem Orgasmus-, Erregungs- und Appetenzstörungen prävalieren, wohingegen bei den männlichen Partner der weiblichen Betroffenen „vor" der Diagnose angegebene Erregungs- und Orgasmusstörungen „seit" der Diagnose als rückläufig gekennzeichnet wurden (Abb. 8.13 und 8.14).

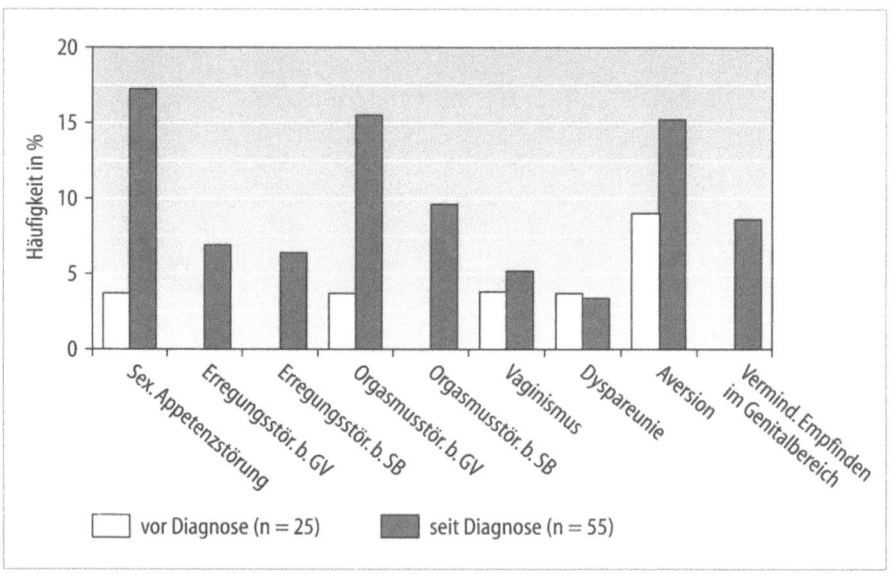

Abb. 8.13. Prozentuale Häufigkeiten sexueller Funktionsstörungen bei weiblichen Epilepsie-Betroffenen, vor und seit der Diagnose

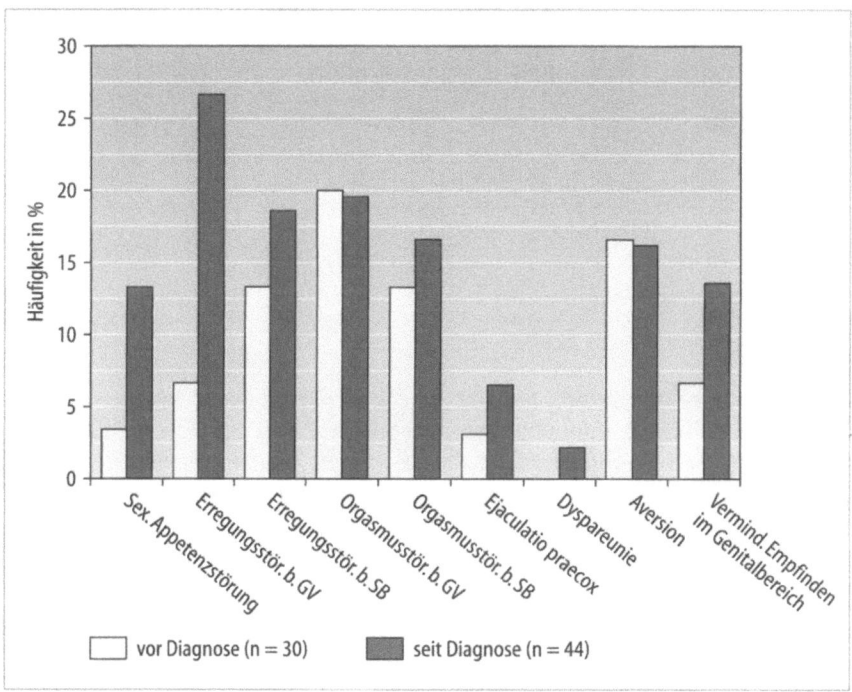

Abb. 8.14. Prozentuale Häufigkeiten sexueller Funktionsstörungen bei männlichen Epilepsie-Betroffenen, vor und seit der Diagnose

Sehr überraschend waren im Übrigen die erstmals überhaupt bei einem Patientenkollektiv erhobenen Befunde über die Häufigkeit paraphiler Erlebensmuster: So gaben beispielsweise 24 von 114 männlichen Betroffenen eine sexuelle Erregbarkeit durch voyeuristische Szenarien, 12 durch sadomasochistische Inhalte, 9 durch fetischistische Neigungen und immerhin 7 durch pädophile Reizmuster an (Tabelle 8.2).

Tabelle 8.2. Absolute Häufigkeiten von Paraphilien bei männlichen Epilepsie-Betroffenen

Paraphilie	n
Exhibitionismus	9
Fetischismus	9
Transvestitischer Fetischismus	9
Sadomasochismus	12
Voyeurismus	24
Pädophilie	7
Sonstige Paraphilien	25

Von 115 erfassten weiblichen Betroffenen gaben nur 10 Personen Auskunft über eigene paraphile Muster. Die Mehrheit fällt unter die nicht näher definierte Kategorie „sonstige Paraphilien", gefolgt von Sadomasochismus, Fetischismus und Voyeurismus (Tabelle 8.3).

Tabelle 8.3. Absolute Häufigkeiten von Paraphilien bei weiblichen Epilepsie-Betroffenen

Paraphilie	n
Exhibitionismus	0
Fetischismus	1
Transvestitischer Fetischismus	0
Sadomasochismus	2
Voyeurismus	1
Pädophilie	0
Sonstige Paraphilien	6

Ausdrücklich soll betont werden, dass diese Befunde *keinen* Anhaltspunkt dafür darstellen, dass es sich hierbei um eine Besonderheit des Störungsbildes der Epilepsien handeln könnte; diese Ergebnisse liegen allein deswegen vor, weil Paraphilien im Rahmen dieser Untersuchung erstmals miterhoben wurden. Da aus der klinischen Arbeit bekannt ist, wie schwer es Menschen fällt, paraphile Erlebnisinhalte preiszugeben, wird hieran allerdings nochmals deutlich, wie sehr es auf die professionellen Helfer (Ärzte/ Psychologen) ankommt, diesen Themen im Rahmen von Beratungsgesprächen Raum zu geben, wenn die Betroffenen darunter leiden oder sogar in ihrer sozialen Integration bedroht sind (beispielsweise bei einer tatsächlichen oder drohenden Umsetzung pädophiler Neigungen auf die Verhaltensebene).

Aufgrund des insgesamt relativ geringen Stichprobenumfangs (der die Anzahl der in den Einzelfragen ausgewerteten Antworten mit unter erheblich einschränkte) sowie vor dem Hintergrund, dass die Hälfte der befragten Betroffenen Epilepsien bereits im Kindesalter bekam und damit nicht über sexuelle Funktionsstörungen „vor" der Diagnose berichten konnte, sollten die vorgelegten Ergebnisse zu Epilepsien als orientierende Hinweise auf das Vorliegen einer derartigen Problematik mit den dargestellten Tendenzen betrachtet werden, die einer gesicherten empirischen Überprüfung an ausreichend großen Kollektiven bedürfen.

Schlussfolgerungen

Die Hauptschwierigkeit für Multiple-Sklerose-, Parkinson- und auch Epilepsiebetroffene, die mit ihrer Sexualität und/oder Partnerschaft unzufrieden sind, besteht offensichtlich darin, dass sie mit Veränderungen ihrer gewohnten Sexualität konfrontiert werden, zunächst ratlos reagieren und nicht wissen, ob es Hilfestellungen gibt und an wen sie sich diesbezüglich am besten wenden könnten. Auch fällt es – trotz der Liberalisierungstendenzen in unserer Gesellschaft – weiterhin den meisten Menschen schwer, eine eigene sexuelle und/oder partnerschaftliche Verunsicherung selbst gegenüber dem Partner – geschweige denn gegenüber anderen Menschen – zum Thema zu machen. Unternimmt ein Patient dennoch den Versuch, das für ihn belastende Problem anzusprechen, stößt er meist auf jene Unsicherheit, die er von sich selbst schon kennt – auch bei den ihn betreuenden Ärzten (zumal diese in ihrer Aus- und Weiterbildung in der Regel nicht auf derartige Gespräche vorbereitet werden). Dabei wäre es wichtig, die Betroffenen zu ermutigen, die mit der Erkrankung einhergehenden Veränderungen hinsichtlich der

Partnerschaft und der Sexualität wahrzunehmen und diese gegenüber beruflichen Helfern offen anzusprechen. Diesem Zweck soll auch die Publikation der wichtigsten Ergebnisse der hier vorgestellten Studien in „Leitfäden für Betroffene und ihre Partner" dienen, der für Parkinsonbetroffene bereits vorliegt (Beier 2000). Darüber hinaus gibt es seit 1997 für Psychologische Psychotherapeuten sowie für Allgemein- und Fachärzte auch ohne psychotherapeutische Spezialisierung curricularfundierte, sexualmedizinische Fortbildungen, die zur eigenständigen Diagnostik und Therapie von sexuellen Störungen qualifizieren; (Beier 1999; Beier et al. 2001; Vogt et al. 1995).

Literatur

Ahlers, ChJ: Auswirkungen neurologischer Erkrankungen auf Sexualität und Partnerschaft – Metaanalytische Übersicht über empirische Untersuchungsergebnisse bei Morbus Parkinson, Multipler Sklerose und Epilepsie. Diss. Rer. Med. i. Vorb., Freie- u. Humboldt-Universität zu Berlin, 2004
Ahlers, ChJ: Erhebungsinstrumente in der empirischen Sexualforschung. Ein Überblick über die Fragebogenentwicklung am Institut für Sexualwissenschaft und Sexualmedizin der Charité Berlin. Sexuologie 10 (im Druck), 2003
American Psychiatric Association (1994) Diagnostic and statistical manual of mental disorders. Fourth Edition. Washington: APA press
Babinsky S (2000): Partnerschaft und Sexualität bei Multipler Sklerose: Ergebnisse einer empirischen Studie bei betroffenen Frauen und ihren Partnern. Med. Diss. Humboldt Universität Berlin
Basson R (1996): Sexuality and Parkinson's Disease. Parkinsonism and related disorders. 2 (4): 177–185
Beier KM (1999): Sexuamedizin – berufsbegleitende Fortbildung mit Zertifikat. Dt. Ärzteblatt. 33: A 2075–2077
Beier KM (2000): Sexualität und Partnerschaft bei Morbus Parkinson – ein Leitfaden für Betroffene und ihre Partner. Potsdam: Pairdata Verlag
Beier KM, Bosinski HAG, Hartmann U, Loewit U (2001): Sexualmedizin. Grundlagen und Praxis. Urban und Fischer: München
Beier KM, Goecker D, Babinsky S, Ahlers ChJ (2002): Sexualität und Partnerschaft bei Multipler Sklerose – Ergebnisse einer empirischen Studie bei Betroffenen und ihren Partnern. Sexuologie 9, 4–22
Beier, KM, Lüders M, Boxdorfer SA (2000): Sexualität und Partnerschaft bei Morbus Parkinson. Ergebnisse einer empirischen Studie bei Betroffenen und ihren Partnern. Fortschr Neurol Psych 68: 564–575
Beier, KM, Loewit, K (2004): Lust in Beziehung. Einführung in die Syndyastische Sexualtherapie als fächerübergreifendes Therapiekonzept der Sexualmedizin. Springer. Berlin u. a.
Boxdorfer, SA (1999): Partnerschaft und Sexualität bei Morbus Parkinson: Ergebnisse einer empirischen Studie bei betroffenen Männern und ihren Partnerinnen. Med. Diss. Humboldt Universität Berlin
Brewer M, Stacy M (1998): Sildenafil citrate therapy in men with Parkinson's disease. PSG/HSG/MDS Twelfth annual symposia abstracts. Movement disorders. 13 (5): 860
Brown M, Jahanshahi M, Quinn N, Marsden CD (1990): Sexual function in patients with Parkinson's disease and their partners. J Neurol Neurosurg Psychiatry. 55: 480–486
Clark RD, Hatfield E (1989): Gender differences in receptivity to sexual offers. Journal of Psychology and Human Sexuality 2: 39–55
Commission on Classifikation and Terminology of the International League against Epilepsy. Epilepsia 1981; 22: 489–501
Deneke FW (1999): Psychische Struktur und Gehirn. Die Gestaltung subjektiver Wirklichkeiten. Stuttgart, Schattauer
Goecker D (2000): Partnerschaft und Sexualität bei Multipler Sklerose: Ergebnisse einer empirischen Studie bei betroffenen Männern und ihren Partnerinnen. Med. Diss. Humboldt Universität Berlin
Goecker D, Babinsky S, Beier KM (1998) Sexualität und Partnerschaft bei Multipler Sklerose. Sexuologie 5 (4): 193–202
Görres HJ, Ziegeler G, Friedrich H, Lücke G (1988): Krankheit und Bedrohung. Formen psychosozialer Bewältigung der Multiplen Sklerose. Zeitschrift für Psychosomatische Medizin. 34: 274–290
Hyyppä M, Rinne UK, Sonninen V (1970): The activating effect of L-dopa treatment on sexual functions and its experimental backgrounds. Acta Neurol Scand. 46 (Suppl 43): 223
Koller WC, Vetere-Overfield B, Williamson A, Busenbark K, Nash J, Parrish D (1990): Sexual dysfunction in Parkinson's disease. Clin neuropharmacol. 13 (5): 461–463
Kolodny RC, Masters WH, Johnson VE (1979): Textbook of Sexual Medicine. Boston: Little, Brown

Lüders, M (2000): Partnerschaft und Sexualität bei Morbus Parkinson: Ergebnisse einer empirischen Studie bei betroffenen Frauen und ihren Partnern. Med. Diss. Humboldt Universität Berlin
Lüders M, Boxdorfer S, Beier KM (1999): Partnerschaft und Sexualität bei Morbus Parkinson. Sexuologie 6: 18–29
Mattson D, Petrie M, Srivastava DK, Mc Dermott, M. (1995): Sexual dysfunction and ist response to medication. Arch. Neurol. 52: 862–868
McCabe MP, McDonal E, Deeks AA, Vowels LM, Cobian MJ (1996): The Impact of Multiple Sclerosis on Sexuality and Relationships. J. of sex Res. Vol 33, No. 3.: 241–248
Ornish D (1999): Die revolutionäre Therapie: Heilen mit Liebe. Mosaik, München
Pert C: Moleküle der Gefühle. Körper, Geist und Emotion. Reinbek, Rowohlt 1999
Pfaff, DW (1999): Drive. Neurobiological and molecualr mechanisms of sexual motivation. Cambridge: MIT-Press
Quinn NP, Toone B, Lang AE, Marsden CD, Parkes JD. Dopa dose – dependent sexual deviation. Brit J Psychiat 1983; 142: 296–298
Raber M: Sexualität und Partnerschaft bei Epilepsie – Ergebnisse einer empirischen Studie bei männlichen und weiblichen Betroffenen. Diss. Med. i. Vorb., Freie- u. Humboldt-Universität zu Berlin, 2004
Sander JW, Shorvon SD. Incidence and prevalence studies in epilepsy and their methodological problems: a review. J Neurol Neurosurg Psychiatry 1987; 50: 829–24
Schedlowski M, Tewes U (1997): Psychoneuroimmunologie. Heidelberg, Spektrum
Schmidt D. Epilepsien und epileptische Anfälle. Stuttgart: Thieme 1993
Schulz-Vernath U. Epileptische Anfälle. In: Psychosomatik in der Neurologie. Ahrens et al. (Hrsg.), Stuttgard: Schattauer, 1995
Singer C, Weiner WJ, Sanchez-Ramos JR, Ackerman M. (1989): Sexual Dysfunction in Men with Parkinson's disease. J Neuro Reha. 3: 199–204
Stenager E; Stenager EL, Jensen K (1992): Sexual Aspects Multiple Sclerosis. Seminaris in Neurology 12: 120–124
Szasz G (1989): Sexuality in persons with severe physical disability: a guide to the physician. Can Fam Physician. 35: 345–351
Thorbecke Uitti RJ, Tanner CM, Rajput AH, Goetz CG, Klawans HL, Thiessen B (1989): Hypersexuality with antiparkinson therapy. Clin Neuropharmacol. 12 (5): 375–383
Thorbecke Uitti RJ. Untersuchung über die Befolgung ärztlicher Anordnungen bei Epilepsie-Patienten, die die Behandlung abbrechen. In: Therapieresistenz bei Anfallsleiden. Meier-Ewert K (Hrsg). München: Zuckschwert, 1984, 110–117
Vogt HJ, Loewit K, Wille R, Beier KM, Bosinski HAG (1995): Zusatzbezeichnung „Sexualmedizin" – Bedarfsanalyse und Vorschläge für einen Gegenstandskatalog, Sexuologie. 2 (2): 65–89
Wermuth L, Stenager E. (1992): Sexual aspects of Parkinson's disease. Semin Neurol. 12 (2): 125–126.
Wolf P, Wagner G, Amelung F (Hrsg). Anfallskrankheiten. Nomenklatur und Klassifikation der Epilepsie. Berlin: Springer, 1987

Diskussion zum Vortrag von Prof. Dr. Dr. Beier

HUMMEL: Wie lange nach der Ersterkrankung wurden denn die Befragungen durchgeführt? Ich könnte mir nämlich vorstellen, dass bei Paaren, bei denen das Krankheitsbild gerade erst ein halbes Jahr besteht, das Appetenzverhalten ein anderes ist, weil vermutlich zunächst einmal die Sorge im Vordergrund steht, ob man ein Pflegefall wird, ob man die Familie verlassen muss oder Ähnliches. Und dass nach vielleicht ein, zwei Jahren, wenn die Progredienz der Erkrankung nicht mehr so massiv ist, wieder die Stabilität der Partnerschaft in den Vordergrund rückt und sich damit auch das Verhalten ändert.

BEIER: Da würde ich Ihnen zustimmen. Die Erkrankungsdauer lag bei den Parkinson-Patienten bei durchschnittlich 10 Jahren, bei MS betrug sie ca. 12 Jahre, und bei den Epileptikern war sie mit durchschnittlich 25 Jahren am längsten, weil die ja sehr früh erkranken.

STRAUBE: Bei Parkinson-Patienten unter L-Dopa-Medikation kommt es ja auch oft zu einer Steigerung der Libido, ohne dass eine begleitende frontotemporale Demenz festzumachen ist. Haben Sie dazu Zahlen?

BEIER: Das ist richtig. Wir sehen in der klinischen Arbeit oft auch die Kombination von erhöhter Appetenz und Erektionsstörungen, also ein Nichtumsetzenkönnen dieser Wünsche. In solchen Fällen kann ein Phosphodiesterase-5-Inhibitor wie Sildenafil durchaus hilfreich sein. Übrigens kann es auch passieren, dass eine Appetenzsteigerung paraphile Muster auf die Verhaltensebene hebt – beispielsweise eine pädophile Neigung, die aber infolge der gesteigerten Appetenz nicht mehr kontrollierbar ist.

DEMLING: Eine Frage zur Komorbidität: Es ist ja bekannt, dass viele neurologische Erkrankungen, auch Parkinson oder MS, häufig mit einer Depression einhergehen, die ihrerseits ebenfalls sexuelle Dysfunktionen verursachen kann. Wurde dieser Möglichkeit durch eine entsprechende Kontrolle – also depressive gegen nichtdepressive Patienten – Rechnung getragen?
Und eine zweite Frage: Gibt es im Hinblick auf Hypersexualität entsprechende Erkenntnisse auch für die Alzheimer-Demenz?

BEIER: Zu Ihrer zweiten Frage kann ich wenig sagen. Eine solche Untersuchung müsste vermutlich prospektiv durchgeführt werden und gerade Erkrankte einbeziehen, weil die Erhebung andernfalls problematisch sein dürfte und man sich sonst nur noch an die Partner wenden könnte. Aber auch bei diesen Patienten können Wünsche nach intimem Kontakt – nicht immer Verkehr, sondern auch einfach nur Hautkontakt – sehr unvermittelt hervorbrechen.
Zur Komorbidität: Es gab keine Kontrollgruppe. Wir haben depressive Symptome lediglich erfasst. Sie waren bei 15–20 % der Parkinson-Patienten anzutreffen, und auch bei MS war ihre Häufigkeit nicht erheblich.

KAPITEL 9

Sexuelle Funktionsstörungen:
Psychologische Aspekte und Umgang mit der Krankheit

U. HARTMANN

Einleitung

Sexuelle Funktionsstörungen sind aufgrund ihrer hohen Prävalenz und Inzidenz, ihrer Assoziation zu zahlreichen körperlichen und seelischen Krankheiten sowie ihrer weitreichenden Auswirkungen auf die individuelle Befindlichkeit und die Partnerbeziehung wichtige Gesundheitsprobleme. Sexuelle Funktionsstörungen sind keine „Privatsache" des betroffenen Mannes oder der betroffenen Frau, sondern haben immer Auswirkungen auf den Partner und die Partnerbeziehung. Betrachtet man es zusätzlich von der medizinischen Seite, haben wir es mit dem Dreieck Patient – Partner – Arzt zu tun. Nur wenn man dieses Dreieck im Blick hat, kann man den Patienten wirkungsvoll helfen.

Sexuelle Gesundheit ist hierzulande immer noch kein anerkanntes und ernsthaftes Thema. Dabei sind die Fakten eindeutig:

- Da etwa jeder dritte Mann und jede zweite Frau sexuelle Probleme beklagen (Hartmann et al. 2002; Laumann et al. 1994, 1999), ist es unstrittig, dass Sexualstörungen ein bedeutsames Gesundheitsproblem sind.
- Es existiert eine wechselseitige Beziehung zwischen sexueller und allgemeiner Gesundheit, d. h. ein befriedigendes Sexualleben ist gesundheitsfördernd und wer gesünder ist, ist zufriedener mit seinem Sexualleben (Hartmann et al. 2002).
- Es besteht ein enger Zusammenhang zwischen sexuellen Störungen und Partnerschaftsproblemen sowie Trennungen bzw. Scheidungen.
- Chronifizierte sexuelle Probleme führen zu zahlreichen psychosomatischen Folgeerscheinungen.

Summa summarum haben wir es bei sexuellen Dysfunktionen und speziell bei den Erektionsstörungen des Mannes mit einem unterdiagnostizierten und unterbehandelten Krankheitsbild zu tun, das wie kaum ein anderes das Selbstwertgefühl des Betroffenen unterhöhlt, die Lebensqualität reduziert, zu psychosomatischen Störungen, Depressionen oder Alkoholmissbrauch führen kann und nicht selten bei chronischen Störungen in Isolierung oder Einsamkeit endet. Für die Partnerbeziehung bedeutet eine Potenzstörung – ganz egal, was für Ursachen sie hat – immer eine erhebliche Belastung, und zwar nicht nur in der Sexualität. Es werden Energie und Kraft gebunden, es kommt zu Streitigkeiten, Entfremdung und Verkrampfung.

Vor diesem Hintergrund ist es das Ziel dieses Beitrags, zunächst einen kurzen Überblick über Häufigkeit, Symptomatik und Verursachung sexueller Funktionsstörungen, speziell erektiler Dysfunktionen des Mannes, zu geben, bevor im zweiten Teil Schlussfolgerungen und Hinweise für den praktischen Umgang mit diesen Problemen im ärztlichen Alltag erörtert werden sollen.

Prävalenz, Symptombilder und Auswirkungen der sexuellen Funktionsstörungen des Mannes

Wenngleich die erektilen Dysfunktionen in den vergangenen 20 Jahren im Vordergrund des medizinischen wie öffentlichen Interesses gestanden haben und hier auch inzwischen wirksame pharmakologische Therapieoptionen existieren, darf nicht außer Acht gelassen werden, dass die sexuellen Dysfunktionen des Mannes mehr umfassen als nur Erektionsstörungen. Die häufig vorkommende Komorbidität mit anderen Sexualproblemen, aber auch die Tatsache, dass hinter sexuellen Dysfunktionen oftmals körperliche (z.B. kardiovaskuläre) oder seelische Krankheiten (besonders häufig: Depressionen) „versteckt" sind, macht auch im Zeitalter effektiver oraler Medikamente eine sorgfältige und fachgerechte Anamnese und Diagnostik notwendig. Abbildung 9.1 zeigt die verschiedenen Symptombilder im Überblick. Die Unterscheidung zwischen Erektion und Erregbarkeit beschreibt dabei den in der Praxis häufig übersehenen Umstand, dass bei einer Gruppe von Männern die ausbleibende oder labile Gliedsteife Ausdruck einer gedämpften subjektiven Erregbarkeit (bei vorhandener Lust zu sexuellen Kontakten) ist, die etwa durch die peripher wirkenden PDE-Hemmer nicht oder nicht ausreichend verbessert werden kann.

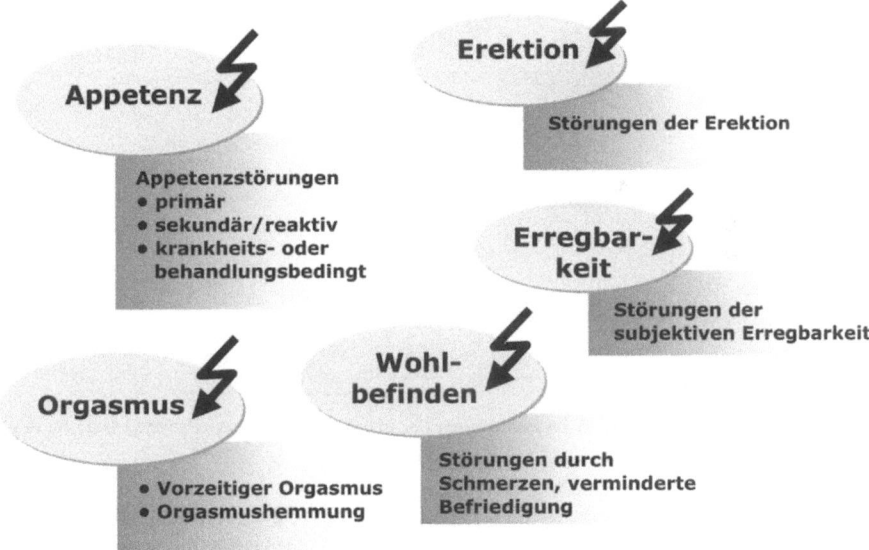

Abb. 9.1. Sexuelle Funktionsstörungen

Die Vorkommenshäufigkeit der verschiedenen sexuellen Störungen des Mannes in ihrer Abhängigkeit vom Lebensalter ist in Abb. 9.2 dargestellt, die auf den Daten einer 1994 veröffentlichten (Laumann et al. 1994) US-amerikanischen Repräsentativstudie 18- bis 59-jähriger Männer und Frauen beruht. Gefragt wurde, welche sexuellen Probleme im vergangenen Jahr über einen Zeitraum von mindestens 2 Monaten bestanden haben.

Wichtig bei der Interpretation ist, dass hier nach „Problemen" und nicht nach (krankheitswertigen) Störungen im Sinne der ICD-10 oder DSM-IV-Kriterien gefragt wurde. Gleichwohl geben diese Daten einen guten Einblick in die große Verbreitung (35 % der Männer haben zumindest ein Problem angegeben) von subjektiv als problematisch angesehenen sexuellen Schwierigkeiten. Abbildung 9.2 zeigt, dass der vorzeitige Orgasmus das mit Abstand häufigste Sexualproblem des Mannes und auch – entgegen verbreiteter Annahme – kein Problem des jungen Mannes, sondern in allen Altersgruppen verbreitet ist. Weiterhin ist deutlich, dass mangelndes sexuelles Interesse (das häufigste Sexualproblem der Frau) auch bei Männern keineswegs selten ist und diagnostisch entsprechend berücksichtigt werden muss. Erektionsstörungen sind das einzige Problem, das eine eindeutige Korrelation mit dem Lebensalter aufweist, aber auch in den jüngeren Altersgruppen nicht selten auftritt.

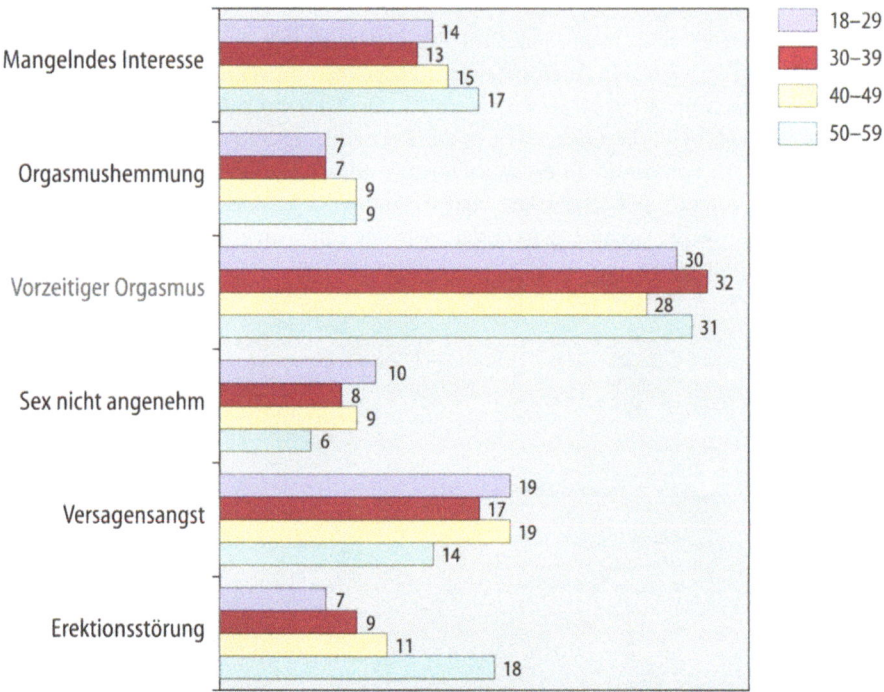

Abb. 9.2. Prävalenz von sexuellen Dysfunktionen bei Männern nach Alter (Prozent) (Laumann et al. 1994)

Die Besonderheit der Erektionsstörung liegt darin, dass sie im Vergleich zu den anderen Sexualproblemen, aber auch zu vielen somatischen oder seelischen Krankheiten, sehr nachhaltige und negative Auswirkungen auf die psychophysische Befindlichkeit der Betroffenen mit sich bringt. Eine chronische Erektionsstörung führt fast immer dazu, dass die Identität als Mann in Frage gestellt und unterhöhlt wird, es kommt zu einer Verminderung des Selbstwertgefühls, zum typischen Selbstverstärkungsmechanismus mit seiner Trias aus Versagensängsten, Leistungsdruck und Vermeidungsverhalten, zu diversen psychosomatischen Störungen, zu depressiven Reaktionen oder Substanzmissbrauch und schließlich zu Isolierung und Einsamkeit. Da viele Patienten sich nicht einmal ihrem Partner gegenüber öffnen, ist diese „Abwärtsspirale" für die Bezugspersonen der Betroffenen nicht nachvollziehbar und unverständlich, was letztlich nur zu einer weiteren Verstärkung des Teufelskreises führt. Neben den individuellen Auswirkungen sind die Konsequenzen für die Paarbeziehung hervorzuheben. Jede erektile Dysfunktion, und zwar unabhängig von ihrer Verursachung, führt zu einer Belastung der Partnerschaft, zu einer Beeinträchtigung der sexuellen Beziehung, bindet in hohem Maße Energie und Kraft und führt in vielen Fällen zur Verkrampfung und Sprachlosigkeit.

Wie entstehen psychisch bedingte Erektionsstörungen?

Das Verständnis der Verursachung psychogener sexueller Funktionsstörungen wurde lange Zeit von den traditionellen psychodynamischen Konzepten der Tiefenpsychologie dominiert, deren Behandlungserfolge jedoch begrenzt blieben. Erst die sog. „neue Sexualtherapie", die untrennbar mit den Namen Masters und Johnson sowie Helen Singer Kaplan verbunden ist, brachte in den siebziger Jahren des 20. Jahrhunderts eine Wende, die auch die Theorien zur Verursachung veränderte. Während zuvor jede sexuelle Dysfunktion als symptomatischer Ausdruck tiefer verwurzelter intrapsychischer oder interpersonaler Konflikte betrachtet wurde, wurde deutlich, dass bei den sexuellen Funktionsstörungen eine zweite Ebene der unmittelbaren Ursachen entscheidende Bedeutung hat, die im Moment der sexuellen Begegnung dazu führen, dass die sexuelle Störung auftritt. Diese „Hier-und-Jetzt-Faktoren" sind bei jeder sexuellen Funktionsstörung vorhanden, während sich nur bei einem Teil der Störungen eine zweite Ebene der tiefer verwurzelten Faktoren bzw. Konflikte findet. Abbildung 9.3 zeigt eine schematische Darstellung dieses ätiologischen Konzepts, das bis heute einen guten Erklärungsrahmen für die Entstehung der sexuellen Dysfunktionen liefert. Aus diesem Modell folgt auch, dass Diagnostik und Therapie gleichsam „von rechts nach links" vorgehen müssen, denn nur, wenn die unmittelbaren Ursachen der einzelnen Störung erkannt und verändert werden konnten, kann die Symptomatik verbessert oder die Dysfunktion behoben werden.

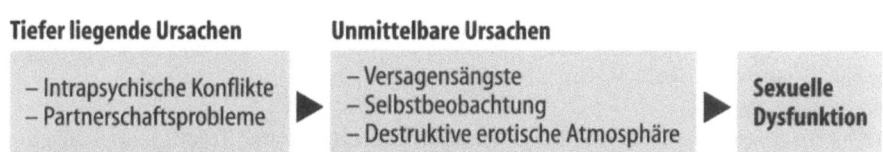

Abb. 9.3. Die Verursachung psychogener Sexualstörungen

Die Sprachlosigkeit und ihre Folgen

Trotz des enormen Medieninteresses am Thema Sexualität zeigen sowohl die Praxiserfahrungen als auch verschiedene Studien und Umfragen, dass sich an der großen Sprachlosigkeit sowohl auf Seiten der Betroffenen – Männer wie Frauen – als auch auf Seiten der Ärzte und Psychologen kaum etwas geändert hat. Abbildung 9.4 zeigt noch einmal Ergebnisse der oben bereits beschriebenen Repräsentativstudie von Laumann et al. (1994, 1999). Die Frauen und Männer, die angegeben hatten, dass sie im zurückliegenden Jahr sexuelle Probleme hatten (35 % der Männer und 43 % der Frauen), wurden gefragt, ob sie für diese Probleme eine medizinische Behandlung gesucht haben. Selbst wenn man die bereits angesprochene Unterscheidung zwischen sexuellen Problemen (die nicht immer zu einem handlungsmotivierenden Leidensdruck führen) und sexuellen Störungen hier berücksichtigt, ist der Prozentsatz derjenigen, die Hilfe gesucht haben, als sehr niedrig einzustufen. Bemerkenswert ist, dass es deutlich weniger Männer als Frauen sind, die Hilfe gesucht haben und der Prozentsatz bei den Männern in keiner Altersgruppe die 20 %-Marke erreicht.

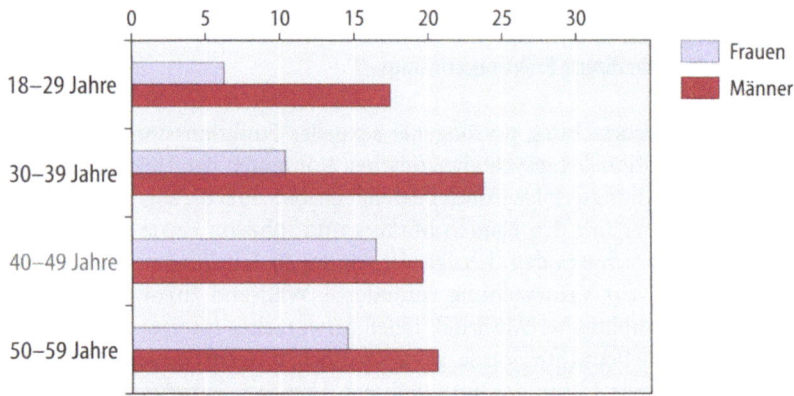

Abb. 9.4. Personen mit sexuellen Problemen, die tatsächlich medizinische Behandlung gesucht haben (Laumann et al. 1994, 1999)

Doch die Zurückhaltung der Betroffenen, Hilfe zu suchen, ist nur eine Seite der Medaille, da es auch auf Seiten der Ärzte Hemmungen und Barrieren beim Thema Sexualität gibt. So sprechen auch weniger als 20 % der Ärzte – selbst beim Vorliegen der einschlägigen Risikofaktoren – ihre Patienten von sich aus aktiv auf die Sexualität an (GSSAB, Hartmann et al. 2002). Durch die Berichterstattung in den Medien und die Existenz der neuen Therapiemöglichkeiten sind die Patienten zwar mutiger geworden, doch ebenfalls nur 20–30 % wagen den Schritt, ihren Arzt anzusprechen und professionelle Hilfe in Anspruch zu nehmen. Das führt dazu, dass sexuelle Störungen viel zu selten angesprochen, entdeckt und adäquat behandelt werden.
Woran liegt das?
- Das Sprechen über Sexualität hat in unserer Gesellschaft keine Tradition, es fehlt eine entsprechende Sprachkultur. Hinter der oberflächlichen „Geschwätzigkeit" verbirgt sich tatsächlich eine private Sprachlosigkeit und eine immer noch weit verbreitete Tabuisierung.
- Sexuelle Störungen sind zwar als Krankheiten anerkannt und die Bedeutung der Sexualität für Lebensqualität und Paarbeziehung ist kaum noch strittig. Andererseits haben sexuelle Störungen immer noch nicht die Seriosität und Stellung anderer Krankheiten.
- Die Ärzte sind sich der Problematik zwar zunehmend bewusster, unterschätzen aber oft die Auswirkungen und den Stellenwert für den Einzelnen und das Paar. Bei vielen Kollegen findet man eine starke Ambivalenz: Einerseits wird die Bedeutung des Themas anerkannt und der eigene Informations- und Weiterbildungsbedarf gesehen, andererseits verbindet sich mit dem Thema ein Unbehagen, das unterschiedliche Quellen haben kann und zur Vermeidung des aktiven Ansprechens führt.

Was ist zu tun? Der Umgang mit sexuellen Störungen

Es ist an der Zeit, dass diese Sprachlosigkeit weiter überwunden wird, dass Ärzte diesen Bereich ernst nehmen, ihre Patienten darauf ansprechen und umgekehrt die Patienten sich trauen, mit diesem Problem zum Arzt zu gehen und sich kompetente Hilfe zu holen. Dazu ist es notwendig, bessere sexualmedizinische Weiterbildungs- und Schulungsmöglichkeiten aufzubauen und Sexualmedizin und Sexualtherapie in den einzelnen Fachgebieten, über eine curriculare Zusatzqualifikation sowie als eigenständiges Fach zu etablieren.

Für die konkrete Praxis sind verschiedene Aspekte bedeutsam: das reflektierte Problembewusstsein des Arztes, der aktiv initiierte Arzt-Patient-Dialog, die gleichgewichtige Berücksichtigung der organischen, psychosozialen und Paardimension sowie ausreichende sexualmedizinische Kenntnisse und Fertigkeiten. Die kommunikative Dimension der Sexualität ist auch im Arzt-Patient-Kontakt von besonderer Bedeutung und kann im geglückten Fall ein dauerhaft stabiles Arbeitsbündnis und eine entscheidende Plattform für den Behandlungserfolg bilden.

Im zweiten Teil dieses Beitrags sollen Hinweise zum praktischen Vorgehen, aber auch zu den häufigsten Problemen im Umgang mit dem sexuell gestörten Patienten gegeben werden. Die Darstellung orientiert sich dabei an einem neu entwickelten Leitfaden, der von einem internationalen Gremium entwickelt und von einer nationalen Expertengruppe ins Deutsche übertragen wurde.[1] Das Kommunikationskonzept besteht aus verschiedenen Elementen, die von der Selbstreflexion über den Gesprächseinstieg, die Sexualanamnese, die Therapieinitialisierung und die Therapieoptimierung bis hin zum Folgetermin reichen. Während die ersten drei Elemente allgemein und übergreifend gehalten sind, sind die restlichen Komponenten auf die Pharmakotherapie der erektilen Dysfunktion zugeschnitten. Der Leitfaden eignet sich zur individuellen Beschäftigung mit der Thematik, aber auch für Fort- und Weiterbildungsveranstaltungen und Workshops in kleineren Gruppen.

Das Element der Selbstreflexion beschäftigt sich zunächst mit den hier bereits besprochenen Gesprächsbarrieren beim Arzt und greift dann die häufigsten „Vermeidungsstrategien" auf, mit denen einem Gespräch zur sexuellen Gesundheit des Patienten ausgewichen wird. Zu diesen Strategien gehören etwa ein rasches Ausweichen in eine technische Diagnostik und ein schnelles, nicht angemessenes Überweisen des Patienten, das Übergehen von verklausulierten Hinweisen des Patienten oder das Vermeiden eines präzisen Nachfragens. Noch problematischer als diese Strategien des Nichtbeachtens oder Ausweichens sind für den Patienten Erfahrungen, in denen der Arzt seine eigene Normen zum Maßstab für den Patienten macht, etwa in dem Sinne, dass ab einem bestimmten Alter oder beim Vorliegen bestimmter Krankheiten „doch andere Dinge wichtiger seien". Der Patient fühlt sich dann oft beschämt und peinlich berührt und wird oftmals für längere Zeit dieses Thema im Arztkontakt nicht mehr vorbringen. Der Arzt sollte sich daher bewusst sein, dass in diesem sensiblen Bereich besondere Empfindlichkeiten bestehen, die im Arzt-Patient-Kontakt adäquat berücksichtigt werden müssen, und zwar auch dann, wenn der Arzt sich in diesem Bereich nicht als Ansprechpartner positionieren möchte.

---

[1] Die Entwicklung des Leitfadens wurde von den Firmen Bayer Vital und GSK mit einem „unrestricted educational grant" finanziell unterstützt.

Das zweite Element des Leitfadens befasst sich mit dem Gesprächseinstieg und weist darauf hin, dass eine gezielte Nachfrage besonders wichtig ist bei prädisponierten Patienten, wie z. B. Diabetikern, Hypertonikern, Patienten mit KHK, Fettstoffwechselstörungen, benigner Prostatahyperplasie (BPH), Depressionen oder anderen psychischen bzw. psychosomatischen Problemen. Da zahlreiche Medikamente die Sexualität beeinflussen können, ist es wichtig und gleichzeitig ein guter und harmonischer Anlass, bei der Einleitung oder Umstellung einer medikamentösen Therapie auf die Sexualität des Patienten einzugehen. Günstig ist dies auch im Rahmen von Maßnahmen zur Krankheitsschulung oder bei Präventionsuntersuchungen. Zum Gesprächseinstieg eignen sich verschiedene Einstiegsfragen wie:
- Hat sich ihr Sexualleben in letzter Zeit verändert?
- Klappt's denn noch im Bett?
- Haben Sie Sorgen in sexueller Hinsicht?
- Falls Sie Sorgen in sexueller Hinsicht haben, können Sie mich auch jederzeit ansprechen.

Nicht so sehr die spezifische Formulierung ist entscheidend, sondern ob der Arzt sich mit dieser Formulierung wohl fühlt, so wie es überhaupt wichtig ist, dass der Arzt „seine Sprache" spricht, aber sie klar und mit einem eindeutigen Gesprächsangebot verbindet. Für den Gesprächseinstieg können unterstützende Hilfsmittel die Thematisierung der Sexualität erleichtern. Solche „Gesprächsanker" wie Poster, Kalender, Patientenbroschüren oder Fragebögen können im Wartezimmer, der Patiententoilette, im Untersuchungsraum oder auf dem Schreibtisch platziert werden und signalisieren, dass die sexuelle Gesundheit in dieser Praxis ein Thema ist.

Über das dritte Element des Gesprächsleitfadens, die Sexualanamnese, kursieren viele Fehlannahmen, die es zu korrigieren gilt. Tatsächlich ist die Sexualanamnese, also das gezielte Gespräch über Symptomatik und biopsychosozialen Hintergrund der sexuellen Beschwerden des Patienten, nicht nur zentrale Komponente der Untersuchung bei sexuellen Problemen, sondern sie stellt das Arbeitsbündnis her, das Grundlage für die Therapie ist und ist in vielen Fällen bereits Beratung und Einleitung der Behandlung. Falsch ist, dass die Sexualanamnese in jedem Fall sehr zeitaufwendig ist und so das Zeitbudget des Arztes über Gebühr belastet oder eine Art „psychologische Geheimwissenschaft" ist, die nur Eingeweihten zugänglich ist. Andererseits erfordert die fachgerechte Erhebung einer Sexualanamnese (wie jede andere spezielle diagnostische Maßnahme auch) bezüglich Inhalten und Technik bestimmte Kenntnisse und Erfahrungen, die in Weiterbildungen und Schulungen erworben werden kann und muss. Der Arzt wird dann rasch feststellen, welch wichtiges und flexibles Instrument ihm damit zur Verfügung steht.

Zur Vorgehensweise lassen sich folgende Basisregeln unterscheiden:
- Die Symptome des Patienten und ihr biopsychosozialer Hintergrund müssen so präzise wie möglich exploriert werden. Der Arzt darf sich nicht mit Pauschalaussagen („Es klappt nicht mehr richtig" oder „Ich habe Probleme mit meiner Potenz") zufrieden geben.
- Dazu müssen klare Fragen gestellt und ein eindeutiges Vokabular verwendet werden.
- Andererseits darf der Arzt sich nicht scheuen, die wichtigen Sachverhalte auch katalogartig abzuhandeln, um so Zeit für diffizilere Aspekte zu sparen.

- Ausschweifende Ausführungen des Patienten sollten in empathischer und kommentierender Weise unterbrochen werden. Unwichtigere Aspekte können auf einen späteren Zeitpunkt verschoben werden.
- Der Arzt fungiert auch hier als Modell. Er sollte durch sein Verhalten und seine verbalen Interventionen den Patienten ermutigen, offen und präzise über sein Problem zu sprechen.

Die wichtigsten Inhalte der Sexualanamnese sind in der folgenden Übersicht zusammengefasst. Es handelt sich dabei um die Kriterien, die möglichst in einem ersten Gespräch erfasst werden sollten. Weitere, in vielen Fällen durchaus wichtige Aspekte der sexuellen Lebensgeschichte können in weiteren Gesprächen oder im Rahmen einer speziellen Sexualberatung oder -therapie besprochen werden. Das Einbeziehen der Partnerin ist bereits in diesem Stadium sehr nützlich, da es die Informationsbasis entscheidend erweitern kann und ein gemeinsames, für das Gelingen jeder Form von Therapie äußerst wichtiges Bündnis schaffen kann. Sollte es nicht realisierbar sein, ist dem Patienten zu raten, über alle mit dem Arzt besprochenen Gesichtspunkte auch offen mit seiner Partnerin zu sprechen.

Die Elemente vier bis sechs des Leitfadens befassen sich mit spezifischen Aspekten der medikamentösen Therapie der erektilen Dysfunktion und sind Gegenstand anderer Beiträge dieses Bandes. Aus diesem Grund sollen hier nur einige wenige Aspekte aus psychologischer Sicht hervorgehoben werden. Es ist unsere Praxiserfahrung, dass bei der Einleitung einer medikamentösen Therapie häufig nicht genug und nicht ausreichend klare Informationen und Hinweise gegeben werden, sodass das tatsächliche Potential der Medikamente vom Patienten(paar) nicht ausgeschöpft werden kann. So müssen Wirkeintritt und Wirkfenster der jeweiligen Substanz ebenso eindeutig erläutert werden wie die Tatsache, dass sexuelle Stimulation und damit auch eine entsprechende Atmosphäre in der sexuellen Paarbeziehung Voraussetzung der Wirkung sind. Da bei den Erektiva zahlreiche Vorurteile bezüglich Nebenwirkungen bzw. der Gefährlichkeit von Nebenwirkungen existieren, ist es sehr wichtig, darauf in sachlicher und ausführlicher Form einzugehen. Lässt man den Patienten hier „mit dem Beipackzettel allein", ist die Gefahr groß, dass das Medikament nicht oder nicht häufig genug eingenommen wird.

Die wichtigsten Inhalte der Sexualanamnese
- Kriterien der erektilen Dysfunktion (Beginn, Dauer, Progression, Schweregrad; sexuelle und nichtsexuelle erektile Kapazität)
- Komorbidität mit Appetenz- und/oder Orgasmusproblemen
- Veränderungen genitaler Empfindungen, Schmerzen
- Sexualität des Paares, Sexualität der Partnerin
- Psychosoziale Aspekte (psychische Befindlichkeit, Partnerschaftsanamnese, Coping-Fähigkeit, berufliche und allgemeine Lebenssituation)

Ebenso wichtig ist es, die Erfolgserwartungen, die der Patient mit dem Medikament verbindet, zu erfragen und ggf. zu korrigieren. Dabei ist es wichtig, dem Patienten Mut zu machen und eine „Gewinnererwartung" zu vermitteln, aber ihm auch realistisch deutlich zu machen, dass eine oftmals über viele Jahre brach liegende Sexualität und Intimität nicht allein durch ein Medikament und nicht von heute auf morgen verbessert werden kann. Beide Partner müssen sich auf einen Prozess des Neu-Erfahrens und Neu-Lernens einlassen, bei dem es Anfangsschwierigkeiten geben kann, der aber auch die Chance beinhaltet, Sexualität in einer noch nicht gekannten Form und Intensität zu erleben. Eine gezielte Sexualberatung kann dabei sehr hilfreich sein, kann das „Eis brechen" und dazu beitragen, dass Erfolgsdruck durch die Behandlung abgebaut und nicht etwa weiter aufgebaut wird. Informationsbroschüren, die die Partner gemeinsam lesen, können dabei nützlich sein, das ärztliche Gespräch aber keinesfalls ersetzen. Stehen massive Paarkonflikte oder sexuelle Probleme der Partnerin einer Besserung der Symptomatik im Weg, sollten vom Arzt entsprechende Therapiemaßnahmen empfohlen und ggf. vermittelt werden (Paartherapie, Sexualberatung der Partnerin). Nähere Angaben zur Kombination von Sexualberatung und -therapie mit Pharmakotherapie findet der Leser bei Hartmann u. Kockott (2000).

Zur Optimierung der medikamentösen Therapie ist es schließlich wichtig, Folgetermine zu vereinbaren, bei denen der Arzt wieder sehr präzise nach den Erfahrungen des Patienten und des Paares fragen sollte. Wie und wann das Medikament eingenommen wurde, wie Patient und Partnerin reagiert haben, was beide mit der Wirkung „anfangen" konnten, ob Nebenwirkungen aufgetreten sind, ob sich die Hoffnungen erfüllt haben und falls nein, warum nicht, sind nur einige der Themen, die dann auf der Agenda stehen. Auch danach sollte dem Patienten immer wieder Mut zum offenen Feedback gemacht werden, da nur so Arzt und Patient wirkliche Partner in der Behandlung dieser so weit verbreiteten und so folgenschweren Störungen werden können.

Literatur

Hartmann U, Kockott G (2000) Somato-Psychotherapie bei Erektionsstörungen: Ansätze zu einer integrativen Behandlung sexueller Dysfunktionen. Psychother Psych Psychother Med Klin Psychol 5: 247–254

Hartmann U, Nicolosi A, Glasser DB, Gingell C, Buvat J, Moreira E, Lauman E (2002) Sexualität in der Arzt-Patient-Kommunikation. Ergebnisse der „Globalen Studie zu sexuellen Einstellungen und Verhaltensweisen". Sexuologie 9: 50–60

Laumann EO, Gagnon JH, Michael RT, Michaels S (1994) The social organization of sexuality. Sexual practices in the United States. The University of Chicago Press, London

Laumann EO, Paik AP, Rosen RC (1999) Sexual dysfunction in the United States. JAMA 281: 537–544

Diskussion zum Vortrag von Prof. Dr. Dipl.-Psych. Hartmann

POTEMPA: Wurde die Befragung der Frauen nach ihrer Sexualität von Gynäkologen oder von Hausärzten durchgeführt? Gibt es eine Differenzierung?

HARTMANN: Diese Daten haben wir noch nicht nach Arztgruppen aufgeschlüsselt. Bei den jüngeren Frauen waren es vermutlich Gynäkologen. Anscheinend geht aber auch bei den von Gynäkologen befragten Frauen die Sexualität mit zunehmendem Alter immer weiter zurück.

KAPITEL 10

Neue pharmakotherapeutische Möglichkeiten in der Therapie der Erektilen Dysfunktion

A. J. POTEMPA

Die Erektile Dysfunktion ist definiert als die Unfähigkeit, eine Erektion zu erreichen oder aufrecht zu erhalten, die für einen befriedigenden Geschlechtsverkehr ausreicht (NIH Consensus 1993). Erst der tägliche Umgang mit Patienten, die uns unter anderem wegen Erektionsstörungen in unserer Praxis aufsuchen, macht uns klar, unter welchem starken Leidensdruck sie eigentlich wirklich stehen.

Aus Untersuchungen wissen wir, dass nur jeder vierte Kollege die Sexualität in den Fragenkatalog seiner Anamnesen aufnimmt. Ebenfalls sprechen nur 10 Prozent der Patienten ihren Arzt direkt auf diese Problematik an. Es besteht zwischen Arzt und Patient häufig eine Sprachlosigkeit in Bezug auf Sexualität. Die Politik bestreitet gelegentlich sogar den Krankheitswert sexueller Störungen. Es hat soziokulturell in den letzten Jahren ein deutlicher Wechsel in diesem Bereich stattgefunden. Sexualität ist nicht mehr so intim, dass sich wir Ärzte nicht ganz gezielt in sie „einmischen" sollten. Die Medizin ist nicht nur zuständig für Leistung, sondern auch für Lust.

Dabei ist es sicherlich hilfreich, Patienten mit sexuellen Problematiken nicht im Strudel der täglichen Praxis „untergehen" zu lassen, sondern Ihnen eigene Sprechstunden außerhalb des hektischen Praxisbetriebes anzubieten. Allerdings sollte man sich vorher darüber klar werden, ob man diese Thematik seinen Patienten bewusst anbieten will oder sich nach einer Basisexploration für eine Überweisung zu einem anderen Fachkollegen entscheidet.

Zu dieser *Basisexploration* gehört anfangs die übliche Anamnese mit der Abfrage nach Herz-Kreislauf-Erkrankungen, Infektionen, Stoffwechselstörungen, vorangegangenen Operationen und neurologischen oder psychiatrischen Erkrankungen. Des Weiteren sollten wir Angaben über eine eventuell laufende Medikation, wie zum Beispiel KHK-Therapie, Psychopharmaka oder andere ED-verursachende Medikamente erhalten. Wie hoch ist der Nikotin- oder Alkoholkonsum? Spielen andere Rauschmittel oder Drogen im Leben des Patienten eine Rolle? Gibt es Allergien oder liegen sonstigen seelische Belastungen vor? Diese Informationen habe einen besonderen Einfluss auf die späteren Therapievorschläge.

Anschließend vertiefen wir unsere Beziehung zum Patienten, indem wir seine Sexualanamnese erheben. Dabei spielt die Dauer, der Schweregrad und die Häufigkeit der Erektionsstörung eine zentrale Rolle. Wann war der erste Geschlechtsverkehr? Wie viele Partnerschaften hat der Patient schon durchlebt? Ist eine ausreichende Libido vorhanden? Gibt es Störungen oder Veränderungen bei der Ejakulation oder dem Orgasmus? Wie viele Sexualkontakte gab es vor Auftreten der Störung mit der aktuellen Partnerin? Gab es zuvor eine hohe sexuelle Zufriedenheit? Besteht bei der Partnerin ein Leidensdruck und wie äußert sie sich diesbezüglich?

Sexualanamnese
- Erektionsstörung
  - Dauer
  - Schweregrad
  - Häufigkeit
- Sexuelles Erleben
  - Kohabitarche
  - Partnerschaften
  - Libido
  - Ejakulation
  - Orgasmus
- Partnerschaft
  - Sexualkontakte
  - Häufigkeiten des Geschlechtsverkehrs vor der Störung
  - Zufriedenheit
  - Leidensdruck der Partnerin
- Vorbehandlung

In der *Diagnostik* der ED haben sich, nicht nur bei Studien, zur einheitlichen Befragung der Patienten, besonders bei noch ungeübteren Kollegen, Fragebögen (z. B. der International Index of Erectile Function, IIEF) bewährt. Neben der körperlichen Untersuchung und der Urindiagnostik sollte unbedingt eine Serumdiagnostik mit Leber-, Nieren-, Glukose-, PSA-, Schilddrüsen- und Hormonwerten erfolgen. Der Urologe wird des Weiteren eine Dopplersonographie der penilen Gefäße nach Herbeiführen einer artifiziellen Erektion (SKIT) durch die Injektion von vasoaktiven Substanzen, wie z. B. Prostaglandin E1, durchführen. Eine Erektionstestung durch visuelle sexuelle Stimulation ist der jeweiligen Praxis überlassen.

Zugegebenermaßen ist der Patient mit Sexualstörungen sehr zeitaufwendig und die umfassenden diagnostischen und therapeutischen Möglichkeiten werden von den gesetzlichen Krankenkassen nur unzureichend vergütet. Andererseits habe ich die Erfahrung gemacht, dass sich dieses Patientengut aufgrund seines oft enormen Leidensdruckes durch eine hervorragende Compliance auszeichnet.

Unser natürlichster Therapievorschlag könnte natürlich eine Änderung der *Lebensführung* sein. Wir empfehlen dem Patienten, seinen Nikotin- und Alkoholkonsum einzuschränken, auf eine ausgeglichenere Ernährung zu achten, sich körperlich mehr zu bewegen und generell den Stress zu reduzieren. Parallel optimieren wir zusammen mit dem verordnenden Kollegen die regelmäßige Medikation. Aber der Patient ist ungeduldig und will eine schnelle Lösung seiner sexuellen Probleme, damit er zusätzlich zu seinem Selbstbewusstsein nicht noch seine Partnerin verliert. Daher müssen wir zu effektiveren Mitteln greifen.

Noch bis in die 80er-Jahre konnten wir unseren Patienten mit Erektiler Dysfunktion nur sehr bedingt helfen. Entweder schickten wir sie zur *Psychotherapie*, die inzwischen immer bessere Erfolge erzielt, oder wir unterzogen sie mehr oder weniger erfolgreichen *gefäßchirurgischen* Eingriffen. Dabei sind besonders die penile Venenchirurgie und die penilen Bypass-Operationen zu nennen. Allerdings hat man diese Therapieform aufgrund der entmutigenden Datenlage fast vollständig verlassen.

Eine weitere Therapieform, die ihre früheren Erwartungen in der modernen Therapie der Erektilen Dysfunktion nicht mehr erfüllen kann, ist die *Vakuumerektionshilfe*. Bei dieser mechanischen Hilfe werden die Schwellkörper aufgrund eines definierten Unterdruckes und eines an der Peniswurzel platzierten Penisringes vermehrt mit Blut gefüllt. Allerdings lässt die umständliche Art der Anwendung und die teilweise unschönen Farb- und Formveränderungen des Penis beziehungsweise der Glans penis die Zahl der Daueranwender schnell weniger werden. Sie wird vor allem von Non-Respondern der Injektions- und Oraltherapien gewählt.

Eine besonders zuverlässige, aber auch endgültige Lösung zur Behebung der Erektionsstörungen ist die Implantation einer *Penis-* beziehungsweise *Schwellkörperprothese*. Hierbei muss die Aufklärung des Patienten über eine postoperativ nie mehr mögliche natürliche Erektion im Vordergrund stehen. In Europa hat diese Therapieform, ob semirigide oder aufblasbar flexibel (hydraulisch), nie eine vergleichbar hohe Akzeptanz erreicht. Dabei spielen sicherlich auch die hohen Kosten und die nicht unerhebliche Defektanfälligkeit eine große Rolle.

Schon vor der Einführung der heutigen „High-Tech-Medikationen" gab es mit Yohimbin, einem pflanzlichen Alpha-2-Rezeptorblocker, eine Alternative für den Therapiebeginn. Es verbessert die Erektionen durch den bremsenden Einfluss auf die erektionshemmenden Impulse des Sympathikus. Allerdings ist dieser Wirkstoff heutzutage nur bei Patienten mit psychogener oder leichter organogener Ursache der ED sinnvoll. Dann erfahren wir, auch unter Berücksichtigung des Plazeboeffekts, einen Erfolg in bis zu 40 %. Schwere organbedingte Erektionsstörungen profitieren kaum von dieser sehr gut verträglichen oralen Therapieform. Über eventuell auftretende Blutdruckschwankungen, Angst, Übelkeit oder Herzklopfen aufgrund seiner Sympathikuswirkung über die Freisetzung von Noradrenalin sollten die Patienten vor der Verschreibung aufgeklärt werden. Eine konkrete proerektile Wirkung setzt allerdings frühestens nach 1–2 Wochen ein. Wenn diese Therapie auch die tägliche Einnahme von 15–30 mg nötig macht, so ist sie gegenüber den unten beschriebenen medikamentösen Verbesserungen doch eine kostengünstige Alternative für die ersten Therapieversuche.

Nach hervorragender Grundlagenforschung wurde das Geheimnis der Physiologie männlicher Erektionen auf molekularer Ebene immer mehr entschlüsselt (Abb. 10.1 und 10.2). Aufgrund dieser Ergebnisse entwickelte man in den 90er-Jahren die Substanzklasse der Phosphodiesterase-5-Inhibitoren, die 1998 mit Sildenafil (Viagra®) auf dem Markt eingeführt wurden. Somit eröffnete sich den Therapeuten eine revolutionäre Neuerung in der Behandlung der Erektionsstörungen.

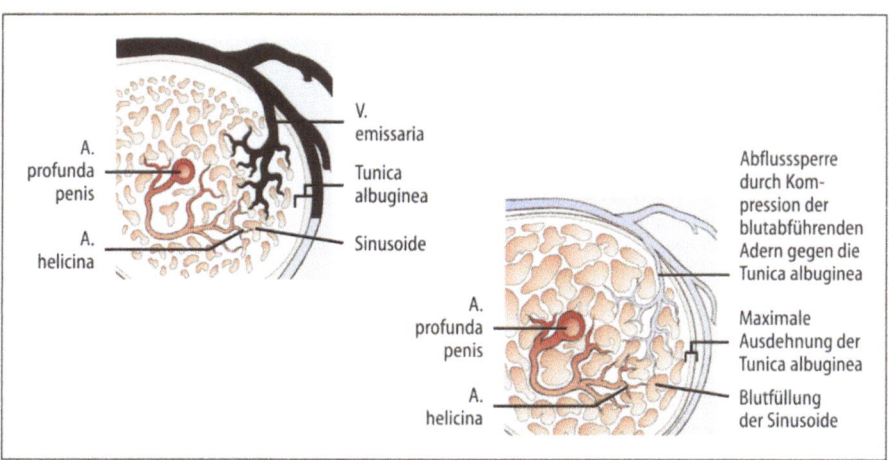

Abb. 10.1. Anatomie des Penis – venookklusiver Mechanismus

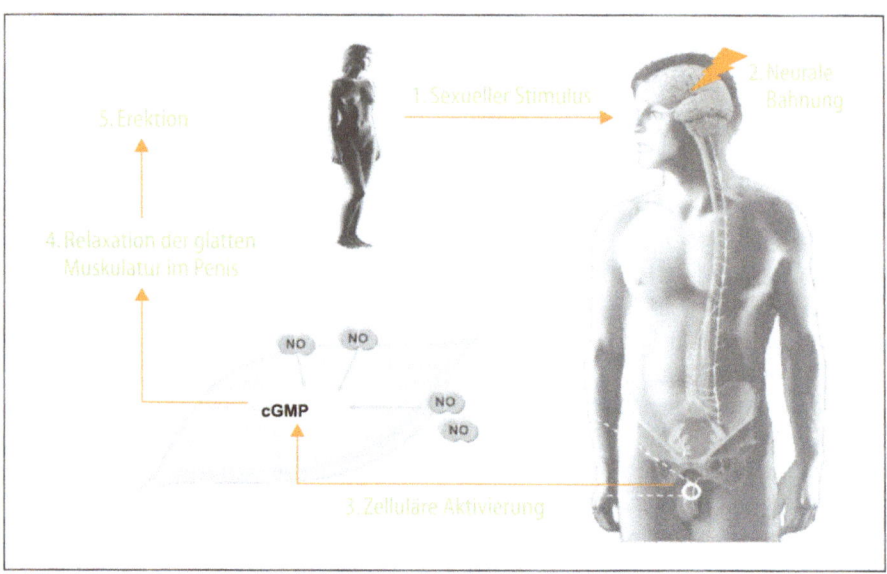

Abb. 10.2. Mechanismus der Erektion

Hierbei wird spezifisch das Enzym Phosphodiesterase Typ 5 (PDE-5) gehemmt und somit der Abbau von zyklischem Guanosin-Monophosphat (cGMP) gebremst. Nach der Freisetzung von verschiedenen Neurotransmittern wie dem Stickoxid durch die taktile oder visuelle sexuelle Stimulation wird aus Guanosintriphosphat (GTP) unter Mithilfe der Enzym-Guanylatcyclase zyklisches Guanosinmonophat (cGMP) gebildet. Dies wirkt auf die Muskelzelle des Schwellkörpers stark relaxierend und ermöglicht so, über eine Steigerung (bis zu 700 %) des arteriellen Einstroms und eine Begrenzung des venösen Abstroms durch eine passive Kompression der subtunikal gelegenen Venen, eine Erektion. PDE-5 baut cGMP anschließend wieder zu unwirksamen GMP ab und unterbricht somit die erektionserhaltenden Impulse (Abb. 10.3).

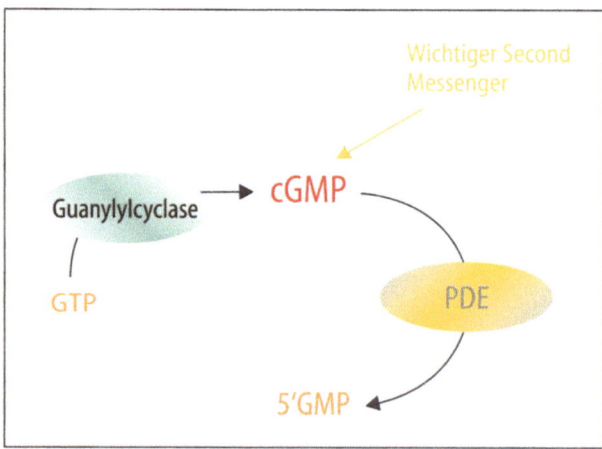

Abb. 10.3. Wirkung der Phosphodiesterase (PDE)

Mit den Dosierungen von 25 mg, 50 mg und 100 mg lässt sich mit *Sildenafil* (Viagra®) eine sehr wirkungsvolle und gut verträgliche Therapie der ED einleiten. Die Verbesserung der Erektionen gelingt in bis zu 84 %. Dabei hat sich bewährt, mit der 50-mg-Dosierung bei Patienten ohne limitierende kardiologische Risikofaktoren zu beginnen. Für über 70 % bleibt dies die ausreichende Dosis. Ein Großteil der Patienten berichtet über erfolgreiche Penetrationsversuche nach 30–45 min. Dabei spielt eine Rolle, ob zuvor eine fettreiche Mahlzeit eingenommen wurde, die die Resorption verzögern kann. Wir empfehlen unseren Patienten in solchen Fällen das Zerbeißen der Tablette im Mund, bevor sie heruntergeschluckt wird. Somit lässt sich oft eine Verbesserung der Zeit bis zum Wirkeintritt erreichen. Die Wirkdauer kann erfahrungsgemäß 6–8 h betragen.

Allerdings muss der Patient sehr ausführlich über die Kontraindikationen, wie alle Nitratpräparate und NO-Donatoren wie Molsidomin, aufgeklärt werden. Zusätzlich müssen wir beim Patienten die Nebenwirkungen ansprechen, die in bis zu 15 % die bekannten Effekte wie Kopfschmerzen, Sodbrennen, verstopfte Nase, Gesichtsrötung und verändertes Farbsehen in Richtung Blau sind.

Patienten mit einer instabilen Angina pectoris, einem unkontrollierten Hypertonus, einer Herzinsuffizienz (NYHA III und IV), einem frischen Herzinfarkt oder Schlaganfall sowie mit schweren Herzrhythmusstörungen sollten PDE-5-Hemmer nicht einnehmen.

Das Wirksystem der *PDE-5-Hemmung* ist zurzeit die sicherlich wirkungsvollste Therapieform der Erektilen Dysfunktion. Dabei ist besonders erwähnenswert, dass diese Behandlung sowohl bei Erektionsstörungen mit psychischer als auch mit organbedingter Ursache sehr wirksam ist. Selbst Diabetiker als besondere Risikogruppe profitieren in 65 % von Sildenafil.

Da auch Patienten nach nerverhaltender radikaler Prostatektomie in über 50 % von der Behandlung mit den PDE-5-Inhibitoren profitieren können, wird eine möglichst schnelle (3 Wochen postoperativ) beginnende Prophylaxe mit einem PDE-5-Inhibitor empfohlen. Dabei sind nach bisherigen Erfahrungen die tägliche Einnahme von 25 mg Sildenafil, 5 mg Tadalafil oder 5 mg Vardenafil ausreichend, um wieder eine erhöhte Rate an natürlichen und morgendlichen Erektionen zu erreichen. Falls der Patient von keinem Erfolg berichtet, sollte an die Alternative mit PGE-1-Schwellkörperinjektionen alle 2 Tage gedacht werden.

Mit der Einführung von Tadalafil und Vardenafil kommt Bewegung in die Therapie mit PDE-5-Inhibitoren. Von Sildenafil und Vardenafil unterscheidet sich *Tadalafil (Cialis®)* vor allem durch sein längeres Wirkzeitfenster. Jeder zweite Studienpatient berichtete noch nach über 24 h über einen erfolgreichen Geschlechtsverkehr. Weiterhin berichteten 75 % der Studienpatienten über erfolgreiche Versuche des Geschlechtverkehrs mit der 20-mg-Dosierung und über 81 % eine Verbesserung der Erektionsfähigkeit. Dabei wurde keine Abhängigkeit von Mahlzeiten oder Alkohol in geringen Mengen beobachtet. Als Nebenwirkungen wurden ähnlich den beiden anderen PDE-5-Inhibitoren Kopfschmerzen, Gesichtsrötung, eine verstopfte Nase, Dyspepsie und Rückenschmerzen beobachtet. In der immer wichtiger werdenden Risikogruppe der Diabetiker berichteten immerhin noch 64 % über eine verbesserte Erektion.

Mit *Vardenafil (Levitra®)* kam ein weiterer besonders kompetenter PDE-5-Inhibitor auf den Markt. Er hat die höchste PDE-5-Selektivität und zeichnet sich besonders durch einen schnellen Wirkeintritt nach 20 min aus. Die Studienpatienten berichten ebenfalls von einer schnellen 100 %-Erektion. Die Halbwertszeit liegt mit 4,8 h (Sildenafil 3,82 und Tadalafil 17,5 h) über der von Sildenafil. Erfahrungsgemäß profitieren die Patienten von einer Wirkdauer zwischen 8 und 10 h. 85 % aller Studienpatienten mit unterschiedlichen Schweregraden der gemischt begründeten ED berichten über eine verbesserte Erektion unter Studienbedingungen (Abb. 10.4).

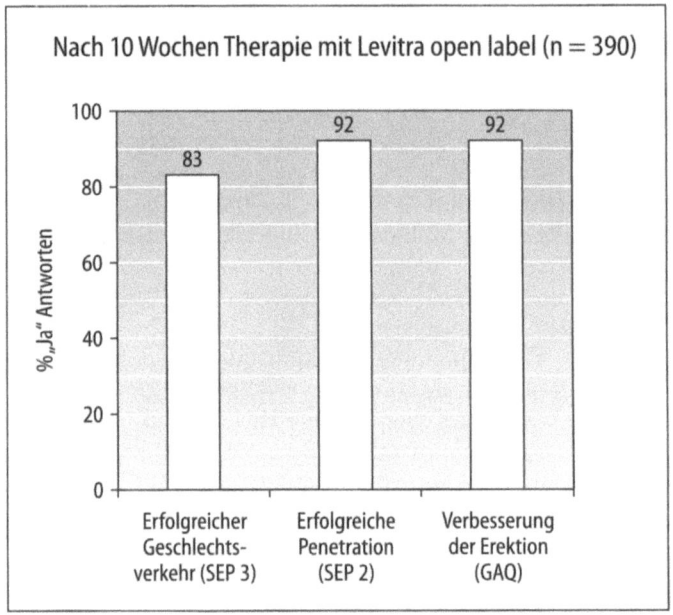

Abb. 10.4. Wirksamkeit von Levitra bei flexibler Dosierung

Als Studienleiter führte ich in 78 Studienzentren in Deutschland und Frankreich mit 378 Patienten eine Studie mit flexibler Dosierung durch. Dabei profitierten sogar 92 % unter diesen „Alltagsbedingungen". Dabei spielte es keine Rolle, ob vorher schon Sildenafil probiert wurde oder nicht. Bei Diabetikern erreicht es immer noch eine Erektionsverbesserung in bis zu 72 % der Fälle. Bei den nervschonend operierten Patienten nach radikaler Prostatektomie berichteten 71 % von einer verbesserten Erektion. Das Nebenwirkungsspektrum ist mit dem der anderen PDE-5-Inhibitoren vergleichbar. Störungen des Farbsehens traten in den Studien nicht auf (Tabelle 10.1).

Tabelle 10.1. Pharmakokinetik der 3 PDE-5-Inhibitoren: Sildenafil, Vardenafil, Tadalafil

Parameter	Sildenafil 100 mg[a]	Vardenafil 20 mg[b]	Tadalafil (IV-351)[c]
T_{max} [h]	1,16±0,99	0,660 (0,25–3)	2,0 (0,5–12)
$T_{1/2}$ [h]	3,82±0,84	3,94±1,31	17,5
C_{max} [nl/ml]	327±236	20,9±1,83	378
AUC [ngxh/ml]	1963±859	74,5±1,82 (µgxh/l)	8066 (µgxh/l)

[a] Viagra Product Monograph; [b] Klotz 2001; [c] Ferguson 2001

Eine weitere Gruppe der oralen Therapieformen der Erektilen Dysfunktion sind die *Dopaminagonisten*. Dabei ist das *Apomorphin SL (Ixense®, Uprima®)* der einzige Vertreter dieser Substanzgruppe. Es wirkt im Gegensatz zu den PDE-5-Inhibitoren nicht peripher am Penis, sondern zentral im Gehirn. Ausgehend von der Area optica und dem Nucleus paraventricularis im Hypothalamus werden oxytocinabhängig die Impulse zur Entstehung einer Erektion verstärkt. Auch hier muss man betonen, dass die Substanz kein Aphrodisiakum ist, sondern zur Entfaltung der erektionsfördernden Wirkung eine sexuelle Stimulation vorausgegangen sein muss. Apomorphin SL wird sublingual angewandt und wirkt bei richtiger Indikationsstellung in über 60 %. Allerdings muss hervorgehoben werden, dass dieses Präparat nur für Patienten mit psychogener oder leichter bis mittelschwerer organogener ED indiziert ist. Besonders muss man die sehr gute Verträglichkeit betonen. Als Nebenwirkung steht in 7 % eine Übelkeit im Vordergrund.

Es wird zwar immer wieder die Kombinierbarkeit mit Nitraten ins Feld geführt, allerdings ist dies nur ein theoretischer Vorteil. Denn Patienten, die Nitrate einnehmen müssen, haben meistens einen derart schlechten Gefäßstatus, dass sie der Gruppe der Patienten mit schwerer ED zugeordnet werden müssen. Somit fallen sie automatisch für die Behandlung mit Apomorphin SL aus.

Weiterhin sind die *topischen* Anwendungsformen sowohl aus der Diagnostik (in Verbindung mit der farbkodierten Duplexsonographie) als auch aus der Therapie, besonders bei Non-Respondern der oralen Therapeutika, nicht wegzudenken. Dabei wird eine vasoaktive Substanz per Injektion in die Schwellkörper eingebracht. Über die erschlaffende Wirkung dieser Substanzen auf die glatte Schwellkörpermuskulatur kommt es nach ca. 10 min zu einer Erektion, die etwa 1 h anhält. Dabei ist bei dieser Therapieform die Gefahr eines Priapismus und einer lokalen Nebenwirkung wie Hämatom oder Fibrose am Injektionsort am größten. Ihr Vorteil liegt aber in der hohen Effektivität von über 90 % und im zuverlässigen schnellen Wirkeintritt.

Zur Anwendung kommen das Prostaglandin E1 *Alprostadil (Caverject®, Viridal®)* oder die Substanzen *Papaverin*, auch die Kombination von *Papaverin mit Phentolamin (Androskat®)* und *Phentolamin* mit *vasoaktivem intestinalem Polypeptid (VIP®; Invicorp®)* oder verschiedene *Trimixformen*. Für die intraurethrale Anwendung von Alprostadil ist *MUSE®* auf dem Markt vertreten.

Weitere topische Anwendungsformen wie *Salben, Cremes* oder *Sprays* am Penis (Nitroglycerin, Topiglan, Alprox, Aviptadil) sind noch in der klinischen Erprobung und lediglich bei leichter ED indiziert.

Hormonelle Substitutionen sind nur bei bewiesenem Mangel sinnvoll, haben dann aber einen nicht zu unterschätzenden Stellenwert, zumal besonders die oben erwähnten oralen Therapeutika eine ausreichende Libido voraussetzen.

Zusammenfassend lässt sich also sagen, dass wir mit den PDE-5-Inhibitoren sicherlich eine Therapieform anbieten können, die sich neben einer guten Verträglichkeit besonders durch eine sehr gute Wirksamkeit auszeichnet. In unserer Praxis werden bei Non-Respondern auf singuläre Therapieformen auch zunehmend erfolgreich Kombinationen zwischen PDE-5-Inhibitoren mit Apomorphin SL, Yohimbin oder Alprostadil angewandt.

Für die Zukunft ist mit weiteren bahnbrechenden Entwicklungen zu rechnen. Dabei werden sowohl die *präventive* Behandlung als auch der Einsatz von *Rho-Kinase-Hemmern* im Vordergrund stehen, die die Kontraktion der glatten Penismuskulatur durch die Blockierung von Phosphatgruppen im Myosin hemmen. Eine weitere Möglichkeit wird die Entwicklung von peripheren *Gyanylatzyklaseaktivatoren* zur Erhöhung des cGMP-Spiegels im Blut sein oder die *Remodulierung glatter Schwellkörpermuskelzellen* aus körpereigenen Zellen sein, die keine Abstoßungsreaktionen zeigen. Daneben erforscht man den Einsatz von *Melanocortin-Rezeptor-Agonisten*, die sowohl die Erektionsfähigkeit des Mannes verbessert als auch die Libido bei Mann und Frau steigert. Am meisten verspricht man sich aber von der *Gentherapie*, bei der humanes maxi-K-Gen in die Penismuskulatur injiziert wird, um mehr Kaliumkanäle zu erhalten. Denn die Abnahme von Kaliumkanälen ist besonders im Alter die Ursache von Erektionsstörungen.

Literatur

Ferguson 2001
Klotz 2001
Lue 1998
Potempa AJ et al. (2002) Int J Impot Res 14 [Suppl 4]: S61

Diskussion zum Vortrag von Dr. Potempa

STRAUBE: Gibt es für Phosphodiesterase-5-Hemmer auch klinische Einsatzgebiete außerhalb der sexuellen Dysfunktionen? Zweite Frage: Was ist über die Wirksamkeit bei Frauen zu sagen?

POTEMPA: Die erste Frage kann ich nur für die Urologie beantworten. Hier sind Phosphodiesterase-5-Hemmer nicht relevant. Ob derzeit noch weitere Indikationsgebiete geprüft werden, ist mir nicht bekannt.
   Zur zweiten Frage: Studien zum Einsatz von PDE-Hemmern bei Sexualstörungen von Frauen wurden in Deutschland und in den USA durchgeführt. In Deutschland fielen die Ergebnisse relativ schlecht aus, in Amerika besser. Nach bisheriger Lage der Dinge scheint der Einsatz bei Frauen wenig aussichtsreich zu sein.

KLOTZ: Für Sildenafil wird derzeit die pulmonale Hypertonie als Indikation geprüft. Phosphodiesterase-5-Hemmer besitzen offenbar einen sehr potenten dilatierenden Effekt auf arterielle Lungengefäße. Hier könnte sich also ein weites Indikationsfeld öffnen, etwa bei chronisch-obstruktiven pulmonalen Störungen oder pulmonaler Hypertonie.

ULBRICH (Bayer Vital): Die pulmonale Hypertonie ist sicherlich ein Einsatzgebiet. Die Substanzen waren ja primär als Vasotherapeutika gedacht. Sie haben sich für die Behandlung der KHK weniger bewährt, obwohl sie prinzipiell in die richtige Richtung wirken. Die Pulmonalarterie wird massiv PDE-5-exprimiert. Es ist zunächst für die primäre pulmonale Hypertonie, inzwischen aber – mit deutschen Daten aus Gießen – auch für die sekundäre pulmonale Hypertonie gezeigt worden, dass diese Substanzen sehr stark und außerdem selektiv wirken. Das heißt, in schlecht ventilierten Lungenabschnitten kommt es nicht zur Vasodilatation, was ja zum Shunting führen würde.
   Zum Effekt bei Frauen: Ich würde es weniger apodiktisch formulieren. Die Daten sind im Moment relativ inkonsistent. Das mag auch daran liegen, dass die weibliche

Sexualität anscheinend erheblich komplexer ist als die männliche. Dazu kommt, dass ein therapeutischer Erfolg im Bereich der Sexualität bei der Frau vermutlich schwieriger zu objektivieren ist als beim Mann. Es gibt zum Einsatz von PDE-5-Inhibitoren bei Frauen durchaus auch positive Daten. Beispielsweise haben Caruso et al. in einer doppelblinden, plazebokontrollierten Cross-over-Studie junge Frauen mit Libido- und Orgasmusstörungen erfolgreich mit Sildenafil behandelt[1]. Die Mehrzahl der Studien konnte allerdings keine signifikante Wirkung nachweisen, was aber auch an der Patientenselektion liegen könnte. Sowohl bei Männern als auch bei Frauen ist jedoch ein signifikanter Effekt auf die Durchblutung eindeutig belegt, bei der Frau auch eine Verbesserung der Lubrikation. Soweit es aber um die psychische Perzeption geht, ist der Nachweis dagegen schwierig.

POTEMPA: Momentan reichen also die Daten für eine entsprechende Empfehlung bei Frauen noch nicht aus. Vermutlich wird ein entsprechender Hinweis auch im Beipackzettel stehen.

AUDITORIUM: Zunächst bestimmt.

HARTUNG: Wie instruieren Sie den Patienten hinsichtlich der Dosierung?

POTEMPA: Bei Viagra möchten die meisten Patienten von den drei verfügbaren Stärken – 25, 50 und 100 mg – die 100-mg-Tablette. Dabei spielen natürlich auch Kostenaspekte eine Rolle, denn die Tabletten sind ja vierfach teilbar. Wir empfehlen den Patienten, mit einer halben Tablette zu beginnen, also der mittleren Dosierung von 50 mg Sildenafil. Sofern sie damit zurechtkommen, halbieren Sie die Dosis nochmals, nehmen also nur eine viertel Tablette, entsprechend 25 mg. So kann jeder Patient relativ schnell seine individuell erforderliche Dosis titrieren. Dieses Verfahren hat sich nach unserer Erfahrung in der Praxis durchaus bewährt.

HARTUNG: Vielleicht noch einmal eine Frage an die Firma: Haben diese Präparate keinen Einfluss auf die PDE-4?

AUDITORIUM: Nein, überhaupt keinen. Bisher sind insgesamt 11 Phosphodiesteraseisoenzyme bekannt. Es gibt nur zwei relative Schwachstellen: Zielenzym bei den drei genannten Substanzen Sildenafil, Tadalafil und Vardenafil in üblichen therapeutischen Dosen ist natürlich PDE-5. In supratherapeutischen Dosen ist auch eine Inhibition von PDE-6 möglich, insbesondere unter Sildenafil, möglicherweise auch unter Vardenafil, nicht dagegen unter Tadalafil. PDE-11 wird nur durch Tadalafil inhibiert, und es gibt Hinweise darauf, dass das mit einer gewissen Hodentoxizität korreliert sein könnte. Bei allen anderen Phosphodiesterasen liegt die IC_{50} von der IC_{50} für PDE-5 so weit entfernt, dass eine Inhibition auch bei toxischer Dosis beim Menschen schlicht nicht möglich ist. Das gilt insbesondere für PDE-4.

---

[1] BJOG 2001; 108(6):623–628

Schlusswort

Das heutige fünfzigste Bayer-ZNS-Symposium war ein in besonderer Weise interdisziplinäres Symposium, was sich, wie ich meine, nicht zuletzt auch in den sehr lebhaften Diskussionen gezeigt hat. Zwar ist es meinem Verständnis nach nicht Aufgabe und Zweck eines Schlusswortes, alle Vorträge noch einmal Revue passieren zu lassen, aber ich möchte dennoch einige Punkte herausgreifen, die mir besonders wichtig erscheinen.

Aus den Beiträgen und Diskussionen des heutigen Tages wird zunächst einmal deutlich, dass die bestehende Kooperation zwischen den Fächern Neurologie, Psychiatrie und Psychologie künftig noch weiter ausgebaut, die Interdisziplinarität noch mehr gepflegt werden muss als es bisher schon der Fall ist.

Trotz kleinerer, vermutlich nicht immer ganz vermeidbarer „Grenzkämpfe" um einige Krankheitsbilder – wo gehört z. B. die Demenz hin? – ist deutlich geworden, dass unsere Fächer auf enge Zusammenarbeit angewiesen sind, wenn sie in ihren jeweiligen Gebieten weiterhin fruchtbringend arbeiten wollen. Für unser Fach ist die Arbeit an der Schnittstelle zwischen verschiedenen Disziplinen, wie etwa den Neuro-, Psycho- und Sozialwissenschaften, ohnehin ein Auftrag, der auch jenseits fach- und berufspolitischer Auseinandersetzungen zukünftig intensiver wahrgenommen werden muss, damit wir nicht auf der Stelle treten.

Die Darstellung der neurobiologischen Grundlagen der Schizophrenie und das Konstrukt der „theory of mind" hat beispielhaft veranschaulicht, dass wir als Psychiater immer auf beiden Seiten dieser „psychiatrisch-neurobiologischen Münze" arbeiten müssen. Hier bieten uns insbesondere die modernen bildgebenden Verfahren die Möglichkeit, diesem Anspruch ein Stück weiter gerecht zu werden. Ich glaube, die Psychiatrie muss sich in Zukunft verstärkt der Frage zuwenden, wie wir die traditionelle, klassische Psychopathologie in neuen Konzepten abbilden können, die sich eher an naturwissenschaftlich fundierten, neurobiologischen Prozessen orientieren, als an althergebrachten und zum Teil recht abgehobenen philosophischen Konstrukten zum Wahn oder zu den Ich-Störungen. Die Frage nach den primären Symptomen dieser Krankheiten dürfte bei den affektiven Störungen vermutlich leichter zu beantworten sein, denn hier ist das Bild insgesamt homogener als bei der phänotypisch doch sehr heterogenen Schizophrenie.

Die Psychiatrie verfügt heute über ein breites Spektrum therapeutischer Möglichkeiten – nicht nur auf dem Gebiet der Psychopharmakologie, sondern auch im Bereich der Psycho- und Soziotherapie. Das Problem ist indes, dass in einer Zeit, in der wir es uns angelegen sein lassen müssen, all diese Möglichkeiten auf ihre Evidenzbasierung zu prüfen, viele unserer therapeutischen Optionen eben nicht evidenzgeprüft, sondern nur erfahrungsgeprüft sind. Gleichwohl gehören sie zum Instrumentarium unseres täglichen Handelns und sind wichtig und unverzichtbar. Auch hier die Grenzen auszuweiten und Verfahren zunehmend zu evaluieren, um ihren klinischen Wert zu überprüfen, ist eine weitere Aufgabe, die wir in Angriff nehmen müssen. Wir müssen uns darauf einstellen, dass die in somatischen Disease-Management-Programmen eingeführten Leitlinien in analoger Weise früher oder später auch für neuropsychiatrische Krankheitsbilder entwickelt werden müssen, was voraussetzt, dass wir genügend Evidenzbasierung vorweisen können. Dies wiederum setzt aber voraus, dass Leitlinien in der Psychiatrie, in der Medizin schlechthin, nicht nur entwickelt werden, sondern auch Anwendung finden, und dass überprüft wird, ob ihre Anwendung zu einer Verbesserung des Outcome unserer Patienten führt.

Bedenkt man, dass bisher nicht eine einzige der mittlerweile über tausend Leitlinien, die von den Fachgesellschaften der AWMF (Arbeitsgemeinschaft der Wissenschaftlichen Medizinischen Fachgesellschaften) entwickelt wurden und im Internet abrufbar sind, auf ihre wirksame Implementierung geprüft und evaluiert worden ist, dann ist der Ruf nach noch besseren Leitlinien und weiterer Qualitätssteigerung, mit dem wir heute konfrontiert sind, wahrlich kaum nachvollziehbar – zumal in einer Zeit von Nullrunden und allseits reduzierten Ressourcen.

Im Übrigen dürfen wir uns, was die praktische Würdigung von Leitlinien im ärztlichen Alltag anlangt, keinen Illusionen hingeben: In der Schizophreniebehandlung beispielsweise werden sie nur in etwa 50 % der Fälle beachtet. Obschon es also klare Empfehlungen und Handlungsanweisungen zur Therapie gibt, werden sie in der Realität vielfach ignoriert. Dieser ernüchternde Befund unterstreicht, dass wir neben Grundlagen- und klinischer Forschung auch erheblich mehr Versorgungsforschung betreiben müssen – doch gerade diese wird in Deutschland bislang nur stiefmütterlich finanziert. Studien zur Wirksamkeit von Medikamenten gibt es im Überfluss, über die Effektivität der Mechanismen des medizinischen Versorgungsapparates dagegen wissen wir fast nichts. Diesen Missstand gilt es den entscheidenden Institutionen bewusst zu machen.

Seit Inkrafttreten der Gesundheitsreform 2000 sind wir nach § 137 SGB V (Sozialgesetzbuch V) verpflichtet, uns an externen Maßnahmen zur Qualitätssicherung zu beteiligen – d.h. die Qualität der Versorgung in unseren Institutionen zum Zweck des Vergleichs offen zu legen. Das Bundesministerium für Gesundheit hat zum Thema „Benchmarking in der Patientenversorgung" ein neues Modellprogramm zur Förderung der medizinischen Qualitätssicherung ausgeschrieben, wonach wir uns mit anderen Institutionen auf der Basis objektiver Kriterien vergleichen müssen. Damit soll ergründet werden, wie sich durch systematischen kollegialen Erfahrungsaustausch die Ergebnisqualität in der Patientenversorgung verbessern lässt. Zielvorstellung ist, mögliche Schwächen und Wege zu ihrer Behebung zu identifizieren und entsprechende Maßnahmen zu ergreifen.

Diese Entwicklung hat natürlich auch wesentlich mit der letztlich keineswegs trivialen Frage zu tun, ob wir uns denn all den heute prinzipiell verfügbaren Fortschritt auch wirklich immer leisten können. Empfehlen wir beispielsweise ausschließlich und für jeden Patienten das neueste und teuerste Medikament oder müssen wir hier, nicht zuletzt aus Kostengründen, differenzieren?

Ohne Frage können wir Kostenaspekte nicht länger ignorieren. Überdies müssen wir in unseren Handlungen und Empfehlungen zunehmend auch die Meinung unserer Patienten berücksichtigen, was den Prozess der Konsensfindung im Bereich der Leitlinienentwicklung nicht gerade vereinfacht. Die Frage ist zum Beispiel: Wie steht es denn um die allgemeine Kenntnis der Ursachen sexueller Funktionsstörungen in der Bevölkerung? Vielleicht sollte man auch dieses Thema einmal zum Gegenstand einer Awareness-

Schlusswort

Kampagne machen. All dies zeigt, dass die Identifikation von „Unmet needs" eine fundamentale Aufgabe der Forschung ist.

Mit diesen Anmerkungen möchte ich es bewenden lassen. Es war ein langer und anstrengender, zugleich aber auch ein anregender Tag. Uns Chairmen bleibt die angenehme Pflicht, allen Beteiligten herzlich zu danken, die unsere heutige Zusammenkunft ermöglicht haben: Unser Dank gilt den Referenten und Diskutanten für ihre fundierten und kritischen Beiträge ebenso wie allen fleißigen Helfern, die vor oder hinter den Kulissen für den reibungslosen Ablauf und das Gelingen des Symposiums gesorgt haben. Ihnen, dem Auditorium, danken wir für das rege Interesse und die auch zum Schluss nicht erlahmende Anteilnahme.

Last but not least gebührt besonderer Dank unserem Gastgeber, Bayer, für die personelle und materielle Unterstützung bei der Ausrichtung und Durchführung dieser Veranstaltung. Hier möchte ich – pars pro toto – speziell Ihnen danken, verehrte Frau Bastanier, für die wie gewohnt mustergültige Organisation und Betreuung. Einmal mehr hatten wir dadurch Gelegenheit, dringende und spannende Probleme unserer Fächer entspannt in angenehmer Atmosphäre zu diskutieren.

George Bernard Shaw hat einmal gesagt, der Nachteil der Intelligenz bestehe darin, dass man ständig dazulernen müsse. Wir haben heute einiges dazugelernt. Wenn das ein Nachteil ist, dann wollen wir ihn gerne in Kauf nehmen.

Prof. Dr. W. Gaebel
für die Herausgeber

Sachverzeichnis

A
ACTH 52
Akutbehandlung 23, 24
Akuttherapie 17
Almotriptan 72
Alprostadil 137
Alterungsprozess, physiologischer 77
Amantadine 97
AMSP 40
AMÜP 39
Anfälle, epileptische
– Auslöser 113
– fokale 112
– generalisierte 112
Angehörigengruppen 30
Angsterkrankungen 67
Anhedonie 87
Anticholinergika 98
Antidepressiva 88
– Indikationsspektrum 61
– Nebenwirkungen 60
– neuere 59, 61
– noradrenerge 51
– traditionelle 59
– unerwünschte Begleiteffekte 60
– Wirkprinzip 59
– Wirkprofil, pharmakologisches 61
Antidepressive Therapie 58
Antipsychotika 19, 21
Antistigmaprogramm 34
Appetenzmangel, sexueller 114
Appetenzstörung 110
Arbeitstherapie 33
Arzneimittelsicherheit 39
Arzneimittelwirkungen,
unerwünschte 28, 40
Arzt-Patient-Dialog 127
Arzt-Patient-Kontakt 127
Ätiopathogenese 11
Autismus 87
Aversion, sexuelle 99, 114

B
BADO 37, 38
Basisdokumentation 37
Basisexploration 131
BDNF 53, 60
Befindlichkeit, psychophysische 124
Begleiterkrankungen, kardiologische 82

Behandlung
– ambulant 17
– stationär 17
Behandlungskette 18
Behandlungsleitlinien 38
Behandlungsplan 16
Behandlungsprinzipien 15
Behandlungszeitraum 24
Benzodiazepine 21, 24
Beschäftigungstherapie 32
Beziehungsdimension 92
Bindungsverhalten 92
Bromocriptin 103

C
Case-Management 36
Cialis® 135
Clozapin 22, 39
Compliance 25, 28
Copingstrategien 32
Corpus cavernosum 79
cortical spreading depression 70, 71
Cortisol 52
CREB 54
CRH 52

D
Depotbehandlung 25
Depotneuroleptika 23, 28
Depression 101
– Ätiologie 49
– Behandlungsziel 58
– Genetik 53
– pathogene Mechanismen 64
– Pathogenese 52
– protektive Mechanismen 64
– „Unmet Needs" 62
– Vulnerabilitätsgene 54
Dex-CRH-Test 52
Dexamethasontest 52
Diagnostik 18
– psychiatrische 59
Diskriminierung 34
Dopaminagonisten 97
Drehschwindelattacken 68
Dysfunktion
– erektile 114, 125
– kortikale 69
– sexuelle 86, 95, 110, 123
– Inzidenz 107

E
Eingriffe, gefäßchirurgische 132
Ejakulation 96, 131, 132
Entzündung, neurogene 69, 70
Enzymhemmer 97
Epilepsie 68, 95
– Klassifikation 112
– Prävalenz 112
– soziale Dimension 113
Erektile Dysfunktion 131
– Behandlungsindikation 78
– Definition 78
– Epidemiologie 78
– organische Ursachen 77
– Prävalenz 78
– psychologische Ursachen 77
– Therapieschema 82
– Vulnerabilität 78
Erektion 80, 123, 131
Erektionsstörung 109, 114, 122
– chronische 124
Erfolgserwartungen 129
Ergotherapie 32
Erkrankungen, neurologische 91
Erleben, sexuelles 86, 91
Erregbarkeit 123
– sexuelle 116, 117
Erregung, sexuelle 93, 94
Erstmanifestation 17, 24
Expressionsprofile 9

F
Familienintervention 29
Familientherapie 30
Fertigkeiten, soziale 32
Flupentixol 26
Fribromyalgie 68
Frontallappen-Veränderung 3
Funktion
– serotonerge 51
Funktionen, kognitive 31
Funktionsstörung, sexuelle 88, 96
– Häufigkeit 98
– Inzidenz 122
– Komorbidität 86
– Nebenwirkung 86
– Prävalenz 86, 122, 123
– Sekundärfolge 86
– Symptom 86
– Zunahme 99, 108

G
Gabapentin 72
Genexpression 54
Genotypisierung 59
Gesamtbehandlungsplan 36
Geschlechtsverkehr 131
Gesprächs-Leitfaden 127
Gesprächsanker 128
Gesprächseinstieg 128
Guanylatzyklase 80
Gyrifizierung 6

H
Hilfe
– professionelle 126
– psychoedukative 88
Hippokampus 53

Hirnstromanalyse 51
Hirnverletzungen 95
HPA-Achse 55
Hyperprolaktinämie 95
Hypersexualität 98
Hypophysentumore 95
Hypothalamus 94

I
Imipramin 59
Impotenz 78
Injektionstherapie 79
Intervallbehandlung 25
Intervention, sexualmedizinische 111
Intrazelluläre Enzymkaskade 79
IPT 31

K
Kenntnisse, sexualmedizinische 127
Kernspintomographie, funktionelle 5
Kommunikationskonzept 127
Komorbidität 123
Kompetenznetz Schizophrenie 35
Konzept, ätiologisches 125
Kortex 3, 6
– akustischer 51
Krankenhaus-Verweildauer 17
Krankheitsmodell, biopsychosoziales 61
Krankheitsphasen 16

L
Langzeitbehandlung 25
LDAEP 51
Lebensqualität 28, 35, 58, 78, 87, 93
Lebenszufriedenheit 93
Leidensdruck 99, 108, 114, 126
Levitra® 135
Levodopapräparate 103
Libido 80
Linkage 4

M
Madopar 103
Marklagerläsionen 67
Medikamententraining 29
Migräne
– Attackentherapie 71
– Komorbiditätsrisiko 67
– Medikation 71
– Pathophysiologie 69
– Prophylaxe 71
– Schmerzentstehung 69
Migräne mit Aura 67
Migräne-Komorbiditäten
– psychiatrische Erkrankungen 66
– vaskuläre Erkrankungen 66
Migränepersönlichkeit 67
Minussymptomatik 87
Monotherapie 24
Morbus Parkinson 95, 98
– Ätiopathogenese 97
– Fallbeispiele 105
– Therapie 105
Multifunktionalität 91
Multiple Sklerose 95
– Ätiopathogenese 106
– Fallbeispiel 111
– Therapie 111

Sachverzeichnis

N
Nebenwirkungen 98
Negativsymptomatik 23, 26
Negativsymptome 3
Neurogenese 53
Neuroleptika 19
- atypische 19, 20, 22, 23
- Dosierung 24, 28
- Kontraindikationen 19, 20
- sedierende 24
- typische 22
- Wirkung 87
Neuroleptikatherapie 18
neuronales Netzwerk 5
Neurophysiologie 93
Neuroplastizität 53
Neurotransmission, cholinerg-parasympathische 94
Neurotransmission, serotonerge 55
Neurotransmittersysteme 60
Non-Compliance 18
Noradrenalin 51
NSAR 71

O
Orgasmus 131, 132
Orgasmus, vorzeitiger 114, 124
Orgasmusstörung 78, 110, 114
- generalisierte 116

P
Paraphilien 118
Parkinson-Patienten 99
Patienten-Information 129
PDE-5
- Hemmung 135
- Inhibitor 135
PDE-5-Inhibitoren 79
- Halbwertszeit 81
- Kontraindikationen 80
- Nebenwirkungen 80
- Wirkeintritt 81
- Wirkprinzip 80
Penisprothese 133
Pergolid 103
Perspektivenwechsel 5
Phänotypisierung 59
Phosphodiesterase 80
Plastizität, synaptische 8, 9
Positivsymptomatik 23
Positivsymptome 3
Prävalenz 15
Priapismus 96
Probleme, sexuelle 125
Prostaglandin E1 79, 132
Prothetik, operative 79
Psychoedukation 28, 29
Psychoneuroendokrinologie 92
Psychoneuroimmunologie 92
Psychosexualtherapie 88
Psychotherapie 88, 132

Q
Qualitätssicherung 37
- stationäre 38
Querschnittläsionen, traumatische 95

R
Reaktionskette, sexuelle 94
Rebound-Kopfschmerz 72
Reboxetin 51
Reeler-Maus 10
Reelin 7, 9
Reelin-Kaskade 10
Regelkreis, psychosomatischer 86
Rehabilitation 35
- psychiatrische 32
Rehospitalisierung 30
Retardierung
- psychosexuelle 87
Rezidivprophylaxe 17, 25
Rezidivrisiko 25
Risperidon 22, 26
Rizatriptan 72
Routineuntersuchungen 40, 41

S
Schizophrenie 34, 86
- ~behandlung, stationäre 29
- Behandlungskosten 15
- Behandlungsleitlinie 16
- Kandidatengene 4
- Morbiditätsrisiko 4
- Prävalenz 3
Schlafstörungen 24
Schlaganfallrisiko 67
Schmerzsyndrome 96
Schwellkörper 80
- ~prothese 133
second messenger cAMP 54
second messenger cGMP 80
Sensibilitätsstörungen 116
Serotonin 51
- ~mangel 51
- ~stoffwechsel 67
Sexualanamnese
- Basisregeln 128
- Inhalte 129
Sexualberatung 130
Sexualfunktion
- endokrine Steuerung 86
- neuronale Steuerung 86
- Vernetzung 86
Sexualität 91, 92, 131
Sexualstörungen, funktionale 91
Sexualtherapie 130
sexuelle Funktionsstörung, psychogene 125
sexuelles Interesse, mangelndes 124
SFCK 107, 114
Signaltransduktionskaskade 54
Sildenafil 79, 135
Sinus-Venen-Thrombose 67
SNARE-Komplex 6, 7
SNP-Technologie 9
Spätdyskinesien 25
Sprachlosigkeit 126
SSRI 51
Steroidhormone 94
Steuerung, hypothalamische 94
Stickoxyd 80
Stigma 34
Stigmatisierung 34
Stimulation, sexuelle 80

Störungen
- depressive, Subtypisierung 63
- psychische 113
- psychosomatische 124
Strategien
pharmakologische 60
Stresshormonachse 52
Suszeptibilitätsgene 4, 5
Symptomsuppression 58
Syndrome, depressive 88
System
- glutamaterges 5
- limbisches 94
- noradrenerges 50, 51
- serotonerges 50, 51
- trigeminovaskuläres 69

T
Tabuisierung 85
Tadalafil 81, 135
Teaching 29
Therapie, symptomsuppressive 25
Therapieansätze, psychoedukative 29
Therapiekonzept, ganzheitliches 61
Therapieresistenz 63
Therapieresponse 25
Topiramat 72
Training, kognitives 31
Triptane 71
„typisch-atypisch"-Definition 21

U
ultra rapid cycling 50
Unzufriedenheit, sexuelle 110

V
Vakuumerektionshilfe 132
Valproat 50
Valproinsäure 72
Vardenafil 79, 135
Verhalten, sexuelles 85
Verlaufsformen 106
Vermeidungsstrategien 127
Versorgung
- bedarfsgerechte 35
- gemeindenahe 35
- psychiatrische 35
Viagra® 133
Vulnerabilität 78
- genetische 11

W
Wahnerleben 5
Weiterbildung, ärztliche 127
Wirksamkeit, klinische 58

Z
Zufriedenheit, partnerschaftliche 107
Zufriedenheit, sexuelle 99
- Abnahme 109

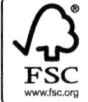

MIX
Papier aus verantwortungsvollen Quellen
Paper from responsible sources
FSC® C105338

If you have any concerns about our products,
you can contact us on
ProductSafety@springernature.com

In case Publisher is established outside the EU,
the EU authorized representative is:
**Springer Nature Customer Service Center GmbH
Europaplatz 3, 69115 Heidelberg, Germany**

Printed by Libri Plureos GmbH
in Hamburg, Germany